Carl-Auer

Wilhelm Rotthaus (Hrsg.)

Fallbuch der Systemischen Therapie mit Kindern und Jugendlichen

Mit Beiträgen von:

Corina Ahlers · Mathias Berg · Wiltrud Brächter
Barbara Bräutigam · Michael Buscher · Andrea Caby
Filip Caby · Björn Enno Hermans · Alexander Korittko
Maren Krüger · Simone Lamerz · Christoph Möller
Bernd Reiners · Ingo Spitczok von Brisinski
Manfred Vogt · Livia Voneschen · Claudia Wach
Anne Wichtmann · Charlotte Wirl

2020

Themenreihe »Kinder- und Jugendlichentherapie«
hrsg. von Reinert Hanswille
Reihengestaltung: Uwe Göbel
Umschlagfoto: Robert Wilken
Mobileobjekt: Annette Rawe
Satz: Drißner-Design u. DTP, Meßstetten
Printed in Germany
Druck und Bindung: CPI books GmbH, Leck

MIX
Papier aus verantwortungsvollen Quellen
FSC
www.fsc.org
FSC® C083411

CPI klimaneutral
Mehr Bäume.Weniger CO_2

Erste Auflage, 2020
ISBN 978-3-8497-0351-6 (Printausgabe)
ISBN 978-3-8497-8243-6 (ePUB)

Bibliografische Information der Deutschen Nationalbibliothek:
Die Deutsche Nationalbibliothek verzeichnet diese Publikation
in der Deutschen Nationalbibliografie; detaillierte bibliografische
Daten sind im Internet über http://dnb.d-nb.de abrufbar.

Informationen zu unserem gesamten Programm, unseren Autoren
und zum Verlag finden Sie unter: **https://www.carl-auer.de/**
Wenn Sie Interesse an unseren monatlichen Nachrichten haben,
können Sie dort auch den Newsletter abonnieren.

Carl-Auer Verlag GmbH
Vangerowstraße 14 • 69115 Heidelberg
Tel. +49 6221 6438-0 • Fax +49 6221 6438-22
info@carl-auer.de

Inhalt

Einleitung

Wilhelm Rotthaus

> *»Ja, meine Aufmerksamkeit gilt vor allem dem, was zwischen den Familienmitgliedern passiert, und nicht so sehr dem, was in jedem Einzelnen vor sich geht. Mich interessiert der intersubjektive Prozess mehr als das subjektive Empfinden, ich beschäftige mich mit den ›Synapsen‹ zwischen den Menschen.«*[1]

Falldarstellungen zeigen ein konkret anschauliches und lehrreiches Bild psychotherapeutischen Handelns in der Praxis, können erfahrenen Therapeutinnen und Therapeuten Anregungen geben und jüngeren als Beispiele für die Umsetzung des eher theoretisch Erlernten dienen. Im vorliegenden Band wurden 16 Fallberichte über eine Systemische Therapie mit Kindern und Jugendlichen als Indexpatienten zusammengestellt. Die Autorinnen und Autoren waren gebeten worden, in ihren Schilderungen nach Möglichkeit charakteristische Aspekte ihres systemtherapeutischen Vorgehens in der Arbeit mit Kindern oder Jugendlichen und deren Familien herauszuarbeiten. Besonderer Wert wurde darauf gelegt, im jeweiligen Einzelfall zu verdeutlichen und auch für Nicht-Systemiker nachvollziehbar zu machen, welche Überlegungen den Therapieprozess geleitet haben und welche Therapiefaktoren – Haltung/Einstellung, Setting, Methoden – die Autorin oder der Autor für besonders wesentlich erachtet.

Was zeichnet die Systemische Kinder- und Jugendlichentherapie aus? Sie ist ein Therapieverfahren, dem ein bestimmtes Weltbild und eine Erkenntnistheorie zugrunde liegen, die durch den Konstruktivismus und den Sozialkonstruktionismus, die Theorie sozialer Systeme und die Theorie komplexer dynamischer Systeme sowie narrative Theorien geprägt wurden. Erst auf diesem Hintergrund kommen die vielfältigen Methoden zum Tragen, die innerhalb dieses Verfahrens entwickelt wurden. Ein derartig fundiertes Verstehen ist zudem die Basis für einen zentralen Vorgang im Rahmen der Systemischen Therapie: die Reflexion darüber, warum man so handelt, wie man handelt.

---

1 Aussage des Psychotherapeuten Yuri in dem Roman von Gérard Salem (2019): Du wirst an dem Tag erwachsen, an dem du deinen Eltern verzeihst. Köln (DuMont), S. 213.

Aus diesem Grund wird der kritischen Reflexion des Fallverlaufs in allen Falldarstellungen dieses Bandes breiter Raum gegeben.

Ein ganz zentrales Merkmal Systemischer Therapie ist die Verortung des Problems in den bedeutsamen Beziehungen des identifizierten Patienten. Den Problembeschreibungen liegen im systemtherapeutischen Verständnis kommunikative Prozesse zugrunde, deren Veränderung ein wichtiges Ziel ist. Daraus leitet sich ab, dass die Wahl des Settings, in dem die Therapie stattfindet, von großer Bedeutung ist. Als Normalfall bietet sich das Mehrpersonensetting an, beispielsweise die Arbeit mit der ganzen Familie. Die Therapeutin erhält so die Möglichkeit, die innerfamiliären Kommunikationen im Therapiezimmer zu beobachten und offensichtlich problemgenerierende Vorannahmen infrage zu stellen. Sie erhält zudem die Möglichkeit, zeitgleich auf mehrere Personen einzuwirken, was die Veränderungschancen deutlich erhöht. Das bedeutet nicht, dass zu bestimmten Zeitpunkten im Therapieprozess andere Settings – beispielsweise nur mit den Eltern, mit dem Paar, im Einzelkontakt mit dem identifizierten Patienten, nur mit den Geschwistern oder mit Personen aus der Peergruppe des Jugendlichen – sinnvoll sind. Im Gegenteil, es ist von Stunde zu Stunde die jeweils neue Aufgabe der Therapeutin, zu entscheiden, in welchem Setting Veränderungsanstöße wohl am ehesten wirksam werden können.

In der Systemischen Therapie geht es nicht darum, die Klientenfamilie zu erkennen, so wie sie ist. Die Therapeutin begegnet nur der Familie, wie diese sich ihr gegenüber zeigt. Zudem ist die Sicht der Therapeutin durch ihre ganz persönliche Art des Sehens und Interpretierens geprägt. Die von ihr entwickelten Hypothesen beispielsweise über Faktoren, die das Problem aufrechterhalten, können nicht richtig sein, sondern bestenfalls mehr oder weniger passend. Das entscheidende Bewertungskriterium ist ihre Nützlichkeit für den therapeutischen Prozess. So zeigt die Erfahrung, dass sich aus systemischen Hypothesen, das heißt aus Hypothesen, die die anderen Personen des relevanten Systems in die Überlegungen über den Sinn, die Funktion, das Motiv und den guten Grund des Symptoms einbeziehen, jeweils wirkungsvolle methodische Vorgehensweisen ableiten lassen.

Symptome sind aus systemtherapeutischer Sicht niemals überflüssig. Der Klient und ebenso sein jeweils relevantes Beziehungssystem können als Ökosysteme betrachtet werden, in denen es grundsätzlich nichts Überflüssiges gibt. Ziel von Therapie ist deshalb nicht so sehr das Verschwinden der Symptome, sondern die Kontrolle des Klienten über seine Symptome. Denn das übergeordnete Ziel, das Metaziel, sollte stets die Selbstregulation des Kindes oder Jugendlichen sein. Aus demselben Grund dienen die von der Therapeutin eingesetzten Methoden auch nicht dazu, einen ganz bestimmten Zielzustand treffsicher zu erreichen – ein Versuch, der schon ganz grundsätzlich zum Scheitern verurteilt ist. Vielmehr dienen die von ihr eingesetzten Methoden als Anregungen, die in nicht eindeutig vorhersehbarer Weise Reaktionen bei den Klienten auslösen, die bei der Therapeutin wiederum als Impulse für weiteres Vorgehen dienen.

Systemische Therapien zeichnen sich durch ein sehr geringes Maß an Vorannahmen und Vorfestlegungen aus. Der Einfluss des Konstruktivismus hat dazu geführt, Ideen von Wahrheit und Objektivität infrage zu stellen. Lineare Kausalitäten wurden als unangemessene Modelle zur Erklärung menschlichen Erlebens und Verhaltens erkannt, da sie bestenfalls als ein Teilaspekt der Komplexität des Geschehens, mit dem Therapeutinnen es zu tun haben, anzusehen sind. Die Systemische Therapie ist deshalb geprägt durch eine hohe Offenheit und große Freiräume, die zugunsten der Patienten und ihrer Angehörigen genutzt werden können. Hierin gründet die große Wirksamkeit der Systemischen Therapie. Dies ist ein hohes Gut, das es zu bewahren gilt.

Demgegenüber sind Diagnosen, die ein wesentliches Kennzeichen des Gesundheitswesens sind, typisierende Beschreibungen menschlichen Verhaltens, die Eingrenzungen und Abgrenzungen vollziehen. Zwar eröffnen sie neben anderen Vorteilen die Chance, therapeutisches Erfahrungswissen zu sammeln und zu sichten, um es allen therapeutisch Arbeitenden zur Verfügung zu stellen. Dies ist zweifellos ein wichtiger Beitrag zur Qualitätssicherung. Zugleich bergen Diagnosen aber die Gefahr, den Blick sowohl der Patienten und ihrer Angehörigen als auch der professionell Tätigen einzuengen, Festlegungen nicht mehr zu hinterfragen, eine Problemfokussierung durchzuführen und unangemessene Verallgemeinerungen zu vollziehen. Die Falldarstellungen zeigen, wie die Autorinnen und Autoren sehr unterschiedlich und teilweise sehr kreativ mit diesen konträren Positionen umgehen.

Ich gehe davon aus, dass das Fallbuch den aktuellen Stand der Praxis Systemischer Kinder- und Jugendlichentherapie in ihrer Vielfalt recht gut spiegelt. Diese Vielfalt deutlich werden zu lassen, war mir ein wichtiges Anliegen. So finden sich in diesem Band neben Darstellungen klassischer systemtherapeutischer Arbeit Fallberichte über Systemische Sandspieltherapie, über Kindorientierte Familientherapie, über hypnotherapeutisches Arbeiten und nicht zuletzt über stationäres systemtherapeutisches Vorgehen. Die zwangsläufig gedrängte Darstellung in einem Fallbericht bedingt selbstverständlich auch Einschränkungen: So finden sich beispielsweise gerade die Feinheiten des zirkulären, hypothetischen und zukunftsorientierten Fragens wenig gespiegelt. Auch die Erörterung einer differenzierten systemischen Hypothesenbildung ist zuweilen dem Diktat einer vom Umfang her begrenzten Darstellung zum Opfer gefallen. Und natürlich habe ich auch selbst das Bild der Systemischen Kinder- und Jugendlichentherapie, wie es in diesem Buch aufscheint, beeinflusst. So hätte ich beispielsweise kein Buch veröffentlicht, in dem lediglich systemische Einzeltherapien vorgestellt werden. Für mich ist und bleibt es einer der größten Schätze der Systemischen Therapie, dass in größeren Settings gearbeitet wird und wohlüberlegt seitens der Therapeutin jeweils entschieden wird, in welchem Setting ihre Arbeit in der nächsten Stunde am ehesten Erfolg versprechend ist.

Die Reihenfolge der Falldarstellungen folgt dem Alter der vorgestellten Kinder und Jugendlichen. Die Namen der Klienten wurden jeweils geändert und weitere Veränderungen vorgenommen, um die Anonymisierung zu sichern, ohne den Fallverlauf zu verfälschen. Die weibliche und männliche Schreibweise wurden alternativ benutzt, um insgesamt eine Parität der Geschlechtsbezeichnungen zu erreichen.

Luisa

Andrea Caby

Störung des Sozialverhaltens; Enuresis, Enkopresis

Indexpatientin: Luisa (5 Jahre)

Familie: Frau R., Herr R., Mattes (8 Jahre), Luisa

Diagnose: Auf den familiären Rahmen beschränkte Störung des Sozialverhaltens; Enuresis, Enkopresis

Therapiekontext: Sozialpädiatrisches Zentrum

Therapietermine: 8

Therapiedauer: 5 Monate

1 Gedanken zur Auswahl des Falles

Bei der Frage nach einem Fall für dieses Buch war die Entscheidung schnell gefallen. Luisas ausdauernder Kampf für ihre Familie hat nicht nur mich als Therapeutin und uns im Team fasziniert, er wird womöglich auch andere in seinen Bann ziehen. Wenn man dieses Mädchen kennenlernt, wird man zunächst kaum nachvollziehen, wie eine Mutter so verzweifelt sein kann, dass sie sogar ein Abgeben dieses Kindes in Erwägung zieht – eine sehr eloquente und energiegeladene Fünfjährige, die in ihrem Verhalten jedoch so auffällig ist, wie man dies sonst nur bei Jugendlichen mit psychogenen Gangstörungen sieht. Gleichzeitig wird der Fall von einigen ominösen, aber zutreffenden Vorhersagen des Vaters begleitet, die einem in dieser Form selten begegnen.

2 Fallverlauf

Luisa

Ein zierliches kleines Mädchen stellt sich gemeinsam mit ihrer Mutter vor und schaut sich mit ernstem bis kritischem Blick um. Sie werde bald fünf Jahre alt, erklärt sie der Therapeutin, und sie könne gut klettern. Die Mutter, Frau R., ist sehr besorgt. Sie hat um einen schnellen Termin gebeten und sieht dringenden Handlungsbedarf. Ihre kleine Tochter zeige zu Hause ein sehr auffälliges Verhalten, man wisse nicht mehr weiter. Das gesamte Familienleben sei extrem belastet.

Zunächst erfährt die Therapeutin, dass Luisa eine sehr pfiffige junge Dame ist, die mit ihren Eltern, einem früheren Handwerksmeister mit pädagogischer Umschulung, und einer Physiotherapeutin sowie ihrem achtjährigen Bruder in einem Haushalt lebt. Beide Eltern sind berufstätig. Die Kinder besuchen die Kita bzw. die Grundschule und verstehen sich »geschwistermäßig« gut.

Seit einiger Zeit müsse der Große jedoch viel Rücksicht nehmen. Luisa dominiere den Alltag und sei ganz klar die »Bestimmerin«. Die Therapeutin fragt Luisa nach dem Kindergarten und möglichen Freundinnen und Freunden. Mit großer Begeisterung und Selbstbewusstsein berichtet sie von verschiedenen Spielangeboten, Mal- und Bastelaktionen sowie ihrer besten Freundin Lilly. Sie gehe gerne in den Kindergarten. Nach Angabe ihrer Mutter ist sie dort ein »typisches« Vorschulkind, das den Jüngeren gegenüber auch mal belehrend aufträte, aber immer hilfsbereit und freundlich sei. Die Erzieherinnen seien voll des Lobes und bedauerten bereits, dass Luisa im kommenden Jahr in die Schule komme. Eine Weile sei sogar überlegt worden, sie vorzeitig einzuschulen. Diesem Vorschlag sei das Mädchen jedoch sehr ablehnend begegnet. Man habe diese Reaktion gar nicht erwartet, da Luisa sich schon für so viele Themen interessiere und sehr motiviert sei, etwas zu lernen. Sie interessiere sich bereits für Buchstaben und zähle bis hundert. Man erlebe sie ansonsten auch als ganz selbstständig und immer gut gelaunt.

Stolz ergänzt das Mädchen, schon länger schwimmen und Rad fahren zu können. Die Therapeutin zeigt sich beeindruckt. Um deutlich zu machen, wie sportlich sie ist, beginnt Luisa im Raum herumzuhüpfen und auf die Untersuchungsliege zu klettern. Ihre Aktivitäten nehmen rasant an Geschwindigkeit zu, jedes Lob spornt sie weiter an. Als eine junge Kollegin den Raum betritt, um Material auszuleihen, zeigt sich Luisa gleich fasziniert und bittet darum, sich den Nebenraum ansehen zu dürfen. Dort steht ein größerer Tisch, an dem sie es sich gleich bequem macht und zu malen beginnt. Die Kollegin ist gerade durch einen Terminausfall in ihrem Zeitplan etwas flexibler und setzt sich währenddessen dazu.

Vorstellungsanlass

Im Vier-Augen-Gespräch beginnt Frau R. sofort, über ihr Leid und ihre Sorge wegen der Verhaltensprobleme von Luisa zu sprechen. Sie wisse sehr wohl um all die Fähigkeiten ihrer Tochter, doch habe diese »quasi zwei Gesichter«. Es gebe die Luisa in der Kita und bei anderen, und es gebe die Luisa daheim. Ganz besonders extrem sei es immer im Zusammensein mit ihr, der Mutter. Sobald sie Luisa zum Beispiel aus dem Kindergarten abhole, lasse sich diese bereits vor der Eingangstür fallen, schreie und gehe keinen Schritt mehr. Luisa lasse sich tragen, anziehen, ins Auto bringen, und sie werde aggressiv, wenn die Mutter sie auffordere, selbst zu gehen. Zu Hause angekommen, verweigere sie jede Alleinbeschäftigung, klebe an ihr und mache seit einiger Zeit auch wieder in die Hose oder ins Bett, kote sogar tageweise ein. Im Kindergarten passiere dies nicht. Das Nähebedürfnis sei so extrem, dass sie die Alltagstätigkeiten nicht mehr schaffe. Total erschöpft ergänzt Frau R., sie dürfe nicht weggehen, keine Einkäufe machen oder ihre Freundinnen treffen. Sobald sie etwas Derartiges andeute, beginne das Mädchen zu schreien und zu toben.

Auf die Frage, ob es aus ihrer Sicht eine Erklärung für dieses Verhalten gebe, fängt die Mutter an zu weinen. Sie berichtet sofort von ihrer ältesten Tochter Mara, die vor zehn Jahren mit einem seltenen Gendefekt auf die Welt gekommen und im Alter von knapp drei Jahren an einer Komplikation im Rahmen eines schweren Infektes verstorben sei. Ihr Sohn sei genau in diesen Wochen auf die Welt gekommen und habe bereits in der Schwangerschaft Herzprobleme gezeigt, die später aber keine Rolle mehr gespielt hätten. Nur Luisa sei völlig gesund und ohne Sorgen auf die Welt gekommen. »Endlich mal eine Schwangerschaft ohne Probleme und Ängste.« Vor einigen Monaten habe man des zehnten Geburtstages ihres ältesten Kindes gedacht. Vor einigen Wochen habe sich Maras Todestag erneut gejährt. Die schwere Zeit damals habe alle Familienmitglieder sehr belastet; mit den Großeltern mütterlicherseits sei der Kontakt seitdem sogar abgebrochen.

Luisa selbst sei vom Thema Tod fasziniert. Derzeit besuche sie regelmäßig gemeinsam mit ihrem Bruder Mattes eine Kindergruppe der Kirche, in der besonders vor Ostern immer wieder über das Sterben gesprochen worden sei. Während sich ihr Bruder hierbei sehr zurückhalte, wolle Luisa alles wissen und stelle viele Fragen. Auch ein Besuch am Grab der Schwester sei von ihr geradezu eingefordert worden. Mattes dagegen habe gar nicht mitgewollt.

Die Mutter interpretiert die kleinkindhaften Verhaltensweisen ihrer Jüngsten als intensive Trauerreaktion. Vom Kinderarzt wurde daher der Vorschlag einer zusätzlichen Vorstellung beim Hospizverein gemacht. Die Mutter hat die Idee erst einmal aufgegriffen. Frau R.

weist darauf hin, gerade »nach jedem Strohhalm zu greifen«. Beim Beratungsgespräch habe man dort allerdings sehr schnell darauf verwiesen, dass die Verhaltensbesonderheiten von Luisa auch einer psychotherapeutischen Hilfe bedürften. Inwieweit parallel dort ein Beratungsprozess sinnvoll sei oder die Teilnahme an einer Trauergruppe, könne man noch nicht einschätzen.

Wie ihr Mann das alles erlebe und einschätze, könne sie nur schwer sagen. Man rede darüber schon länger nicht mehr miteinander, und eigentlich würde man überhaupt kaum zu zweit reden. Er sei auch eher der schweigsame Typ. Nach dem Tod der ältesten Tochter habe er sich noch mehr zurückgezogen. Ein Jahr nach dem Ereignis sei die Familie zu einer Familienkur gefahren. Das habe die Eltern auf andere Gedanken gebracht. Ansonsten habe man keine Hilfe gesucht oder weiter darüber gesprochen.

Wichtig sei noch zu erzählen, dass es mitten in der Schwangerschaft plötzlich eine Vorahnung des Vaters gegeben habe, dass ihr erstes Kind krank sein werde. Die Mutter beschreibt, wie sehr sie diese Aussage belastet habe und wie unsicher sie in den letzten Wochen gewesen sei. Aber ihr Mann habe recht gehabt, man habe schon vor der Geburt durch einen Gentest Gewissheit erhalten. Unter der Geburt sei es ihr, der Mutter, körperlich sehr schlecht gegangen, bei hohem Blutverlust. Auch hier habe ihr Mann nach der Entbindung eine Komplikation vorausgesagt und darauf bestanden, dass sie erneut untersucht werde. Trotz aller gegenteiligen Aussagen der Ärzte habe er nicht lockergelassen und schließlich recht behalten. Niemand habe sich diesen Verlauf medizinisch erklären können. Als Mara mit zwei Jahren dann erkrankt sei, habe er wieder eine Vorhersage zum Ausgang gemacht. Und das Kind sei gestorben.

Die Therapeutin erkundigt sich, wie sie als Paar mit dieser ungewöhnlichen Gabe umgehen würden. Ob es noch weitere Vorhersagen gegeben habe, oder wie präsent das noch sei? Seitdem, so Frau R., habe es nur die Herzprobleme ihres Sohnes in der Schwangerschaft gegeben, ohne weitere Vorhersagen oder Komplikationen. Und bei Luisa sei alles gut gewesen. Aber so unkompliziert und gesund Luisa auch immer gewesen sei, jetzt mache sie ihnen große Sorgen. Manchmal sei es so schlimm, dass sie sogar darüber nachdenke, das Mädchen abzugeben, flüstert sie. Es sei ihr sehr unangenehm, solche Gedanken überhaupt zu haben, geschweige denn auszusprechen. Aber sie könne nicht mehr. Einfach gar nicht. Ihr Sohn habe mittlerweile

Schlafstörungen sowie Ängste entwickelt und wolle am liebsten jede Nacht im Elternbett übernachten. Das sei aber das geringste Problem. In der Schule laufe es für ihn nicht mehr so gut wie am Anfang. Luisa sei dagegen wie eine Klette und erdrücke sie mit ihrer Anhänglichkeit und Unselbstständigkeit. Wenn der Vater zu Hause sei, laufe es etwas besser.

Am Ende des Erstgesprächs kommt Luisa wieder zurück in den Raum und präsentiert ein Bild, das sie mit viel Hingabe und in allen Farben ausgemalt hat. Die Kollegin berichtet währenddessen, von Luisa mit Berichten über Sonnen- und Mondfinsternisse unterhalten worden zu sein. Das Mädchen habe ein großes Wissen und Interesse demonstriert. Und wenn es mal nicht darum gegangen sei, habe sie nur von ihrer Mama erzählt.

Die Therapeutinnen sind sich darin einig, das Mädchen durchweg fröhlich, offen im Kontakt und voller Energie erlebt zu haben. Sie bestätigen der Mutter, dass Luisa eine normale Neugier sowie ein altersgemäßes Nähe-Distanz-Verhalten zeigt und auch sonst rundum gesund wirkt: »Sie haben eine tolle kleine Tochter und haben dazu noch eine ganze Menge richtig gemacht! Machen Sie gerne mehr davon ...«

Weiterer Verlauf

Im nächsten Gespräch schildert die Mutter die herausfordernden Situationen mit ihrer Tochter in den verschiedenen Alltagsbereichen. Im Mittelpunkt steht die Idee, die Mutter die Problemsituation ausführlich schildern zu lassen: Wer tut was genau? Wer reagiert wie und wann? Warum darf wer was? Und könnte man das Symptom einfach mal übertreiben?

Gerade das Einnässen und Einkoten sei wieder sehr häufig geworden, obwohl das im Kindergarten kein Problem sei und Luisa dort sogar sehr selbstständig auftrete. Die Therapeutin fragt die Mutter, ob sie sich vorstellen könne, Luisa regelmäßig beispielsweise nach dem Kindergarten eine Windel anzubieten. Und vielleicht beim nächsten Einkauf mit dem Mädchen schon mal in der Baby-Abteilung zu überlegen, welche Größe wohl die richtige wäre? Abschließend wird vereinbart, den Folgetermin gemeinsam mit Eltern und Kindern durchzuführen und den Vater sowie Luisas Bruder mit einzuladen.

In einem Telefonat wenige Wochen später berichtet die Mutter, die Situation habe sich bereits entspannt. Luisa habe sich kürzlich nachmittags mit ihrer Freundin verabreden wollen. Dabei habe der Vorschlag der Mutter, sie zur Verabredung zu tragen und ihr vorher eine Windel anzuziehen, direkt eine positive Wendung ausgelöst. Luisa sei sofort aufgestanden und gegangen. Auch Mattes habe wieder öfter in seinem Bett geschlafen.

Im nachfolgenden *Gespräch mit den Eltern und beiden Geschwistern* beschreibt die Familie den gemeinsamen Alltag. Im Mittelpunkt stehen Fragen nach Ritualen, zum Beispiel vor dem Einschlafen oder bei den Mahlzeiten. Die Kinder berichten vom abendlichen Kinderfernsehen, während die Mutter die Küche aufräumt. Luisa beschreibt die Familienfotos auf der Kommode, die Kerzen für ihre Schwester. Wie haben das alle bisher durchlebt? Wie erklären sich die Kinder das Geschehene? Mattes: »Wir sprechen nicht darüber, es tut Mama weh.« Und Luisa ergänzt: »Unsere Schwester ist als Baby gestorben, weil sie sehr krank war.« Schließlich ergänzt sie: »Wir denken immer an sie. Wir dürfen sie nicht vergessen.«

Die Eltern bekräftigen, die Fragen der Kinder immer so gut wie möglich zu beantworten. Herr R. räumt jedoch ein, sich dabei sehr zurückzuhalten. Ihm gehe es besser damit. Frau R. wirkt eher bestürzt. Sie gibt an, sehr häufig auch ohne gezielte Fragen der Kinder über ihre Älteste zu erzählen. Ihr gehe es besser mit diesem Weg. Die Therapeutin bestätigt allen gegenüber, wie unterschiedlich Menschen mit ihrer Trauer umgehen und wie wichtig es sein kann, dazu verschiedene Arten zu leben. Und weil beide Kinder der Schwester nie begegnet seien, hätten sie eine Menge über sie erfahren müssen und so gut wie möglich mitgetrauert. Aber es sei eine Geschichte der Eltern! Und die Eltern dürften jetzt auch wieder mehr andere Geschichten erzählen.

In einem der weiteren *Elterngespräche* wirkt die Mutter erneut sehr starr, belastet und traurig. Deutlich wird, dass sie die eigentliche Kundin ist. Der Vater ist nach de Shazer eher der Besucher. Hier könnte man zu der Hypothese kommen, dass beide offenbar noch nicht wirklich getrauert und den Verlust ihres ersten Kindes noch nicht verarbeitet haben. Das können sie schließlich gemeinsam formulieren. Die Visionen des Vaters haben ein Lähmungsgefühl in ihm hinterlassen. Er habe Angst, zu viel zu sagen, wieder etwas vorherzusehen. Ein massives Schuldbewusstsein des Vaters wird deutlich. Gleichzeitig steht die Wut der Mutter im Raum. Der Eindruck, dass sie sich allein von der Problematik mit Luisa betroffen fühlt, erweist sich als ein wichtiges Anliegen: »Warum macht die das nur bei mir?«

Sich vom Vater so alleine gelassen zu fühlen, löse Kränkung und Ärger aus. Auch die restliche Familie habe sie verlassen, anstatt sie zu unterstützen. Herr R. fühlt sich schuldig, die Vorhersagen gemacht zu haben. Die Mutter fühlt sich im Stich gelassen – was hat das zwischen den Eltern verändert?

Frau R. erläutert ihr Bestreben, alles sehr gut zu machen. Sie habe es anders machen wollen als ihre eigene Mutter, die kaum Gefühle gezeigt habe. Der Vater ist hin- und hergerissen bei diesen Worten. Er schildert, wie sehr er seine Frau dafür schätzt, dass sie die Kinder fördert, liebevoll und nachsichtig ist. Gleichzeitig sei sie dadurch weniger klar und konsequent. Diese Unsicherheit zwischen Mutter und Kind scheine sich in Alltagssituationen zu zweit als schlechte Grundlage zu erweisen: »Da fehlt die feste Basis, das Kind rüttelt immer wieder am Gerüst, und sie gibt nach.« An dieser Stelle bricht Frau R. in Tränen aus und beklagt ihr ständiges Unbehagen, eine unfähige Mutter zu sein. Viele Bekannte hätten ihr schon häufiger gesagt: »Du musst endlich mal durchgreifen!« Die Therapeutin fragt sich: Was kann die Mutter verändern? Sie tut etwas, das sie nicht tun will, hat aber das Gefühl: »Ich muss das, weil es sonst noch schlimmer wird!«

In einer Teambesprechung wird thematisiert, welche Funktion das Symptom haben könnte. Warum taucht es jetzt auf? Könnte es sein, dass der bevorstehende Übergang in die Schule für Instabilität und Regression beim Kind sorgt? – Hat dieser besondere runde Geburtstag bzw. der Todestag möglicherweise eine Trigger-Funktion? Gibt es überhaupt »Normalität«? – Waren Luisa und Mattes Wunschkinder? Wie ist es den Eltern ergangen, als sie von der Schwangerschaft mit Luisa erfuhren? Hat der Vater einfach aus Angst vor neuen Vorhersagen begonnen zu schweigen? – Andere können sich nicht vorstellen, wie auffällig Luisa zu Hause bzw. bei der Mutter ist. Sie können sich wahrscheinlich auch nicht vorstellen, wie auffällig die Themen Tod und Trauer zu Hause gehandhabt werden. – Mal angenommen, die Eltern würden ihrem Umfeld über den Umgang mit ihrer Trauer berichten, was würde das Umfeld ihnen raten? Die gesammelten Fragen und Wahrnehmungen wurden beim nächsten *Termin mit den Eltern* besprochen.

Mit verschiedenen Fragen beginnt die Therapeutin, den bisherigen Umgang mit dem Lebensereignis zu erkunden und neue Perspektiven der Eltern anzuregen. Wie sind wir als besondere Familie mit drei Kindern aufgestellt, wer hat wie viel Platz in dieser Konstellation?

Eine systemische Hypothese lautet: Das verstorbene Kind nimmt einen riesengroßen Platz in der Familie ein und bleibt auf diese Weise lebendig. Das führt dazu, dass es im Alltag der Familie eine enorm große Präsenz bekommt und diesen regelrecht dominiert. Luisa verdeutlicht mit ihren sehr auffälligen Symptomen, dass innerhalb der Familie die Balance der Aufmerksamkeit für das verstorbene Kind und für die lebenden Kindern verloren gegangen ist.

Um die Positionen der einzelnen Familienmitglieder zu verdeutlichen, werden Herr und Frau R. gebeten, die Beziehungen der Familienmitglieder in einer lebensgeschichtlichen Sequenz von Familienbrettskulpturen darzustellen. Beide beginnen damit, von ihrem sehr frühen Wunsch zu berichten, eine Familie zu gründen, kurz nachdem sie sich kennengelernt hatten. Das sei für sie beide ein Lebensziel gewesen und hätte daher von Anfang an gepasst. Dennoch sei die Schwangerschaft mit Mara schneller eingetreten als erwartet. Sie sei noch gar nicht geplant gewesen, man habe gerade erst jeweils im Beruf Fuß gefasst, Baupläne geschmiedet usw.

Die Eltern wählen drei Figuren für diese erste Zeit als kleine Familie: Mara steht in der Mitte zwischen Mutter und Vater. Sie berichten von einer Zeit großer Sorgen von Anfang an. Als das Ereignis der schweren Erkrankung berichtet wird, driften die Figuren auseinander. Meist sei es die Mutter gewesen, die Mara im Krankenhaus begleitet habe, während der Vater zur Arbeit habe gehen müssen. Als beide den Tod des Kindes besprechen, wird noch einmal deutlich, wie dramatisch sie dieser Schicksalsschlag getroffen hat. Zumindest für die Mutter sei der Tod trotz der Schwere der Grunderkrankung und den Ahnungen des Vaters völlig unerwartet gekommen.

Im nachfolgenden Bild ist der kleine Bruder geboren und bekommt seinen Platz. Unschlüssig sind sich beide Eltern jedoch bei der Veränderung bezüglich Mara. Schließlich wählt die Mutter eine kleine Engelsfigur, die sie anstelle der vorherigen in die Mitte stellt. Das Bild verändert sich noch zweimal, zuerst durch die Geburt von Luisa, der die Mutter keinen festen Platz zuschreiben mag. Auf Anraten des Vaters wählt sie ein kleines Bobbycar-Model für das Mädchen aus: »Sie ist ja auch ständig in Bewegung und hält mich auf Trab.« Die zweite Veränderung ist eine sehr flüchtige und dynamische: »Die Großeltern fehlen ja!«, fällt den Eltern auf. Dann werden diese rasch dazuplatziert und auch ebenso rasch wieder vom Brett entfernt: »Alles sehr schwierig seitdem, irgendwie hat sich keiner mehr mit dem anderen wohlgefühlt.« Und Herr R. ergänzt: »Ich habe die ganze Zeit ein großes Schuldgefühl mit mir herumgetragen mit meinen Vorahnungen ...« Auf den Vorschlag, dieses mit abzubilden, geht er sofort ein und wählt einen großen Holzblock dafür. Die Engelfigur setzt er vorsichtig obendrauf.

Die Therapeutin begleitet den Prozess mit verschiedenen Fragen: »Wie hat sich Ihre Beziehung als Eltern und als Paar weiter gestaltet?« – »Wie präsent ist Ihre älteste Tochter noch?« oder »Können Sie sich vorstellen, dass die Großeltern irgendwann wieder eine größere Rolle in Ihrem Leben und dem Ihrer Kinder spielen werden? Und wenn ja, was wäre gut daran?« Das abschließende Bild auf dem Familienbrett widmet sich der Wunschsituation: »Wie sehen Sie die zukünftigen Beziehungen in Ihrer Familie?« – »Was könnte ein erster Schritt in diese Richtung sein?« und »Wie können Sie beide als Eltern für eine gute Zukunft Ihrer Familie sorgen?«.

An dieser Stelle wird noch einmal an das Lebensereignis angeknüpft: »Wie erzählen die Eltern die Geschichte über den Tod von Mara? Wie können sie diesen Schicksalsschlag in der Vergangenheit in ihre gemeinsame Biografie integrieren? Wie gelingt es ihnen zu akzeptieren, dass sie ihre gemeinsame Biografie rückblickend nicht mehr ändern können? Aber vielleicht beim Blick nach vorne ...?« Die Eltern werden gefragt, ob es eventuell Trauerfälle in der weiteren Familie gab. Womöglich sogar den Tod eines Kindes? Nach einigem Zögern berichtet Herr R. von seiner Mutter und ihren Fehlgeburten. Dann sei er als kleiner Jungen fast im Gartenteich ertrunken. Dies habe sie ihm regelmäßig vorgehalten: »Nicht noch einmal so einen Schmerz!«

Die Therapeutin bestärkt die Eltern darin, die Besonderheiten und die Individualität von allen drei Kindern zu betonen. Sie werden eingeladen, ihrem ersten Kind weiter einen Platz im Haus und im Herzen zu geben und diesen adäquat zu gestalten. Wie könnten sie dies umsetzen, ohne dadurch Lähmung zu erzeugen? Wie kann der Alltag trotzdem noch Freiraum geben für Freude, Hoffnung und Leichtigkeit? Als weitere Ideen vereinbaren Herr und Frau R., mal wieder bewusster gemeinsame gute Zeiten zu installieren: Zeit zu zweit, Zeit für jedes der beiden Kinder ... Dabei wird von der Therapeutin die Frage gestellt: Wer ist für wen möglicherweise mehr zuständig? – Und wenn: Kann man auch mal wechseln? Die Eltern werden darin bestärkt, dass ein Interesse am Tod entwicklungspsychologisch normal ist in dem Alter wie dem von Luisa und dass es gut ist, sie als normal zu betrachten.

Luisa wird noch zweimal in einem *Einzel-Setting* begleitet. Sie greift sehr gerne wieder zu Stiften und Papier, malt unter anderem eine Prinzessin. Im Mittelpunkt stehen ihre Ressourcen und das Erzählen einer therapeutischen Geschichte:

Das Märchen von der traurigen Prinzessin mit der Perlenkette

Prinzessin Pling war von klein auf ein fröhliches Kind, das sich gerne tanzend durch den Palast ihrer König-und-Königin-Eltern bewegte, dabei sang und jeden mit einem Lächeln begrüßte. Gerne war sie auch draußen im herrlich großen Garten, der um das ganze Gebäude herum verlief und die schönsten Bäume und Blumen beherbergte. Und dahinter waren der Strand und das Meer.

An manchen Tagen liebte es Pling, sich heimlich in die Zimmer zu schleichen, in denen zu spielen ihr eigentlich verboten war. Ob in der Vorratskammer, auf dem Dachboden oder in einem der vielen Gästezimmer, überall erfand die Prinzessin spannende Wege und Abenteuer. Am liebsten kletterte sie auf eine Truhe oder ein Fensterbrett, schaute hinaus oder hinunter und genoss die tolle Aussicht auf das weite Meer.

Pling war fröhlich, musikalisch und voller Ideen. Außerdem kletterte sie flink wie ein kleines Äffchen. Nur die Prinzessinnen-Kleider störten dabei. Doch dafür hatte sie ein paar gute Knoten-Tricks gefunden.

Pling hatte noch etwas, das sehr wichtig ist: ein großes, offenes Herz und viel Gefühl für andere Menschen. Immer wenn sie einen Menschen mit Kummer traf, wurde ihr Herz ganz komisch und drückte manchmal so sehr, dass ihr sogar das Luftholen nicht mehr gut gelang. Schließlich rollte ihr ganz langsam eine große Träne die Wange herunter. Und plötzlich macht es »Pling« – die Träne war weg und eine neue Perle tauchte an ihrer Halskette auf. Derjenige allerdings, der vorher noch traurig war, sah dafür gleich schon ein wenig erleichtert aus und lächelte ein erstes Mal wieder.

Doch die Kette um ihren Hals wurde immer schwerer und schwerer. Pling konnte gar nicht mehr klettern, und auch das normale Treppensteigen fiel ihr schwer. Die Diener im Palast mussten ihr manchmal die Kette hinterhertragen, damit Pling noch laufen konnte. Und die König-und-Königin-Eltern hoben sie auf ihre Arme und schleppten Kind und Kette ins Bett. Beide waren stolz auf ihr Kind und gleichzeitig ratlos. Wie konnten sie ihr helfen? Was sollten sie nur tun?

Schließlich luden sie alle Weisen ihres Landes und aller Nachbarländer ein, um sich beraten zu lassen. Die Weisen überlegten viele Tage lang, aber sie fanden keine Lösung. Zuletzt fand Pling selbst die rettende Idee: Könnte sie vielleicht die Perlen eine nach der anderen verschenken ...? Das wäre doch toll. Voller Begeisterung sprang sie auf und tat dies mit so viel Kraft, dass die Kette riss und alle Perlen hinausrollten ins Meer ... Dort gab es viele wunderbare Muscheln, die unter den Wellen schlummerten. Und die Perlen suchten sich alle ein solches Muschelversteck, wo sie jetzt warten und wachsen, bis sie eines Tages vielleicht gefunden werden ...

Abschließend wurde im Rahmen eines *Familiengesprächs* eine Trauerkiste zusammengestellt. Die Therapeutin hatte die Eltern im Vorfeld um Erlaubnis gefragt, die Kinder erzählen zu lassen, wo der Platz der Erinnerungen an die verstorbene Schwester sein könnte. Wie können wir einen guten Ort und einen Abschluss finden? Ist die Schwester beispielsweise im Himmel? Haben wir eine gemeinsame Vorstellung davon oder wollen wir uns dazu weiter austauschen?

Gleichzeitig ging es darum, nach vorne zu schauen, also die Familienzukunft gemeinsam weiter zu gestalten. Diesbezügliche Überlegungen mit den Eltern fokussierten ein kindgerechtes und lösungsorientiertes Familienleben, in das die Kinder altersentsprechend einbezogen wurden. Auch hier imponierte Luisa mit ihren Ideen und sorgte für Lachen und Weinen gleichzeitig. Die Stimmung wurde als gelöst erlebt. Luisas auffällige Verhaltensweisen traten ohne weitere therapeutische Aktivitäten mehr und mehr in den Hintergrund und machten Platz für ein altersgemäßes Verhaltensbild.

3 Kritische Reflexion des Fallverlaufs

Wie gestaltete sich der ***Erstkontakt****? Worin bestand die Herausforderung, und wie haben Sie der zu begegnen versucht?*

Der Erstkontakt mit dem so auffällig beschriebenen Kind gestaltete sich wie so oft unkomplizierter als erwartet. Schnell wurde deutlich, dass familiäre Belastungen eine große Rolle spielen. Ein entscheidender Aspekt war, die Mutter im Auftaktgespräch ernst zu nehmen, ihr Leid anzuerkennen und die schwere Last der Familie in ihrer Gesamtheit zu sehen. Luisa selbst gewährte dem Beobachter dabei nur den Blick auf ihre kindlich normalen Anteile mit all ihren Facetten, aber vor allem zeigt sie ihre wunderbaren Kompetenzen. Sie schien es regelrecht auszuleben, ganz sie selbst sein zu dürfen. Das Mädchen hat damit auch von Anfang an die Weichen für die weitere therapeutische Gestaltung gestellt. Kreative Methoden, Fantasie und eine große Offenheit für ungewöhnliche Ideen wurden in Bezug auf Luisa direkt Programm.

Die Begegnung mit Mutter und Tochter entwickelte sich jedoch für die Therapeutin zu einem »Tanz auf rohen Eiern«. Eine hoch belastete Mutter kurz vor dem Zusammenbruch, die im Alltag nur die problembehaftete, täglich aufs Neue erdrückende Seite ihres Kindes zu erleben schien und kurz davor stand, das Handtuch zu werfen. Dem gegenüber eine selbstbewusste und ausgeglichen wirkende Fünfjährige, die mit viel Elan Einblicke in ihr ganzes Potenzial gestattete, die es regelrecht zu genießen schien, sich ausgiebig zu bewegen, was sonst im Alltag oft gar nicht erfolgte. Kontrastreicher und bizarrer konnte eine Symptomschilderung kaum erfolgen. Beide in ihren Bedürfnissen anzunehmen und dabei den Auftrag zu klären, bestimmte gleichermaßen jeden Schritt.

Welche ***Überlegungen*** *haben Sie bei der Gestaltung des weiteren Verlaufs geleitet und welche* ***Vorgehensweisen*** *Ihrerseits haben den Verlauf wesentlich bestimmt?*

Dieser interessante Fall einer Trauer, die eine ganze Familie lähmte, schien besonders für ein systemisches Vorgehen geeignet. Hypothetisch hatten wir zwischenzeitlich Luisas Verhalten auch als den Versuch betrachtet, die Mutter von ihrer Fixierung auf ihr verstorbenes Kind abzulenken.

Vom ersten Moment an haben Luisa und ihre Mutter eine zentrale Rolle eingenommen und damit auch direkt neugierig gemacht auf das weitere Familiensystem. Sowohl im Therapieraum wie auch auf dem später verwendeten Familienbrett wurden die Beteiligten nicht müde, auf ihre besondere Dynamik zu verweisen. Es gab Eindrücke einer völligen Erstarrung und Schwere, genauso wie eine große Bewegungsfreude und Leichtigkeit. Die verschiedenen Zustände hatten im Alltag ein Muster erzeugt, das von der intensiven Auseinandersetzung zwischen Mutter und Tochter geprägt war und von einem eingeschränkten Diskurs auf Elternebene. Die Eröffnung neuer Möglichkeitsräume und eines veränderten Gleichgewichtes erlaubte Luisa wieder normales Kindsein und den Eltern den Abschluss einer langen Phase der Auseinandersetzung mit dem Verlust.

Was waren die ***Schlüsselereignisse****/Kippsituationen für den Verlauf?*

Für die Familie hat zum einen die Arbeit mit dem Familienbrett eine entscheidende Rolle gespielt, zum anderen die Verlagerung des Fokus auf Erziehungsaufgaben. Die unterschiedlich eingesetzten Interventionen konnten letztendlich alle abholen. Mit einer Haltung, die geprägt war von Allparteilichkeit, konnten alle mitgenommen werden. Der Verlust eines Kindes ist eines der am meisten traumatisierenden Ereignisse, die wir uns als Menschen vorstellen können. Eine Würdigung dieses Verlustes und die Integration dieser Erfahrung in die gemeinsame Lebensgeschichte waren von besonderer Bedeutung. Hinzu kam eine Restrukturierung der Subsysteme: Durch die Aktivierung des Vaters wurde die Elternebene gestärkt, und dadurch und durch die Bearbeitung des Familienthemas nahm Luisa ihren Platz auf der Kinderebene wieder ein.

Was waren für Sie die größten ***Herausforderungen*** *in diesem Therapieprozess? Was macht Sie im Rückblick* ***zufrieden****? Was sehen Sie eher* ***kritisch****?*

Anfangs wurden vereinbarte Termine einige Male verschoben. Dies irritierte zunächst, nachdem das Problem hoch akut geschildert worden war – bis zum Impuls, das Kind abzugeben. Der Weg vom Klagenden zum Kunden ist manchmal etwas länger.

Die größte Herausforderung bestand sodann darin, beide Eltern einzubeziehen, sie dazu zu bewegen, mit ihrer eigenen Trauerarbeit zu beginnen und diese zu einem gewissen Abschluss zu bringen. Der Vorschlag des Kinderarztes, die Hospizbewegung zu kontaktieren, hatte dazu geführt, die Problematik auf den Tod des Kindes zu reduzieren. Zum Glück hatte man dort jedoch sofort ein erweitertes therapeutisches Setting vorgeschlagen und so den Fokus verlagern können. Damit war die Veränderungserwartung schon angebahnt. Der Bruder hätte vielleicht noch stärker einbezogen werden können, aber dieser schloss sich den neuen Entwicklungen bereits an.

Gab es einschränkende oder begünstigende ***formale Faktoren****?*

Ein Abschlusstermin fand nicht statt. Die Eltern hatten diesen aus Krankheitsgründen abgesagt. Letztendlich bestand in der gesamten Termingestaltung sowohl vonseiten der Therapeutin wie auch vonseiten der Familie eine gewisse Starre, die als feiner Unterton selbst in den Teambesprechungen wahrgenommen wurde. In unseren Abläufen ist es schwer, Ausweichtermine kurzfristig auszumachen. Terminabsagen waren daher aufgrund mangelnder zeitlicher Ressourcen nicht immer schnell zu kompensieren. Dennoch schien alles zu passen. Es gab diesbezüglich keine Klagen, so schwierig neue Absprachen auch manchmal waren. Wir haben uns dem Motto der Familie »Alles hat seine Zeit« angeschlossen.

*Haben Sie **Supervision** eingeholt und in welcher Weise hat die Ihnen ggf. geholfen?*

Wie in der Darstellung des Fallverlaufs berichtet, fand eine Fallberatung zu Beginn und eine weitere im späteren Verlauf im Team statt.

*Wie haben das Kind oder die/der Jugendliche und wie die Angehörigen das **Ergebnis** beurteilt? Wie beurteilen Sie Verlauf und Ergebnis? Gab es **Rückmeldungen** von fremder Seite (z. B. der Schule)? Gab es noch Rückmeldungen einige Monate nach Abschluss der Therapie?*

Im Verlauf der Sitzungen wurde rasch deutlich, dass sich die Stimmung der Familienmitglieder zunehmend entspannte. Das Miteinander in den Gesprächen gewann einen Anflug von Leichtigkeit, auch Humor durfte einen größeren Anteil haben. Bei Luisa konnte man diese Veränderung am intensivsten wahrnehmen: Sie widmete sich wieder verstärkt ihren Entwicklungsaufgaben. Verabredungen mit Freundinnen waren an der Tagesordnung, auch das Thema Schule bekam einen verlockenden Klang. Vor Kurzem begegnete die Therapeutin der Familie zufällig bei einer Veranstaltung – die Eltern waren im ersten Moment leicht verlegen – und konnte erfahren, dass Luisa in die erste Klasse geht und alles zur Zufriedenheit verläuft.

»Und dann kamen die Wölfe und haben ihr Futter mit dem Panther geteilt«

Wiltrud Brächter

Störung des Sozialverhaltens und der Emotionen

Indexpatient: Ben (6 Jahre)

Familie: Frau W., Herr W., Ben, Bruder (4 Jahre), Schwester (2 Jahre)

Diagnose: Kombinierte Störung des Sozialverhaltens und der Emotionen

Verdachtsdiagnose: Posttraumatische Belastungsstörung

Therapiekontext: Kinder- und Jugendpsychiatrische Praxis

Therapietermine: 17 (nach Erstgespräch und Diagnostik)

Therapiedauer: 5 Monate

1 Gedanken zur Auswahl des Falles

Ich stelle diesen Fall vor, weil er mit einer besonderen Herausforderung verbunden war. Aus verschiedenen, später dargestellten Gründen war es kaum möglich, auf der Ebene des vom Indexpatienten gezeigten Verhaltens zu arbeiten bzw. dieses Verhalten in Gesprächen mit ihm zu thematisieren. Der Fallverlauf unterscheidet sich damit von systemisch orientierten Therapieverläufen, denen eine Auftragsklärung mit Bezug auf gewünschte Veränderungen im Alltag zugrunde liegt. Es wird gezeigt, wie auf der (Symbol)ebene des gemeinsamen Spiels dennoch eine systemische Therapiegestaltung möglich war. Im Anschluss an die Eingangsdiagnostik umfasste die Therapie insgesamt 17 Therapiestunden einschließlich begleitender Elterngespräche.

2 Fallverlauf

Vorstellung und Auftragsklärung

Ben, sechs Jahre alt und sehr intelligent, wird von seiner Mutter vorgestellt, weil es bei ihm seit einem halben Jahr immer wieder zu plötzlichen aggressiven Durchbrüchen komme. Für sie unvorhersehbar werde er sehr wütend und schlage nach ihr und dem jüngeren Bruder. Er könne auch schlecht einschlafen und habe Angst vor Albträumen.

Ben erzählt von Träumen, in denen jemand den Bruder oder die vor Kurzem geborene Schwester erschießen wolle; er werfe sich im Traum dazwischen und sei dann tot.

Die Mutter berichtet, dass es bei Bens Geburt zu so starken Blutungen gekommen sei, dass sie für mehrere Tage von ihm getrennt sein musste. Auch die Schwangerschaft mit der jüngsten Schwester verlief belastet; mehrfach musste sich Frau W. ins Krankenhaus begeben. Nach einer Frühgeburt wurde die Schwester längere Zeit in der Kinderklinik versorgt; die Mutter pendelte über Wochen von zu Hause aus dorthin. Im Säuglingsalter musste die Schwester erneut stationär behandelt werden.

In der emotionalen Diagnostik biete ich Ben unter anderem an, mit Tierfiguren eine Familienskulptur im Sandkasten aufzubauen (vgl. Brächter 2010, S. 87 ff.). Durch die Gestaltung der Umgebung lässt sich hierbei gut ausdrücken, wie es den Figuren dort geht und was beispielsweise »zwischen« ihnen steht. Die Sandfläche bietet Raum zu einer Externalisierung von Beziehungsthemen. Anschließend lade ich dazu ein, die Skulptur zu einer Wunschskulptur umzugestalten oder sie im Sinne eines projektiven Spiels in Bewegung zu setzen.

Bens Gestaltung der Sandbildskulptur gibt auf Spielebene und in der Verhaltensbeobachtung Hinweise auf traumatisches Erleben. Sobald er Tiere für die Familienmitglieder ausgewählt und in den Sand gestellt hat, werden die Figuren von Mutter und Geschwistern von äußeren Feinden angegriffen. Bens Schlange rettet sie und verhindert schließlich auch noch, dass Eier, die ungeschützt in einer Ecke liegen, von einer im Sand versteckten Spinne gefressen werden. Das Ganze geschieht so schnell, dass Ben es erst im Nachhinein zu erfassen scheint. Zum Schluss vergräbt sich seine Schlange erschöpft im Sand.

In meinen Kommentaren zum Spielgeschehen greife ich Bens Überforderung mit der von ihm gezeigten (Lebens-)Situation auf: Ich hebe hervor, wie gut die Schlange auf alle geachtet hat, wie anstrengend dies aber auch für sie gewesen sein muss, und frage Ben, ob es denn auch jemand gibt, der die Schlange beschützt. Ben verneint dies, die Schlange müsse ganz allein auf sich selbst aufpassen. Auf meine Frage, welches Schutztier er der Schlange wünschen würde, atmet er tief durch: Er würde ihr einen T-Rex als Wache wünschen.

Diagnostisch erfüllt Ben die Kriterien einer Kombinierten Störung des Sozialverhaltens und der Emotionen, wobei sich die Kriterien des ICD-10 rein beschreibend auf das von ihm gezeigte Verhalten beziehen. Die Sandbildskulptur erweitert die Perspektive um Elemente einer relationalen Diagnostik. In ihr zeigen sich eine Atmosphäre von Bedrohung mit plötzlichen aggressiven Impulsen, in der traumatisches Erleben aufscheint, ein Handeln in einer Rollenumkehr, bei der Ben eine Schutzfunktion für Mutter und Geschwister übernimmt, sowie Gefühle von Einsamkeit und Erschöpfung, die von den Elternfiguren in der Skulptur nicht wahrgenommen werden. Versteht man den Tyrannosaurus Rex als Externalisierung von Bens Symptomatik, wird die Schutzfunktion seiner Aggressionen sichtbar.

In der Auftragsklärung äußern die Eltern den Wunsch, dass Bens Wutanfälle verschwinden und er wieder zugänglicher wird, und richten ihre Hoffnung auf eine Einzeltherapie. Die Sandbildskulptur legt es dagegen nahe, die Symptomatik in einem interaktionellen Kontext zu betrachten (zur Nutzung von Sandbildskulpturen in der Auftragsklärung: Brächter 2018a, S. 48 ff.). Ich stelle die Hypothese auf, dass sich in Bens aggressiven Ausbrüchen die Anspannung Bahn bricht, die er während der zurückliegenden, für alle angstbesetzten Klinikaufenthalte von Mutter und Schwester nicht zeigen konnte. Mit den Gefühlen von Angst, Wut und Verlassensein von der Mutter blieb er allein und teilte sich auch dem Vater nicht mit, dessen eigene Sorgen er vermutlich wahrnahm. Nach Schilderung der Eltern habe Ben als Ältester dem Vater zu Hause damals sehr geholfen. Möglicherweise wurden bei Ben auch sehr frühe, nur auf Körperebene gespeicherte Erinnerungen an die eigene, dramatisch verlaufene Geburt aktualisiert, wie sie im Sandspiel als präverbalem Ausdrucksmedium manchmal sichtbar werden (Blaschke 2001; Hartmann 2015) – die Eier, die Bens Schlange schützen muss, könnten sich auf seine Schwester, aber auch auf den Ursprung seines eigenen Lebens beziehen.

Dass in der Familie inzwischen wieder ein normaler Alltag eingekehrt ist, bietet offensichtlich Raum für die lange zurückgehaltenen Emotionen. Konfliktsituationen im Alltag scheinen die damaligen Verlustängste zu aktualisieren. Das plötzliche Kippen der Stimmung, das auch hier im Gespräch zu erleben ist, bekräftigt den Verdacht einer posttraumatischen Belastungsstörung. Systemisch könnte Bens Symptomatik noch eine weitere Botschaft transportieren: Im Gegensatz zur damaligen »Schockstarre« mit angepasstem Funktionieren fordert Ben jetzt Aufmerksamkeit und Nachbeelterung ein – allerdings in einer Form, durch die sich die Eltern eher von ihm abwenden.

Die Eltern können sich der »biografischen Kontextualisierung« von Bens Verhalten (Grossmann 2018, S. 118) gut anschließen. Beeindruckt durch die Darstellung in seiner Familienskulptur nehmen sie Abstand vom Ursprungsanliegen einer möglichst raschen Symptomreduktion. Sie möchten Ben ermöglichen, seine Gefühle von Angst und Wut in einer Spieltherapie noch weiter auszudrücken. Mit diesem noch sehr unspezifischen Anfangsauftrag startet die Therapie.

Exkurs: Narrative systemische Sandspieltherapie mit Eltern und Kindern

Sandspieltherapie ermöglicht es Kindern, verbal von ihnen nicht kommunizierbares Erleben in Sandbildern auszudrücken. In der narrativen systemischen Sandspieltherapie (Brächter 2010) werden solche Sandbilder in Bewegung gebracht und Lösungsgeschichten angeregt. Durch die Öffnung des Settings erhalten Eltern Einblick in das Gefühlsleben des Kindes, sodass in Familien eine vertiefte Kommunikation entstehen kann. Der narrative Ansatz umfasst daneben verschiedene Formen des Eltern-Kind-Sandspiels: Familienskulpturen lassen durch die Gestaltung der Sandfläche oft sehr eindrucksvoll erkennen, was »zwischen« den Mitgliedern der Familie steht. Die bildhafte Qualität solcher »Sandbildskulpturen« erleichtert die Suche nach gewünschten Lösungen, die dann im Sand umgesetzt werden können. »Gemeinsam konstruierte Sandbildgeschichten« beginnen mit dem gemeinsamen Bau eines Sandbildes. Anschließend wird die Spielhandlung von Eltern und Kind gemeinsam weitergeführt. Wie das unten stehende Beispiel zeigt, ermöglicht die spontane Rollenwahl dabei in besonderer Weise die Auseinandersetzung mit Ich-Zuständen, die im Beziehungsgeschehen aktiviert werden.

Therapieverlauf

Ben erscheint sehr skeptisch zur ersten Therapiestunde. Wenn überhaupt, möchte er mit seiner Mutter im Sand bauen, die sich jedoch darauf eingestellt hat, ihn heute nur zu bringen. Konfrontiert mit dem Sandspielmaterial lässt er sich darauf ein, allein zu beginnen. Sandspieltherapie hat einen hohen Aufforderungscharakter; für die meisten Kinder ist es attraktiv, mit Figuren und anderem Gestaltungsmaterial ohne thematische Vorgabe Szenen zu gestalten und aus ihnen heraus Geschichten zu entwickeln. Auch Ben gelingt der Einstieg. Er baut eine

Dinosaurierwelt, in der ein mutiger Dinosaurier sich gegen einen T-Rex wehrt, Freunde findet und zum Schluss noch einen kleinen Dino vor dem T-Rex rettet. Er möchte wiederkommen.

Zu Beginn der zweiten Therapiestunde beschreibt Frau W., dass die Mutter-Sohn-Konflikte stärker geworden seien. Da Ben für heute ein gemeinsames Sandspiel mit der Mutter versprochen ist, stelle ich in Aussicht, dies in der nächsten Stunde aufzugreifen. Anschließend arbeiten wir nach der Methode der »gemeinsam konstruierten Sandbildgeschichte« (Brächter 2010, S. 106 ff.), die das zentrale Element im weiteren Therapieverlauf bildet. Reihum stellen Eltern und Kinder hierbei Gegenstände in den Sand, wobei ich mich eingangs beteilige und den Eltern in der Regulierung des Tempos und der Ansprache an das Kind als Modell diene. Das ruhige und strukturierte Vorgehen bietet Eltern und Kindern viel Sicherheit, von Runde zu Runde beteiligen sich auch zurückhaltende Kinder aktiver an der Gestaltung. Ist das Sandbild abgeschlossen, wird gemeinsam überlegt, wie die im Sand dargestellte Szene weiter verlaufen könnte. Das Kind verteilt anschließend die Rollen zum Weiterspielen. Oft erhalten Eltern Rollen, in denen sie es bei wichtigen Handlungsschritten unterstützen können.

Zügig gestalten Ben und Frau W. ein friedlich wirkendes Sandbild, in dem Tiere oft paar- oder gruppenweise zusammenstehen und es geschützte Orte für Nester und Tierkinder gibt. Ben beschreibt das Sandbild jedoch als eine Welt voller Gefahren. So bewachen beispielsweise Pinguineltern ein Ei. Mit einem Panther greift Ben die Pinguinmutter an, lässt aber den kleinen Pinguin im Ei blitzschnell schlüpfen und den Panther in die Flucht jagen. Es schließen sich weitere Szenen an, bei denen Ben abwechselnd in die Rolle von Angreifern und Beschützern geht. In meinen Kommentaren gehe ich auf vermutete Motive und Gefühle der Figuren ein. Die Mutter nimmt am Geschehen teil und trägt den Prozess mit. Im Unterschied zum Alltag ist sie nicht gefordert, die jüngeren Geschwister vor Bens Angriffen zu schützen, sondern kann sich gemeinsam mit ihm in das Handeln der Figuren einfühlen. Im geschützten Rahmen des Sandkastens kann er sich auch mit seinen aggressiven Impulsen wahrgenommen und gehalten fühlen.

In der dritten Stunde greife ich das Anliegen der Mutter auf, die eskalierenden Mutter-Sohn-Konflikte in den Blick zu nehmen. Frau W. erhofft sich hiervon eine schnelle Veränderung im Alltag. Ben kann es dagegen kaum aushalten, wenn seine aggressiven Ausbrüche zum Thema gemacht werden. Ich entscheide mich gegen die übliche Form einer Familienskulptur, bei der im Kontext einer Therapie in der Regel die Problemsituation fokussiert wird (Brächter 2010, S. 87 f.), und wähle eine Form der Teilearbeit nach Allemann, bei der ergänzend zur Problemsituation eine Ressourcensituation im Familienleben aufgestellt wird.[1] Dabei wird erfragt, welche inneren Anteile, Gefühle und Handlungsimpulse bei Eltern und Kind in der Problem- und der Ressourcensituation aktiviert werden: Zu wem werden sie, wenn sie Streit haben? Welche Figuren passen zu ihnen, wenn es ihnen miteinander gut geht? Beide Situationen werden szenisch gestaltet. Anschließend wird für jede/n noch eine Figur hinzugestellt, die aus einer Beobachterperspektive auf beide Szenen blickt. Es bietet sich die Möglichkeit zu einer Arbeit mit dem »inneren Team«, bei dem die verschiedenen Anteile der Personen miteinander in einen Austausch treten können. Spielerisch kann sich die Elternfigur aus der Ressourcensituation der Problemfigur des Kindes nähern und mit neuen Kontaktmöglichkeiten experimentieren.

Ben und seine Mutter begegnen sich in Konfliktsituationen als Löwe und Löwin. Frau W. bringt zum Ausdruck, dass sie auf Bens Ausbrüche selbst wütend reagiert. In schönen Situationen begegnen sich beide als bunte Echse (Ben) und Katze (Mutter). Die Arbeit mündet in die Idee, sich in Streitsituationen daran zu erinnern, wie sich Katze und Echse im Sand dicht aneinanderschmiegen. Die »Löwen« könnten sich auch zusammentun und gemeinsam auf ein Kissen trommeln. Beide beenden die Stunde in guter Stimmung.

Auf Wunsch der Eltern arbeiten wir später noch einmal symptombezogen mit der Methode der Cartoontherapie (Vogt-Hillmann 1999). Ich schlage Ben vor, seine Wut zeichnerisch zu externalisieren und die Wutfigur anschließend in einer Cartoongeschichte zu verändern. Ben lehnt dies zunächst ab, lässt sich jedoch darauf ein, als seine Mutter anbietet, selbst mitzumachen und ihren eigenen »Wutdrachen« zu malen. Beide zeichnen »Vulkanmonster«, die schnell ausbrechen können. Das weitere Vorgehen ist in der Cartoontherapie nicht darauf angelegt, Problemfiguren auszugrenzen oder zu bekämpfen, sondern ihre Bedürfnisse zu erkennen und zu erfüllen, sodass eine Verwand-

1 Dieses Vorgehen habe ich bei dem Schweizer Psychotherapeuten Peter Allemann in der M.E.G-Weiterbildung »Systemische und hypnotherapeutische Konzepte in der Arbeit mit Kindern und Jugendlichen« kennengelernt; vgl. Brächter 2018c, S. 65 ff.

lung möglich wird. Ben wählt als Hilfsfigur den »lustigen Kellner« aus »Dinner for one«, der sein Geschirr auch dann nicht gegen die Wand wirft, wenn er stolpert (ein großer Unterschied zu seiner Hilfsfigur des T-Rex bei Therapiebeginn!). Beide Wutfiguren zeigen ein großes Erholungsbedürfnis. Als sie mit allem versorgt sind, was sie brauchen, sitzen sie entspannt auf dem Bett und verlieren ihre »Teufelshörner«.

Obwohl Ben beim Zeichnen mit Freude dabei war, bricht seine Stimmung auf der Heimfahrt ein, weil er sich eigentlich auf das Sandspiel gefreut hatte. Auch bei einer ressourcenorientierten, externalisierenden Art der Gesprächsführung, die zwischen Symptom und Person unterscheidet (White 2010), bleibt die Arbeit auf Symptomebene für ihn eine große Herausforderung. Angesichts der stark eskalierten Konflikte fällt es den Eltern andererseits schwer, dem indirekten Weg über das Symbolspiel Raum zu geben. Zwischenzeitlich erwägen sie sogar einen Therapieabbruch und den Wechsel zu einer Verhaltenstherapie. Kurz darauf stellt sich dann überraschend eine Veränderung in der Mutter-Sohn-Beziehung ein: Ben komme jetzt oft zu seiner Mutter, kuschele sich an und sage ihr, dass er sie liebe. Er bekomme ihre Sorgen bei Krankheiten der jüngeren Geschwister mit und sage ihr, sie solle nicht so schnell in Panik sein. Bei einer kleineren Operation des Vaters kann er ausdrücken, dass er Angst habe und traurig sei. Er benennt auch, dass ihn dies an die früheren Krankenhausaufenthalte erinnere. Die Eltern erkennen, dass die Gesprächsebene in der Therapie für Ben wenig hilfreich ist und sich die Arbeit auf Spielebene für ihn am besten eignet. Im Einverständnis mit ihnen wird die symptomorientierte Arbeit zugunsten des Sandspiels zurückgestellt.

In der Elternarbeit geht es zunächst vor allem darum, einen gemeinsamen Verständnisrahmen für Bens Übererregung und seine erhöhte Reizbarkeit zu schaffen. Dabei reflektieren wir auch ungünstige Interaktionsmuster, die sich in Konfliktsituationen herausgebildet haben. Es wird deutlich, dass Frau W. dazu neigt, gegen Bens Gefühle »anzureden«, wenn er sich von etwas überfordert fühlt – für ihn möglicherweise eine Wiederholung der Erfahrung, damals mit seiner Not nicht gesehen worden zu sein. Als Beispiel schildert sie eine Radtour, bei der er an einem Berg wütend aufgegeben und gegen ihr Fahrrad getreten habe. Sie habe ihm deutlich gemacht, dass der Anstieg doch gar nicht so anstrengend sei. Ich rege an, sich zunächst auf seine

Wahrnehmung einzustellen, sie zu bestätigen und erst anschließend Lösungsvorschläge zu machen, zwischen denen ihm eine Wahlmöglichkeit bleibt.

Für den Umgang mit Konfliktsituationen empfehle ich, die innere Beziehung zu Ben auch bei aggressiven Ausbrüchen nicht abreißen zu lassen und sich die Hilflosigkeit »hinter« der Wut zu vergegenwärtigen. Wird der Zustand externalisiert, der der Wut unmittelbar vorausgeht, erhält man in Skulpturen innerer Anteile oft ein sehr kleines, hilfsbedürftiges Wesen hinter einem riesigen Drachen (vgl. Brächter 2018d, S. 164 ff.). In Elterngesprächen demonstriere ich dies mit Figuren, um das sehr eindrückliche Bild als Erinnerungsanker zur Verfügung zu stellen.

In der Sandspieltherapie wechseln sich im weiteren Verlauf verschiedene Settings ab, wobei auch der Vater in Familien- und Vater-Sohn-Stunden einbezogen ist. Einen Schwerpunkt bildet weiterhin das gemeinsame Sandspiel von Mutter und Ben. Dabei ergeben sich viele Szenen, die Bens Erleben für die Eltern nachvollziehbarer machen: Aus Wut, kein Essen zu bekommen, versperrt beispielsweise ein hungriger Bär eine Brücke, sodass niemand mehr zu ihm kommen kann. Aus einem »bösen Land« kommen Raubtiere, die sich von den anderen abgelehnt fühlen, in ein »liebes Land« und bedrohen die dort lebenden Tiere. Da Ben großen Wert darauf legt, die einzelnen Szenen zu fotografieren und die Handlung aufzuschreiben, erhalten die Eltern auch Einblick in Spielverläufe, an denen sie selbst nicht beteiligt waren. Ben nimmt die Geschichten stolz mit nach Hause und lässt sie sich von ihnen vorlesen (zum Zeigen der Sandbilder in einem systemischen Therapiesetting: Brächter 2010).

Im Verlauf der Therapie verändert sich Bens Umgang mit den immer wieder aggressiv agierenden Raubtieren: Wurden sie zunächst gejagt und vertrieben, gibt es später magische Verwandlungen, bei denen ein »liebes« Tier ein »böses« beißt und dieses dadurch »gut« werden kann. Sandbilder können objektstufig und subjektstufig betrachtet werden (von Gontard 2007, S. 138 f.). Die subjektstufige Ebene, bei der die Symbole eines Sandbilds als Teile der Psyche gesehen werden, entspricht dem Konzept des inneren Teams (Schmidt 2003), bei dem es darum geht, innere Anteile in ein neues Gleichgewicht zu bringen. Subjektstufig verstehe ich die Raubtiere als Symbolisierungen eines Anteils, den Ben an sich ablehnt. Von Beginn an beziehe ich daher nie aktiv Position gegen sie, sondern versuche, auch ihre Motive zu erfassen. In einer Stunde, in der er allein im Sand arbeitet, lässt Ben einen Panther besonders aggressiv agieren. Die Verzweiflung, mit der er um Nahrung kämpft, erweckt bei mir den Eindruck eines Kampfes um Leben und Tod. Ben bestätigt, dass der Panther während einer Hungersnot beinah gestorben wäre. Er lässt Wölfe herbeikommen, die sich dem Panther zuwenden und ihre Fleischvorräte mit ihm teilen (siehe Abb. 1).

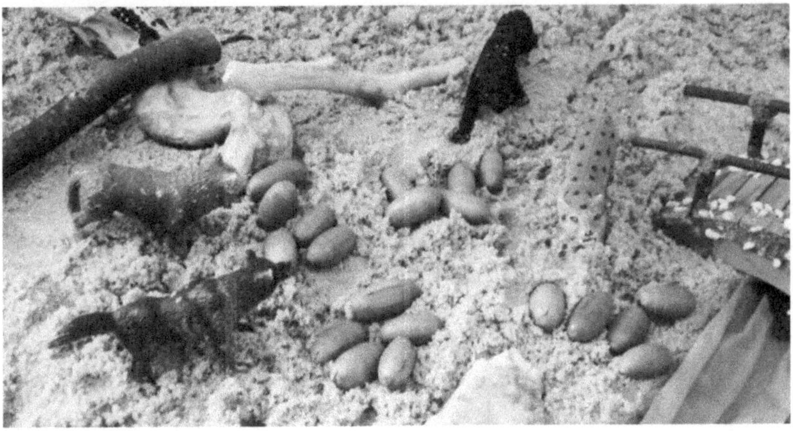

Abb. 1: »Dann haben die Wölfe ihr Futter mit dem Panther geteilt.«

Im Verlauf verändert sich auch die Art des Mutter-Sohn-Spiels. Entwarf Ben zu Beginn meist Handlungssequenzen, die dann nach seiner Regie gemeinsam inszeniert wurden, kann er sich nach und nach leichter auf ein freies interaktives Spiel einlassen. Gegen Ende der Sandspielphase entsteht aus einem Sandbild heraus eine Bauernhofgeschichte, bei der Ben und Frau W. abwechselnd einen Satz erzählen und die Handlung folgen lassen. Da sie sich auch bei dieser Variante des narrativen Sandspiels nicht – wie in der Kinderorientierten Familientherapie (Reiners 2013) – mit festen eigenen Stellvertreterfiguren begegnen, sondern spontan zwischen den im Sandbild vorhandenen Figuren wählen, können in den jeweiligen Rollen unterschiedliche, auch tabubehaftete Seiten des eigenen Erlebens und Verhaltens in Szene gesetzt werden. Die fiktive Ebene einer Geschichte vergrößert den Abstand zum Geschehen.

Es kommt zu einem eindrucksvollen Moment, als Ben eine verletzte Katze spielt, die sich im Sand vergräbt, ohne – wie früher – sofort selbst rettend zu intervenieren. Die Mutter spielt eine Bäuerin, die dies zwar sieht, aber so damit beschäftigt ist, sich um das Essen zu kümmern, dass sie der Katze nicht helfen kann. Nachdem sie dies ausgesprochen hat, schickt sie jedoch einen Stallburschen zur Katze, der den Tierarzt ruft. Als der Arzt die Katze untersucht, kommt die Bäuerin dazu und blickt auf das Geschehen. In der Rolle der Bäuerin sagt die Mutter, dass sie vorher gar nicht mitbekommen habe, wie stark die Katze verletzt war.

Die noch folgenden Therapiestunden dienen im Wesentlichen der Stabilisierung des Erreichten. Ben löst sich vom Sand und erkundet andere Medien wie das Rollenspiel. In einem gemeinsamen Handpuppenspiel mit der Mutter wünschen sich Tiere Frieden; Ben setzt sich mit seinen Figuren aktiv hierfür ein. »Rückfälle« in alte Verhaltensmuster sind für ihn weniger schambesetzt und werden besprechbar, wobei auch hier spieltherapeutische Methoden einbezogen werden. Als zu Hause noch einmal ein Konflikt eskaliert, weil Ben nicht mitteilen konnte, was ihn wütend gemacht hat, nutzen wir die Tierfiguren Wolf und Giraffe aus der gewaltfreien Kommunikation (Rosenberg 2007). Einfühlsam hilft die Mutter, einen Knoten aus der Zunge des Wolfes zu lösen, damit er wieder sprechen und sich in der konstruktiven »Giraffensprache« ausdrücken kann.

In den letzten gemeinsamen Stunden liegen für Ben und die Mutter keine besonderen Themen an. Gelöst, verschmitzt und mit viel Spaß spielt Ben mit uns Pantomime- und Versteckspiele. Er ist etwas traurig, dass die Therapie bald aufhören wird, aber freut sich sehr, dass die Mutter zu Hause gemeinsame Spielstunden mit ihm fortsetzen will. Auch Frau W. freut sich über seine Freude und Leichtigkeit. In der Abschiedsstunde baut Ben noch einmal eine kurze Sandspielszene, in der ein Wildschweinbaby in Panik gerät, weil Eier bedroht sind. Der Vater bekommt dies aber diesmal mit und fragt, was los ist, sodass die Eier gerettet werden können. Auch eine Pferdemutter gerät in Panik, kann aber beruhigt werden und ihr Kind schützen.

3 Kritische Reflexion des Fallverlaufs

*Wie gestaltete sich der **Erstkontakt**, worin bestand die Herausforderung, und wie haben Sie der zu begegnen versucht?*

Im Erstkontakt begegnete mir das – verständliche – Anliegen der Eltern, therapeutisch möglichst rasch auf Bens Wutanfälle einzuwirken und sie zu beenden. Dem steht aus systemischer Sicht ein Verständnis von Symptomen als derzeit bestmöglichem Lösungsversuch eines Kindes entgegen. Besonders bei so bezeichneten Störungen des Sozialverhaltens wird empfohlen, keine »Reparaturaufträge« für ein einzeltherapeutisches Setting anzunehmen, sondern deutlich zu machen, dass »Eltern essentieller Teil der Lösung« sind (Schmitt u. Weckenmann 2009, S. 190; Binnenstein u. Wagner 2018).

In der Auftragsklärung ist es mir wichtig, die verbale Aushandlung von Therapiezielen durch Angebote auf Spielebene zu ergänzen, in denen Kinder in einem ihnen zugänglichen Medium eigene Anliegen ausdrücken können. Es wirkte sich günstig aus, dass die Eltern durch Bens Sandbildskulptur schon im Rahmen der Diagnostik einen Eindruck von der interaktionellen Einbettung der Symptomatik gewinnen und ihre Perspektive für die Therapie erweitern konnten.

Welche ***Überlegungen*** *haben Sie bei der Gestaltung des weiteren Verlaufs geleitet?*

In die Wahl von Setting und Methode floss Bens vehement geäußerter Wunsch ein, gemeinsam mit seiner Mutter im Sand zu spielen. Dies entsprach auch dem von mir bevorzugten Setting. Im Weiteren ging es mir darum, einen möglichst sicheren Rahmen für die Therapie zu schaffen. Die Arbeit auf Symbolebene habe ich dabei als besonders entlastend erlebt.

Was waren für Sie die größten ***Herausforderungen*** *in diesem Therapieprozess?*

Die größte Herausforderung bestand für mich darin, dass Ben ein Gespräch über das Symptom, vor allem seine aggressiven Ausbrüche, nicht zuließ. Eine direkte Arbeit an der Symptomatik war demnach nur begrenzt möglich, da dies für Ben zu schambehaftet schien. Nach traumatischen Erlebnissen von Kindern beschreibt Grossmann (2018, S. 204) auch bei Eltern Gefühle der »Schuld, ihr Kind nicht ausreichend geschützt und vor der traumatischen Erfahrung bewahrt zu haben«, die eine Einfühlung in die Not des Kindes erschweren können. Angesichts der vielfältigen Schuld- und Schamgefühle, die durch Bens Wutausbrüche tangiert wurden, schien mir das Medium des Sandspiels besonders geeignet, sich diesen Gefühlen auf Symbolebene zu nähern und korrigierende Beziehungserfahrungen zu ermöglichen.

Die zweite große Herausforderung bestand darin, diese Entscheidung für eine indirekte Art des Arbeitens gegenüber den Eltern zu vertreten, die angesichts der starken häuslichen Konfliktbelastung auf eine direktere Einflussnahme auf Bens Verhalten drängten. Die Kontextualisierung seines Verhaltens blieb ein wesentliches, immer wieder neu zu erarbeitendes Element in der Elternarbeit.

*Welche **Vorgehensweisen** Ihrerseits haben den Verlauf wesentlich bestimmt?*

Methodisch war dies vor allem das gemeinsame narrative Sandspiel mit der Möglichkeit, Handlungen zu reframen, Motive herauszuarbeiten, nicht zu bewerten. Beim Einsatz symptombezogener Methoden wie der Cartoontechnik habe ich mich bemüht, die Gefahr von Beschämungssituationen für Ben zu minimieren, indem seine Symptomatik beispielsweise durch die Mitwirkung der Mutter in einen Beziehungskontext gestellt wurde. Bezogen auf die zu vermutenden traumatischen Hintergründe habe ich keine spezifischen Techniken angewandt, da sich traumatische Szenen (wie bei Ben) oft im Sandspiel zeigen und eine Traumabearbeitung auf Spielebene für Kinder als sicherste und schonendste Vorgehensweise gilt (Aichinger 2012, S. 170; Brächter 2018b).

*Was waren die **Schlüsselereignisse**/Kippsituationen für den Verlauf?*

Im Verlauf der Sandspieltherapie gab es viele berührende Situationen, die Ben und seine Eltern miteinander teilen konnten. Als besonders wichtig empfand ich den Moment, als die ausgehungerten Raubtiere von Ben nicht mehr als Feinde gesehen wurden und die Wölfe ihnen ihr Futter anboten.

Eine weitere bedeutsame Situation entstand, als sich Ben nach meinem Eindruck von seinem Kontrollbedürfnis löste und in Gestalt der verletzten Katze erstmals die eigene Hilfsbedürftigkeit ausspielte, ohne sofort in eine Retterrolle zu gehen. Dies schuf Raum für die Mutter, vermittelt über einige Zwischenschritte selbst diese Rolle zu übernehmen und schließlich den Satz auszusprechen, der für Ben so wichtig war: »Ich habe gar nicht mitbekommen, wie sehr du verletzt warst.«

*Was macht Sie im Rückblick **zufrieden**? Was sehen Sie eher **kritisch**? Was hätten Sie im Rückblick gesehen anders machen sollen bzw. würden Sie in ähnlichen Situationen zukünftig anders machen?*

In der Anfangsphase der Therapie war ich im Konflikt zwischen meinem Impuls sowie Bens Bedürfnis, der indirekten Ebene des Sandspiels Raum zu geben, und dem starken Veränderungsdruck der Eltern, die sich von einer ziel- und symptomorientierten Arbeit auf Realebene eine Entspannung der Situation erhofften. Um beiden Seiten entgegenzukommen, habe ich zwischen den methodischen Ebenen hin- und hergeschwankt, bis sich im Verlauf ein Konsens für den Weg des Sandspiels fand. Im Nachhinein hätte ich die Eltern gern schon früher auf einer Meta-Ebene an meinen Überlegungen zur Therapiegestaltung teilhaben lassen, um diesen Konflikt mit ihnen offen zu thematisieren. Ich war sehr froh über die gute Entwicklung, die der Sandspielverlauf dann genommen hat.

Gab es einschränkende oder begünstigende ***formale Faktoren****?*

Ein begünstigender äußerer Faktor kann darin gesehen werden, dass Kinder meist ohnehin von ihren Müttern zur Therapie gebracht werden, die dann in der Regel im Wartezimmer sitzen. Diese Zeit konnte im vorliegenden Fall für ein Mutter-Sohn-Setting produktiv genutzt werden. Als subjektiver Faktor kam die Offenheit und Spielfreude der Mutter hinzu, die sich sofort auf ein gemeinsames Sandspiel mit Ben einlassen konnte.

Haben Sie ***Supervision*** *eingeholt und in welcher Weise hat die Ihnen ggf. geholfen?*

Mir hat Teamreflexion sehr geholfen, in der kritischen Phase der Therapie offen für die Nöte der Eltern zu bleiben und ihre Skepsis gegenüber dem von mir eingeschlagenen Weg des Sandspiels als Ausdruck ihrer Sorge um Ben zu verstehen.

Wie haben der Indexpatient und wie die Angehörigen das ***Ergebnis*** *beurteilt? Wie beurteilen Sie Verlauf und Ergebnis? Gab es noch* ***Rückmeldungen*** *einige Monate nach Abschluss der Therapie?*

Die Therapie endete mit einer längeren Ausklingphase, in der keine erneute Problembearbeitung nötig war. Die Albträume waren ebenso verschwunden wie Bens Wutanfälle. Sein Bedarf an Symbolspiel als Ausdrucksmedium für belastende Themen schien gedeckt. Die letzten Stunden waren gefüllt von lockerem gemeinsamem Spiel, das im Alltag fortgesetzt werden konnte. Die erreichten Veränderungen waren im Kontakt von Mutter und Sohn spürbar. Der Familie wurde angeboten, sich bei Bedarf jederzeit wieder zu melden, was aber nicht mehr erfolgt ist.

Literatur

Aichinger, A. (2012): Einzel- und Familientherapie mit Kindern. Kinderpsychodrama, Bd. 3. Wiesbaden (Springer).

Binnenstein, S. u. E. Wagner (2018): Lukas: Dir gehört mein Herz! Therapie eines zehnjährigen Jungen mit der Diagnose »Störung des Sozialverhaltens« und seiner Mutter. In: E. Wagner u. S. Binnenstein (Hrsg.): Wie systemische Kinder- und Jugendlichenpsychotherapie wirkt. Prozessgestaltung in 10 Fallbeispielen. Berlin (Springer), S. 37–55.

Blaschke, V. (2001): Geburtstraumatische Erfahrungen und die Suche nach der zweiten Geburt. *Sandspiel-Therapie* 11: 29–40.

Brächter, W. (2010): Geschichten im Sand. Grundlagen und Praxis einer narrativen systemischen Spieltherapie. Heidelberg (Carl-Auer).

Brächter, W. (2018a): Narratives Sandspiel mit Kindern in Diagnostik und Auftragsklärung. In: W. Brächter u. B. Reiners (Hrsg.): Neue Wege im Sand. Systemisches Sandspiel und Kinderorientierte Familientherapie. Heidelberg (Carl-Auer), S. 48–55.

Brächter, W. (2018b): Traumabearbeitung im narrativen Sandspiel. In: W. Brächter u. B. Reiners (Hrsg.): Neue Wege im Sand. Systemisches Sandspiel und Kinderorientierte Familientherapie. Heidelberg (Carl-Auer), S. 120–128.

Brächter, W. (2018c): Narratives Sandspiel mit Familien. In: W. Brächter u. B. Reiners (Hrsg.): Neue Wege im Sand. Systemisches Sandspiel und Kinderorientierte Familientherapie. Heidelberg (Carl-Auer), S. 61–69.

Brächter, W. (2018d): Kindeswohlgefährdung. Möglichkeiten des narrativen Sandspiels. In: W. Brächter u. B. Reiners (Hrsg.): Neue Wege im Sand. Systemisches Sandspiel und Kinderorientierte Familientherapie. Heidelberg (Carl-Auer), S. 161–168.

Gontard, A. von (2007): Theorie und Praxis der Sandspieltherapie. Ein Handbuch aus kinderpsychiatrischer und analytischer Sicht. Stuttgart (Kohlhammer).

Grossmann, K. P. (2018): Wenn Kinder größer werden. Familientherapie mit älteren Kindern und Jugendlichen. Heidelberg (Carl-Auer).

Hartmann, I. C. (2015): Sandbilder aus Ausdruck vorsprachlicher Realität. *Sandspiel-Therapie* 38: 27–46.

Reiners, B. (2013): Kinderorientierte Familientherapie. Göttingen (Vandenhoeck & Ruprecht).

Rosenberg, M. B. (2007): Kinder einfühlend ins Leben begleiten: Elternschaft im Licht der gewaltfreien Kommunikation. Paderborn (Junfermann).

Schmidt, G. (2003): Wer bin ich, und wenn ja, wie viele? Hypnosystemische

Utilisationskonzepte für die Arbeit mit der inneren Familie. Müllheim/Baden (Auditorium).

Schmitt, A. u. M. F. Weckenmann (2009): Settingdesign in der (systemischen) Therapie mit Kindern. Teil II: Interventionen. *Familiendynamik* 34 (2): 182–192.

Vogt-Hillmann, M. (1999): Vom Ressourcosaurus und anderen fabelhaften Wesen – Malen und Zeichnen in der kreativen Kindertherapie. In: M. Vogt-Hillmann u. W. Burr (Hrsg.): Kinderleichte Lösungen. Lösungsorientierte kreative Kindertherapie. Dortmund (Borgmann), S. 11–30.

White, M. (2010): Landkarten der narrativen Therapie. Heidelberg (Carl-Auer).

Suna fängt den Sand mit den Augen auf

Bernd Reiners

Enuresis, Enkopresis, frühkindlicher Autismus und geistige Behinderung

Indexpatientin: Suna (6 Jahre)

Familie: Frau A., Herr A., Bruder (14 Jahre), Bruder (12 Jahre), Schwester (9 Jahre), Suna

Diagnose: Enuresis, Enkopresis, frühkindlicher Autismus und geistige Behinderung

Therapiekontext: Erziehungsberatungsstelle

Therapietermine: 23

Therapiedauer: erste Phase 2 Monate; zweite Phase 4 Monate

1 Gedanken zur Auswahl des Falles

In diesem Fall stand die Diagnose bereits vor der Vorstellung aufgrund einer Fremddiagnostik fest, wurde jedoch von der Familie nicht akzeptiert. Die Arbeit mit der Familie geschah in zwei Schritten: Im ersten wurde die Akzeptanz der Problematik gefördert. Im zweiten gelang es, trotz bestehender Symptomatik, die Beziehung der Familienmitglieder untereinander deutlich zu verbessern. Beide Schritte halte ich für systemisch, da der kontext- und ressourcenorientierte Umgang mit der Diagnose gefördert wurde sowie im zweiten Schritt der Fokus nicht auf die individuelle Störung, sondern auf die Verbesserung der Interaktion gelegt wurde.

Zu beachten ist bei der Lektüre der Kontext des Geschehens. Die Beratung fand in einer Erziehungsberatungsstelle statt und unterscheidet sich in vielerlei Hinsicht von einer klassischen Kindertherapie.

2 Fallverlauf

Erste Phase

In der Beratungsstelle meldet sich telefonisch Frau Arslan. Ihre Tochter Suna, knapp sechs Jahre alt, mache ihr große Sorgen. Suna benötige nach wie vor eine Windel. Frau Arslans Nichten seien viel früher

»sauber« geworden. Suna spreche mit ihrem Spiegelbild, nicht aber mit ihren Eltern oder ihren Cousinen, geschweige denn in der Kita. Aber auch Vater und Onkel hätten sehr spät angefangen zu sprechen. Im örtlichen Sozialpädiatrischen Zentrum (SPZ) sei eine normale Intelligenz festgestellt worden. Frau Arslans Hauptproblem sei die Sauberkeitserziehung. Suna sage einfach nicht, wenn sie »müsse«. Suna selbst sei damit unglücklich. Frau Arslan wollte Unterstützung bei der Sauberkeitserziehung. Außerdem wünschte sie, dass ich mit dem Kindergarten spreche, da dort behauptet werde, Suna sei entwicklungsverzögert. Das SPZ habe dies aber widerlegt.

Da mir das von Suna beschriebene Verhalten doch recht auffällig erschien und mir nicht klar war, ob ich die Sauberkeitserziehung als alleinigen Fokus der Arbeit mit der Familie sinnvoll finden sollte, sprach ich tatsächlich nach Einholung der Schweigepflichtentbindung zuerst mit der Kita. Dort wurde mir erzählt, dass Suna in der Kita überhaupt nicht spreche. Nach etlichen Gesprächen sei die Familie bereit gewesen, mit Suna zum örtlichen SPZ zu gehen. Dort seien folgende Diagnosen gestellt worden: geistige Behinderung und Verdacht auf frühkindlichen Autismus. Eine Anbindung an das Autismus-Zentrum lehne die Familie jedoch ab. Auch die geistige Behinderung halte sie für eine Fehldiagnose – obwohl die Kita diese Diagnosen für passend gehalten habe.

Im ersten persönlichen Gespräch mit Frau Arslan berichte ich ihr vom Gespräch mit der Kita. Sie bestätigt die Diagnosen des SPZ. Zu Hause könne Suna aber viel mehr und sei »ganz anders« als der autistische Vetter. Suna habe in der Nacht vor der Untersuchung beim SPZ sehr schlecht geschlafen, so sei das Ergebnis dort wenig zuverlässig. Auch der Vater sehe keine Probleme zu Hause. Die Geschwister seien allerdings ganz anders. Frau Arslan wünschte Hilfe bei der Sauberkeitserziehung, ausschließlich dabei sollte ich ihr helfen.

Mein Eindruck am Ende dieser ersten Stunde war, dass Suna nicht sauber werden konnte, weil grundlegendere Probleme dem im Weg standen. Ich vermutete, dass Suna die Anforderungen der Mutter nicht verstand. Insofern war die Auftragsklärung recht problematisch. Der Kindergarten hatte sich gewünscht, ich möge die Mutter zur Akzeptanz der Diagnosen und der nötigen Hilfen bewegen. Wie sollte ich mit diesen unterschiedlichen Aufträgen umgehen? Eine Besprechung dieser divergenten Aufträge mit der Mutter hätte im Sinne des Auftragskarussells (von Schlippe u. Schweitzer 2009) ausführlicher durchgeführt werden können. Ich hätte eventuell auch weitere familienanamnestische Daten erheben können, um die Diagnose zu stützen. Da die Mutter jedoch sehr stabil in der Ablehnung anderer Aufträge erschien, entschied ich mich, ihren Auftrag zunächst anzuerkennen, und vereinbarte dazu einen weiteren Termin.

Da ich Suna noch nicht kannte, war für mich die Frage nach dem guten Grund für das Symptom der Mutter, die anscheinend offensichtlichen Einschränkungen der Tochter zu leugnen, bedeutsamer als die nach dem guten Grund der töchterlichen Symptome. Natürlich ist es für Eltern schwer, mit derartigen Begrenzungen der kognitiven und sozialen Fähigkeiten ihrer Kinder umzugehen. Außerdem schien mir die Frage nach der Sauberkeit für die Mutter von hoher alltäglicher Relevanz. Solange sie sich auf diese Störung konzentrierte, konnte sie die grundlegenderen Probleme ihrer Tochter weiter leugnen. So meine anfänglichen Vermutungen.

Entgegen der Absprache erscheint Frau Arslan zum zweiten Termin ohne ihren Mann. Der habe gesagt, sie solle das allein regeln, er könne nicht mehr. Immer würden alle sagen, Suna sei »nicht normal«. Ich gebe einige kurze Informationen über Sauberkeitserziehung, unter anderem eine kleine Auflistung der notwendigen Fähigkeiten, um trocken zu werden – zum Beispiel Verstehen der Anforderung, Erspüren des Harndrangs, Wörter für Kot und Stuhlgang kennen, auf der Toilette oder dem Töpfchen sitzen können, sich selbstständig ent- und ankleiden können, Beherrschen des Schließmuskels (Herbert 1999). Frau Arslan erhält die Aufgabe anzukreuzen, welche dieser Fähigkeiten Suna bereits beherrsche. Falls einzelne Fähigkeiten noch nicht vorhanden seien, müsse dort zuerst nachgeholt werden, bevor sie die Sauberkeit lernen könne. Dieses Vorgehen leuchtet Frau Arslan ein. Sie ist davon überzeugt, dass Suna alle beschriebenen Fähigkeiten bereits beherrsche. Bevor ich nun mit der Mutter ein Training bespreche, bitte ich sie, Suna zum nächsten Termin mitzubringen. Ich würde gerne mit ihr spielen, um sie einmal kennenzulernen.

Tatsächlich entscheide ich mich für ein Sandspiel mit der Tochter im Beisein der Mutter mit Videoaufzeichnung (ein Schritt im komplexen Vorgehen der Kinderorientierten Familientherapie; Reiners 2019), weil ich mir davon mehreres verspreche: einen eigenen Eindruck von den Fähigkeiten der Tochter und hierüber auch einen »Auftrag« von der Tochter zu erhalten sowie die Mutter über die »Kraft der Bilder«

(Hawellek 1997) für neue Einsichten zu gewinnen. Man kann sich hier fragen, wie systemisch dieses Vorgehen eigentlich ist. Ich glaubte an die Diagnosen des SPZ als relativ stabile Zuschreibungen. Wenig konstruktivistisch stellte ich sie nicht nur kaum infrage, sondern hielt sie auch für allenfalls geringfügig zirkulär oder kontextuell beeinflusste Eigenschaften des Kindes. Systemisch am Vorgehen war, die fehlende Nützlichkeit der Diagnose für die Mutter anzuerkennen und daher zunächst ihr Anliegen zu bearbeiten. Jedoch muss ich einräumen, dass ich sie für die Sicht der Problematik der Fachleute gewinnen wollte, weil ich diese für hilfreicher hielt.

Exkurs Kinderorientierte Familientherapie

Die Kinderorientierte Familientherapie wurde in den 1980er-Jahren in Norwegen von Martin Soltvedt entwickelt. Den theoretischen Hintergrund bilden die psychodynamische Spieltheorie, die Verhaltenstherapie (konkretes Einüben) und die Systemische Therapie (Fokus auf Interaktion) (ausführlich siehe Reiners 2019). Als Indikation werden genannt: Probleme von Vorschul- und Schulkindern; Verhaltensauffälligkeiten, die von Eltern nicht verstanden werden; Grenzverletzungen; Schüchternheit/Ängstlichkeit; selektiver Mutismus; Hyperaktivität; Konzentrationsprobleme; Kontaktschwierigkeiten. Mit der Methode soll dem Kind im Spiel ermöglicht werden, seine Problem- und Lösungssicht zu zeigen. Eltern sollen ihr Kind durch die Videoanalyse verstehen lernen, neue (Erziehungs-)Verhaltensweisen im Spiel ausprobieren und auf den Alltag übertragen.

Als idealtypischer Ablauf wird folgendes Prozedere empfohlen:

1. Klärung von Auftrag und Vorgehen in ein bis drei Vorgesprächen mit den Eltern
2. Kind und Therapeutin spielen unter Videoaufzeichnung (ca. 15 Min) – Eltern schauen zu
3. Auswertung des Spiels (Videobetrachtung) mit den Eltern (ca. 60 Min)
   Wie gelingt Kontakt zum Kind – wie könnte es besser gehen? Parallelen zwischen Spiel und Alltag (Elternsicht)? Gegebenenfalls Vorbereitung auf das familiäre Spiel
4. Familie und Therapeutin spielen unter Video (ca. 15 Min). Die therapeutische Spielfigur unterstützt gemeinsame Handlungen der Familie aktiv.

5. Auswertung des Spiels (Video) mit den Eltern (ca. 60 Min) Emotionales Erleben im Spiel, Parallelen zum Alltag, elterliche Kooperation miteinander und mit dem Kind; Zielentwicklung für das kommende Spiel: Was möchten Eltern Neues ausprobieren?
6. Einige Wiederholungen der familiären Spielsequenz mit Nachgespräch

Spiel mit dem Kind

Zur nächsten Sitzung erscheint vereinbarungsgemäß die Mutter mit Suna. (Ich hoffe, dass nach dieser Sitzung die Einladung an den Vater erfolgreicher sein wird.) Nachdem ich den Sandkasten aus der Ecke geholt habe und mit der Hand durch den Sand fahre, frage ich Suna, ob sie einmal den Sand fühlen möge. Sie macht einen unverständlichen Laut, greift in den Sand und lässt ihn rieseln. Ich greife die Bewegung auf und lasse etwas Sand auf ihre Hand rieseln, ohne erkennbare Reaktion ihrerseits. Sie lässt weiter Sand rieseln. Ich tue es ihr gleich. Nach einer kurzen Zeit frage ich, ob sie wohl bis zum Boden des Sandkastens komme, stecke meinen Finger in den Sand und beginne zu graben – auf keine dieser Handlungen erfolgt eine sichtbare Reaktion. Suna lässt weiter Sand rieseln. Doch ist sie jetzt aufgestanden und hebt die Hand höher aus dem Sand. Dabei spricht sie in einer für mich nicht verständlichen Sprache. Ich versuche, den Sand, den sie rieseln lässt, aufzufangen. Daraufhin schüttet sie den Sand einmal direkt in meine Hände. Eine erste gemeinschaftliche Handlung ist damit nach ca. 90 Sekunden Spielzeit gelungen.

Daraufhin lässt sie jedoch wieder erneut den Sand alleine rieseln, ohne ihn in meine Hände fallen zu lassen. Ich frage sie, ob sie einmal den Sand auffangen möchte, den ich rieseln lasse. Doch auch nach erneuter Aufforderung und Zeigen reagiert sie nicht erkennbar. Über eine Minute lässt sie weiter Sand rieseln, ohne mich anzusehen. Auch als ich zeige, wie man im Sand malen kann, gelingen weder Blickkontakt noch eine andere sichtbare Reaktion. Jetzt lässt sie den Sand erneut von weiter oben rieseln. Als ich dies nachahme, hält sie einmal ihre Hand unter den rieselnden Sand.

Hiernach lässt sie den Sand lange alleine rieseln, fühlt mit der anderen Hand, wie es rieselt. Sie spielt für sich, ohne erkennbar auf mich zu reagieren, obwohl ich auch dieses Verhalten von ihr beschreibend nachahme. Sie scheint die haptische Erfahrung zu genießen.

Ich schlage vor, dass Suna ihre Hände im Sand vergräbt. Zunächst reagiert sie nicht. Ich mache es ihr vor, zeige auf sie, fordere sie auf, es mir gleichzutun, führe sanft eine Hand in den Sand. Plötzlich legt sie beide Hände auf den Sand und schaut mich erwartungsvoll an. Als ich ihre Hände mit Sand »begrabe«, genießt sie auch dies sichtlich. Ich bitte sie, auch meine Hände zu vergraben, und zeige, wie es gemeint ist. Doch sie ist wieder mit Rieseln beschäftigt und reagiert nicht erkennbar auf mich.

Nach ca. sieben Minuten Gesamtspielzeit beginnt Suna, den Sand mit dem Kopf zu erforschen. Sie reibt Sand ins Gesicht, steckt ihr Gesicht in den Sand. Sie reagiert nicht mehr auf mich, nicht einmal, als ich ihr die Haare aus dem Gesicht streiche. Schließlich wirft sie den Sand hoch – genau über dem Sandkasten, sodass wenig Sand danebenfällt. Das Spiel wird langsam wilder. Sie beugt sich über den Sandkasten und wirft sich den Sand ins Gesicht.

Als ich meine Figur (Björn mit Hund Hasso, siehe Reiners 2019) aus dem Schrank nehme und wir ihr ein Haus in den Sandkasten stellen, sagt Suna: »One, two, three, four.« Ich kommentiere lobend, wie sie zählen kann. Suna wirft weiter mit Sand. Gelegentliche Ermahnungen, den Sand nicht über den Rand zu werfen, scheint sie nicht zu verstehen.

Ich nehme eine Glasmurmel aus dem Schrank, verstecke sie im Sand und fordere Suna auf, sie zu suchen. Auch das scheint sie nicht zu verstehen. Sie wirft weiter mit Sand. Immer wieder ermahne ich sie, den Sand nicht über den Rand zu werfen. Mehrfach führe ich ihre Hände, um das »Verschütten« von Sand zu vermeiden. Dies lässt sie sich problemlos gefallen, ohne jedoch ihr Verhalten zu ändern. Schließlich nimmt sie meine Figuren und legt sie zurück in den Schrank. Sie lacht glücklich.

Nun nimmt sie den Sand, wirft ihn hoch, sodass er bis unter die Decke fliegt und in einer großen Wolke von dort herunterrieselt. Währenddessen streckt sie ihr Gesicht nach oben und fängt so den Sand mit offenen Augen wieder auf. Dieses Spiel wiederholt sie mehrfach.

Insgesamt habe ich den Eindruck, dass es im Spielverlauf – eher zufällig – gelungen ist, in Kontakt mit Suna zu treten, sie aber mit der haptischen Erfahrung zufrieden ist. Immerhin scheint ihr das Spiel gefallen zu haben. Ich glaube jedoch, dass sie mich sprachlich nicht verstanden hat. Einfaches Zeigen von Handlungsvorschlägen konnte sie mehrfach aufgreifen. Das Spiel ist keineswegs altersadäquat und der Kontakt ebenso wenig. Ich bin gespannt auf die Deutung der Mutter.

Nachgespräch mit der Mutter

Frau Arslan beginnt damit, dass sie das Spiel sehr schön gefunden habe. Ihrer Tochter habe es ja sichtlich Spaß gemacht. Die Laute, die Suna von sich gegeben habe, stammen nicht aus ihrer Muttersprache. Auch Frau Arslan ist der Meinung, dies sei eine »Eigensprache«. Umgekehrt war sich Frau Arslan jedoch zunächst sicher, dass Suna mich verstanden habe, weil sie so etwas zu Hause auch »immer« verstehe. Gleichzeitig war sie überrascht, wie wenig Suna auf mich reagiert habe. Manchmal habe sie einfach »keine Lust«. Auch zu Hause folge Suna manchmal und manchmal nicht. Meine Deutung, dass Suna mich nicht verstanden habe, bringt sie zum Weinen. Sie fasst sich jedoch schnell wieder und will den Film weitersehen. Sie freut sich bei den kurzen gelungenen Spielimitationen, wie schön Suna mit mir gespielt hat.

Als Suna auf Englisch bis vier zählt, erklärt sie stolz, dass Suna in vier Sprachen zählen kann. Sie sei also offenbar nicht minderbegabt. Allerdings zeigt sich, dass Suna keine Schritte oder Gegenstände zählen, sondern nur die Zahlen aufsagen kann – inhaltsleer, auswendig gelernt. Dass dies nicht altersadäquat sei, räumt Frau Arslan schließlich ein. Sie fragt, ob Suna denn so trocken werden könne. Als ich den Kopf schüttele, schluchzt sie, bevor ich zu sprechen anhebe. Sie murmelt, Suna sei tatsächlich behindert. Mein Kommentar, dass sie jedoch glücklich gewirkt habe, tröstet sie ein wenig.

In der folgenden Woche bringt Frau Arslan ihren Mann mit, der ebenfalls den Film sehen möchte. Auch er erkennt seine Tochter im Spiel wieder, erträgt es jedoch nicht, den Film zu Ende zu sehen. Er verspricht mit trockener Stimme, mit seiner Tochter zum Autismus-Zentrum zu gehen, damit sie dort »normal« werde.

Zweite Phase – ein halbes Jahr später

Ein neuer Anfang

Etwa ein halbes Jahr nach dem letzten Termin meldet sich Frau Arslan erneut. Die Anbindung im Autismus-Zentrum sei gelungen. Die Therapeutinnen dort seien auch sehr nett. Sie würden viel mit Suna spielen und sie bestimmt gut fördern. Suna sei noch ein Jahr von der

Schule zurückgestellt worden. Es sei inzwischen klar, dass sie auf die Förderschule mit dem Schwerpunkt geistige Behinderung gehen werde. So sei für Suna gut gesorgt. Ihr und ihrem Mann würde es jedoch fehlen, in guten Kontakt mit ihrer Tochter zu kommen. Sie würden nicht verstehen, was Suna brauche.

Im ersten Termin mit beiden Eltern zeigen sie sich sehr verändert. Es fällt ihnen nach wie vor schwer, doch akzeptieren sie inzwischen, dass sich ihre Tochter kognitiv und im sozialen Bereich stark eingeschränkt zeigt. Sie wünschen, mit ihrer Tochter so in Kontakt zu kommen, wie es mir in der gemeinsamen Spielsituation gelungen sei. Da aus meiner Sicht der Kontakt gar nicht so gelungen war und zudem die Mutter dies nicht so beschrieben hatte, bin ich etwas überrascht über dieses Anliegen. Gemeinsam schauen wir daher noch einmal kurz in den Film: Die Situationen, in denen »mein« rieselnder Sand auf Sunas Hände fiel bzw. ihre Hände begraben wurden, gefielen den Eltern besonders gut. Ab dem Moment, in dem ich die Figuren hinzugenommen hätte, sei hingegen wenig Kontakt möglich gewesen. Kinderorientierte Familientherapie (KOF) ist, wie Soltvedt (2005) sagt, keine Sandspielmethode, sondern eine Haltung, die gemeinsame Handlungen fördern soll. De Haen (2019) zeigt anschaulich, wie kontaktfördernde Therapie mit KOF aussehen kann. In diesem Sinn nehme ich den Auftrag an. Wir vereinbaren, dass zunächst Frau Arslan und in einem zweiten Spiel Herr Arslan mit Suna spielen.

Erste Spielsequenzen mit Suna und Mutter/Vater und ihre Auswertungen

Da in der Vorbereitung deutlich wurde, wie das Figurenspiel Suna überforderte, war natürlich ausgemacht, dass Björn und Hasso diesmal im Schrank bzw. in meiner Hemdtasche bleiben. Das ist für mich sehr ungewöhnlich und etwas verunsichernd.

Als Frau Arslan mit ihrer Tochter den Raum betritt, hole ich zügig den Sandkasten aus der Ecke und nehme den Deckel ab. Es ist unklar, ob Suna sich an das letzte Spiel erinnert. Zumindest setzt sie sich ihrer Mutter (mit mir an ihrer Seite) gegenüber hin und »befühlt« den Sand. Frau Arslan nimmt etwas Sand und möchte ihn Suna über die Hand rieseln lassen. Suna scheint nicht zu reagieren. Ich »befühle« den Sand, wie es Suna tut, und Suna scheint mir zuzuschauen. So ermutige ich Frau Arslan, es uns gleichzutun, und höre meinerseits auf. Tatsächlich macht Sunas Mutter ihr nun ein paar Bewegungen nach:

Sie drückt ihre flache Hand in den Sand, sie steckt die ausgestreckten Finger senkrecht in den Sand etc. Suna und ihre Mutter lachen dabei glücklich. Dieses Spiel dauert fast zwei Minuten und macht offenbar beiden Spaß. Es folgt eine Minute, in der kein erkennbares Zusammenspiel zu sehen ist. Mein Eindruck ist, dass Suna alleine mit dem Sand spielen möchte. Daher rate ich Frau Arslan, einfach abzuwarten. Etwas gelangweilt legt sie die Hände auf dem Sandkastenrand ab und spielt etwas mit dem Sand. Diese Bewegung macht Suna ihr nach! Frau Arslan versucht jetzt ihrerseits etwas »vorzuspielen«, das Suna nachahmt. Leider gelingt dies nicht weiter. Nach ca. neun Minuten Gesamtspielzeit beenden wir das Spiel.

Im Nachgespräch freuen sich beide Eltern über die gelungenen Interaktionen zu Beginn. Deutlich wird, dass Suna gut versteht und genießt, wenn ihre Mutter sie nachahmt. Das eigene Nachahmen fällt ihr – zumindest in dieser Situation – schwer. Frau Arslan meint, man müsse ganz genau aufpassen, was und wie Suna etwas »vormacht«. Es passiere schnell, dass man etwas übersieht. Auch zu Hause sei das Nachahmen in der letzten Woche ein paar Mal gelungen (sie hatte dies nach den positiven Spielerfahrungen in der Therapie bewusst ausprobiert) und von beiden genossen worden.

Zur nächsten Spielstunde erscheint Herr Arslan mit seiner Tochter. Suna wirkt schlecht gelaunt. Trotzdem möchte Herr Arslan spielen, sodass wir den Sandkasten aufbauen. Suna nimmt etwas Sand und bewirft damit ihren Vater. Dieser nimmt ihre Hände und hält diese fest. Suna guckt böse und fängt kurz darauf an zu weinen. Der Vater ist ebenfalls wütend und erklärt ihr schimpfend, dass »das« nicht gehe. Suna reißt sich los und schmollt mit Blick auf den Boden. Dies alles geschieht so schnell, dass ich eher überrascht zuschaue, als dass mir eine sinnvolle Intervention einfallen würde. Es gelingt nicht, den Kontakt noch einmal herzustellen. Nach etwa acht Minuten schalte ich die Kamera aus.

Im Nachgespräch schildern beide Eltern, dass diese »aggressiven« Verhaltensweisen ebenso wie der Rückzug nicht ungewöhnlich seien. Dies geschehe zwar häufiger mit dem Vater, komme aber auch mit der Mutter vor. Es sei dann schwierig, sie aus diesem »Zustand« wieder herauszuholen. Meist beginne dies mit einer Frustration Sunas, weil sie etwas nicht bekomme. So war es auch im Vorfeld zum letzten Termin: Suna wollte auf der Fahrt in einen anderen Bus steigen. Der Vater hatte jedoch darauf bestanden, dass sie den Bus zu unserer Beratungsstelle nehmen.

Der Vater wünscht weitere Spielsequenzen, um auch zeigen zu können, dass ihm guter Kontakt mit Suna gelingt. Außerdem möchten beide Eltern Tipps, wie sie mit Suna umgehen sollen, wenn sie so »bockig« ist. So sprechen wir über das väterliche Verhalten in der letzten Spielsequenz. Seine Konsequenz kann gelobt werden, seine eigene genervte Stimmung war natürlich nicht von Vorteil. Hauptsächlich aber beruhigt es die Eltern, dass es ungünstige Zeitpunkte für Spaß miteinander gibt, dass es »normal« ist, solche Situationen zu erleben.

Weitere Spielsituationen und Abschluss

Zur nächsten Spielsituation mit dem Vater kommt Suna mit guter Laune. Dennoch fällt es ihm recht schwer, mit Suna in erfreuenden Kontakt zu kommen. Sie einfach nur nachzumachen, macht ihm keinen Spaß, seine Vorschläge greift sie nicht auf. Er berichtet im Nachgespräch, dass sie im Urlaub auf einem großen Kettcar zusammen gefahren sind, was ihnen sehr viel Spaß gemacht habe. Sie unternehmen in der Folge einige kleinere Radtouren. Suna kann gut Rad fahren, ist aber im Straßenverkehr sehr unsicher und lässt sich zum Teil nicht gut lenken. So fahren sie kurze Strecken im Wald bei ihnen in der Nähe. In den Beratungsstunden gelingen gemeinschaftliche Handlungen mit Bauklötzen. Vater und Tochter bauen gleichzeitig kleine »Gebäude« oder »Türme«. Der Ehrgeiz des Vaters, einen möglichst hohen Turm zu bauen, wird jedoch von seiner Tochter mit Abwenden quittiert. In den Nachgesprächen wird deutlich, wie sehr er damit zu kämpfen hat, dass seine Tochter nicht »normal entwickelt« ist. Er ist zwar mit den Spielen nicht immer zufrieden, mit dem Verlauf der Beratung aber schon. Er betont, dass er seine Tochter immer besser einschätzen könne und es ihm – auch zu Hause – immer öfter gelinge, mit ihr in eine schöne Interaktion zu treten. Auch Frau Arslan bemerkt diese Veränderung bei ihrem Mann. Auch sie bedauert, dass sich bei ihrer Tochter nicht mehr ändert, scheint dies aber inzwischen viel besser akzeptieren zu können.

Es gibt in den Spielsituationen (auch bei der Mutter) kleine Sequenzen, in denen Suna wegen ihrer »schlechten Laune« nicht bereit zur Interaktion ist. Wenn dies auch nicht mehr so ausgeprägt wie in der oben beschriebenen Situation geschieht, freuen sich doch beide Eltern, dass es ihnen gelingt, ruhig zu bleiben. Erst recht freut sich die Mutter, als dies dazu führt, dass Suna sich wenig später erneut auf ein gemeinsames Spielen einlässt.

Zum Abschluss der Beratung nach insgesamt neun Spielsequenzen, davon sechs mit dem Vater, bedanken sich die Eltern, dass ich ihnen geholfen habe, besser auf ihr Kind einzugehen. Sie hätten sich gewünscht, dass Suna noch viel mehr und abwechslungsreicher mit ihnen in Kontakt treten würde, doch dies sei vermutlich nicht möglich. Sie hätten durch die Spielsituationen aber gelernt, wie ihr Verhalten die Wahrscheinlichkeit dafür erhöht. Das genüge ihnen.

3 Kritische Reflexion des Fallverlaufs

*Wie gestaltete sich der **Erstkontakt**? Worin bestand die Herausforderung, und wie wurde ihr begegnet?*

Der Erstkontakt zu Frau Arslan gelang auf menschlicher Ebene leicht. Schwierig war die fehlende Zustimmung der Mutter zu den vorhandenen Diagnosen, zumal ich an diese Diagnosen »geglaubt« habe. Da das mehrfache Andeuten meiner Zweifel jedoch keine Veränderung bewirkte, folgte ich zunächst dem Auftrag, die Sauberkeitserziehung zu unterstützen. Der Erstkontakt zu Suna gelang nicht gut. Dies konnte jedoch »genutzt« werden als Verständnis für die Schwierigkeiten der Eltern.

*Welche **Vorgehensweisen** haben den Verlauf wesentlich bestimmt?*

Ich glaube, die Übernahme des mütterlichen Auftrags war zu Beginn der Beratung notwendig. Die Wertschätzung der mütterlichen Bemühungen konnte ein Einlassen auf andere Förderungen ermöglichen. (Sicherlich kam hier jedoch auch hinzu, dass die Mutter diese Empfehlung bereits von Kita und SPZ erhalten hatte – ich war als »Dritter« eventuell nur der »Tropfen, der das Fass zum Überlaufen« brachte.)

*Was waren die **Schlüsselereignisse**/Kippsituationen für den Verlauf?*

Hier ist meine Einschätzung nach dem ersten Spiel mit Suna zu nennen, dass ich ihr »Sauberkeit« noch nicht zutraute. Dies war zwar für Frau Arslan schwer zu ertragen, gab ihr aber doch den Anstoß, andere Hilfe in Anspruch zu nehmen. Im Nachhinein stellte sich heraus, dass beiden Eltern mein »gelungener Kontakt« zu ihrer Tochter imponierte. Anders hätten sie vielleicht diesen Schritt nicht gehen können. Eine schwierige Situation war die »Bockigkeit« Sunas in der ersten Spielsequenz mit dem Vater. Glücklicherweise blieb Herr Arslan motiviert und konnte Alternativen erleben und zeigen.

Was waren für Sie die größten ***Herausforderungen*** *in diesem Therapieprozess? Was macht Sie im Rückblick* ***zufrieden****? Was sehen Sie eher* ***kritisch****?*

Ich fand es sehr schwierig, dass Frau Arslan die offensichtlichen Besonderheiten ihrer Tochter zunächst völlig ablehnte, obwohl sie sie teilweise selbst beschrieb. Ich finde, es ist mir gut gelungen, hier die Spannung auszuhalten und doch kontinuierlich bei dieser Sichtweise zu bleiben.

Was hätten Sie im Rückblick gesehen ***anders machen*** *sollen bzw. würden Sie in ähnlichen Situationen zukünftig anders machen?*

Ungewöhnlich für dieses Buch und auch für meine Arbeit ist, dass kein Auftrag des Kindes eingeholt wurde. Das ist sicherlich aufgrund der Symptomatik auch schwer möglich gewesen. Trotzdem war ich nicht zufrieden damit, ausschließlich den Aufträgen des Umfeldes und der Eltern zu folgen.
Für mich war deutlich, dass Suna die Spielsituationen genoss – und dass ihr die gelungenen Interaktionen mehr Spaß machten. Insofern gab es eine implizite Zustimmung zu den Therapiezielen. Zu einer expliziten Zustimmung war sie sprachlich und kognitiv nicht in der Lage. Im Nachhinein würde ich mir wünschen, ich hätte häufiger das Selbsterleben von Suna und ihre Wünsche für die Therapie sowie ihre (vermuteten) Bewertungen meiner therapeutischen Bemühungen mit den Eltern thematisiert.

Gab es einschränkende oder begünstigende ***formale Faktoren****?*

Sicher war es günstig, dass Frau Arslan bereits von zwei Institutionen auf die schwierigen Diagnosen vorbereitet worden war. Weiterhin war es zweifellos von Vorteil, dass vor der zweiten Phase durch die Kontakte insbesondere zum Autismus-Zentrum in der Familie eine deutlich höhere Bereitschaft entstanden war, sich mit den Einschränkungen abzufinden und unter diesen Bedingungen das Beste »herauszuholen«.

Wie haben das Kind und die Angehörigen das ***Ergebnis*** *beurteilt? Wie beurteilen Sie Verlauf und Ergebnis? Gab es* ***Rückmeldungen*** *von fremder Seite (z. B. der Schule)? Gab es noch Rückmeldungen einige Monate nach Abschluss der Therapie?*

In diesem Fall ging es nicht um eine Verminderung der Symptome, auch wenn dies ursprünglich von der Mutter gewünscht wurde. Es ging vielmehr um eine Akzeptanz der Unveränderlichkeit dieser

Symptome – diese wurde weitgehend durch Umstände erreicht, die nicht in meiner Hand lagen. In der zweiten Phase ging es um mehr Verständnis und eine gelungenere Interaktion zwischen Eltern und Kind. Dies ist laut Aussagen beider Eltern und nach meiner eigenen Einschätzung gut gelungen. Eine Rückmeldung von außen oder nach Abschluss der Therapie gab es nicht.

Literatur

de Haen, J. (2019): Autismus. In: B. Reiners (Hrsg.): Kinderorientierte Familientherapie. Göttingen (Vandenhoeck & Ruprecht), S. 243–255.

Hawellek, C. (1997): Von der Kraft der Bilder. *Systhema* 2 (1): 125–135.

Herbert, M. (1999): Sauberkeitserziehung. Göttingen (Hans Huber).

Reiners, B. (2019): Kinderorientierte Familientherapie. Göttingen (Vandenhoeck & Ruprecht).

Schlippe, A. von u. J. Schweitzer (2009): Systemische Interventionen. Göttingen (Vandenhoeck & Ruprecht).

Soltvedt, M. (2005): Barnorienterad Familjeterapi. Falun/Schweden (Mareld).

Der Kokon

Barbara Bräutigam

Trennungsangst im Kontext von Flucht, Gewalt und ambivalenter Resonanz

Indexpatientin: Sarah (7 Jahre)

Familie: in einem Haushalt leben Frau B., zwei Schwestern von Sarah (15 und 19 Jahre), Sarah, ein jüngerer Bruder der Mutter und eine Cousine; in eigenen Haushalten Vater, ältester Bruder und älteste Schwester

Diagnose: Trennungsangst, Schulabsentismus

Therapiekontext: psychosoziale Beratungsstelle für geflüchtete Menschen unterschiedlicher Herkunft

Therapietermine: 9

Therapiedauer: 8 Monate

1 Gedanken zur Auswahl des Falles

Ich habe mich dafür entschieden, die 7-jährige Sarah und ihre Familie vorzustellen, weil dieser sich über 8 Monate hinziehende Fall meines Erachtens sehr gut illustriert, wie dicht therapeutischer Erfolg und Misserfolg beieinanderliegen, wie störanfällig und gleichzeitig stabil sich Familiensysteme erweisen und wie intensiv man sich als (systemische) Therapeutin mit dem erlebten Auf und Ab zwischen Handlungsfähigkeit und Hilflosigkeit auseinandersetzen muss. Charakteristisch für diesen Fall ist, dass mein Nicht-Wissen über Sarah, ihre Familiengeschichte und ihren soziokulturellen Hintergrund deutlich größer war und ist als mein Wissen. Vermutlich ist dieses Phänomen in der therapeutischen Praxis gar nicht so selten, aber mir ist dies noch nie so stark aufgefallen wie bei der hier vorliegenden Kasuistik. Möglicherweise taucht es bei Familien mit Fluchthintergrund sehr häufig auf. Eine systemische Sichtweise ist ja beim Umgang mit Nicht-Wissen recht hilfreich, weil es Therapeutinnen darin unterstützt, ein wachsames Interesse zu zeigen, neugierig zu fragen, starr erscheinende Vorannahmen mit freundlichem Erstaunen zur Kenntnis zu nehmen und so erste Anregungen für eine diesbezügliche Aufweichung zu geben. Zudem hilft es der Therapeutin, ihre Bedeutung und ihre Expertise nicht zu überschätzen, sondern sich immer wieder deutlich zu machen, selbst für eine Zeit lang Teil dieses Systems zu sein, und zu akzeptieren, dass die Klienten die Experten für ihr Leben sind.

Als ich den Fall für dieses Buch auswählte und die Rohfassung beim Herausgeber ablieferte, war die Therapie weder abgeschlossen, noch hatte sich die Problematik in positiver Weise gelöst. Sie befand sich hingegen unter anderem aufgrund der weiter unten beschriebenen ambivalenten Haltung des Hilfesystems in einem Schwebezustand, was aber wiederum auch die Situation von vielen geflüchteten Familien in Deutschland abbildet. Durch den therapeutisch wirksamen Kommentar des Herausgebers, dass das ja ein interessanter Fall sei, aber die Unabgeschlossenheit die Leser und Leserinnen doch etwas unbefriedigt zurücklasse, fühlte ich mich ermutigt, sehr aktiv die Familie zu zwei weiteren Gesprächen einzuladen. Das hatte zur Folge, dass mein Kollege und ich miterleben durften, dass die Symptomatik von Sarah sich dann doch auf wundersame und unerwartete Weise stark besserte und der Fall nun zunächst auch abgeschlossen ist.

2 Fallverlauf

An der Hochschule Neubrandenburg gibt es im Rahmen eines 5-jährigen Forschungsprojektes eine psychosoziale Beratungsstelle für geflüchtete Menschen unterschiedlicher Herkunft. Die Beratungsarbeit wird hauptsächlich von meinem iranischen Kollegen durchgeführt; insbesondere bei Mehrpersonensettings komme ich ab und an dazu. Sarah wurde auf Betreiben ihrer Schulsozialarbeiterin bei uns vorgestellt, da sie seit Längerem den Schulbesuch verweigerte. Sie besuchte die erste Klasse einer regionalen Grundschule und war anfangs stets von ihrer Mutter dorthin und auch während des Unterrichts begleitet worden. Nach einiger Zeit aber lehnte die Schule dieses Setting ab und verlangte, dass Sarah allein am Unterricht teilzunehmen habe. Sarah reagierte auf diese veränderte Schulsituation mit lang anhaltendem Schreien und Weglaufen. Einige Tage ließ sie sich von ihrer älteren Schwester, die ebenfalls diese Schule besuchte, beruhigen, bald gelang aber auch dies nicht mehr.

Am ersten Gespräch nahmen Sarah, ihre Mutter Frau B., ihr Onkel, die Schulsozialarbeiterin, eine Übersetzerin, mein Kollege und ich teil. Die Schulsozialarbeiterin formulierte das klare Anliegen, dass man Sarah darin unterstützen solle, wieder die Schule zu besuchen. Schließlich bestehe in Deutschland Schulpflicht, und es drohe im Fall einer längeren Schulabstinenz in der letzten Konsequenz eine Trennung von Mutter und Kind. Sarahs Mutter äußerte, dass Sarah sich inzwischen situationsübergreifend nicht mehr von ihr trennen wolle. Es belaste sie sehr, dass sie sich mittlerweile praktisch keinen Meter entfernen könne, ohne dass Sarah hinter ihr herlaufe und sich an ihr festklammere. Sarah saß während des ganzen Gespräches überwiegend dicht an ihre Mutter gepresst da und äußerte sich nicht. Dabei entstand bei mir erstmals das Bild eines Kokons, den ich mit Schutz, aber auch Unfreiheit assoziierte. Einmal stand Sarah auf und malte Zahlen an die im Raum vorhandene Tafel. Nach ca. 20 Minuten wurde sie sichtlich unruhig, zerrte an der Hand ihrer Mutter und sagte mehrere Male auf Arabisch, dass sie gehen wolle. Wir einigten uns zunächst auf ein Folgegespräch, um die aktuelle Lebenssituation der Familie und einige Daten aus der Familiengeschichte besser zu verstehen, und baten die Schulsozialarbeiterin, Sarah über ihre Schwester Schulmaterialien zukommen zu lassen, an denen sie zu Hause arbeiten könne, um so den schulischen Anschluss nicht völlig zu verlieren.

In den nächsten beiden Gesprächen, die mit der Familie, aber ohne die Schulsozialarbeiterin stattfanden, konnten wir folgende Informationen sammeln: Sarah ist in einer mittelgroßen Stadt in Syrien geboren. Sie floh mit ihren Eltern und ihren Geschwistern 2016 nach Deutschland. In Deutschland trennten sich die Eltern. Sarahs Vater lebt in einer deutschen Großstadt, in der auch Sarahs älteste Schwester in einem eigenen Haushalt wohnt. Sarah ist das jüngste von 5 Kindern. Auch der älteste Bruder lebt nicht mehr zu Hause und pflegt keinen Kontakt mehr zu Sarahs Mutter, da er ihr nach Angaben der Mutter die Trennung vom Vater übelnehme. Sarah selbst hat sporadischen Kontakt zu ihrem Vater. Sarah lebt zusammen mit ihrer Mutter, zwei Schwestern, einem jüngeren Bruder der Mutter und einer Cousine in einer Wohnung. Sarahs Onkel und die älteren Schwestern sprechen gebrochen Deutsch, Frau B. hingegen nur Arabisch. Die Familie hat eine befristete Aufenthaltserlaubnis von 3 Jahren. Frau B. ist verpflichtet, einen Integrationskurs zu besuchen. Sie kann dieser Verpflichtung aber nicht nachkommen, da Sarah sich nicht von ihr trennen wolle und sie den Ablauf des Integrationskurses stören würde, wenn die Mutter sie dorthin mitnähme. Frau B. berichtete, dass sie im ersten Jahr nach der Flucht sehr mit sich selbst beschäftigt gewesen sei. Es sei ihr sehr schwergefallen, sich ihren Kindern zu widmen. Sie vermute, dass darin auch der Grund liege, warum Sarah sie jetzt nicht mehr alleinlassen wolle.

Meine erste Hypothese bestand darin, dass Sarah eine klassische Trennungsangst des Kindesalters aufweist und dass sie – so weit ging ich ganz konform mit der Idee von Frau B. – verpassten Kontakt und Nähe mit ihr nachholen wolle. Zum anderen entwickelte ich aber auch die Idee, dass Sarah mit ihrer Symptomatik ihre Mutter von der Außenwelt abschirmt und auf diese Weise eine mögliche Integration erschwert. Das hat zur Folge, dass ihre Familie sich nicht zu sehr in und an die deutsche Umgebung gewöhnt und so die Verbindung zu ihrer Heimat stärker erhalten bleibt. Eine weitere Hypothese bestand in der Annahme, dass Sarah mit ihrer Symptomatik eine Sorge um die Mutter ausdrückt, gleichzeitig aber auch stellvertretend für Bruder und Vater eine Entfaltung der Mutter aggressiv behindert. Diese letzte Hypothese basierte auf meiner im Folgenden beschriebenen Gegenübertragung und ließ sich auch erst verbal formulieren, nachdem wir drei Stunden mit der Mutter im Einzelsetting gearbeitet hatten.

In den folgenden Sitzungen, an denen außer mir und meinem Kollegen in der Regel Sarah, ihre Mutter, eine Übersetzerin und ihr Onkel teilnahmen, gestaltete es sich immer schwieriger, ein Therapiegespräch zu führen. Sarah verweigerte jeden Kontakt mit uns, wollte weder spielen noch reden und wurde zunehmend unruhig bis verbal aggressiv, wenn wir uns mit ihrer Mutter unterhielten. Frau B. reagierte auf die taktilen und verbalen Unterbrechungen ihrer Tochter teils ignorierend, teils zärtlich beruhigend, teils halbherzig abwehrend. In der Gegenübertragung spürte ich eine zunehmende Aggression gegen Sarah und großes Mitgefühl mit der Mutter. Ich bat die Mutter, Sarah deutlich zu signalisieren, dass sie ihre Sätze zu Ende sprechen wolle, was die Mutter auch in die Tat umsetzte, indem sie Sarah laut ansprach. Sarah reagierte darauf zunächst mit einer kurzen Verblüffung, dann aber mit einer Steigerung ihrer verbalen Attacken, die ich – da auf Arabisch – nicht verstand, was mich noch aggressiver machte. In einer Sitzung brüllte Sarah ununterbrochen eine halbe Stunde, sodass ein anderer Kollege, der zwei Stockwerke unter uns arbeitete, unseren Raum betrat und verstört fragte, ob alles in Ordnung sei. Aufgrund meiner eigenen und von mir selber auch als übertrieben empfundenen Aggression entstand die oben beschriebene Hypothese, dass Sarahs trennungsängstliches Verhalten auch eine äußerst machtvolle und quasi freiheitsberaubende Komponente enthält. Im Nachhinein betrachtet hätte ich sicherlich mithilfe einer anderen Hypothese, nämlich dass Sarah mit ihrem Verhalten die Elternfunktion von ihrer Mutter einfordert, emotional anders reagiert.

Nach dieser Sitzung, die mich komplett hilflos, überfordert und mit Kopfschmerzen zurückließ, bat ich Frau B., zur nächsten Sitzung allein zu kommen – wohlwissend, dass sie dieses Anliegen vermutlich nicht realisieren könne, da Sarah sie nirgendwo allein hingehen ließ. Zu meiner großen Überraschung erschien Frau B. zur nächsten Sitzung nur in Begleitung ihres Bruders. Sarah sei zu Hause bei ihren Geschwistern, sie schreie zwar auch dort nach ihrer Mutter, aber das sei jetzt eben so.

In drei aufeinanderfolgenden Sitzungen arbeitete ich mit Frau B. nach der Methode der narrativen Expositionstherapie (Neuner, Schauer u. Elbert 2013), in der ich sie mithilfe eines Seils ihre Lebenslinie legen ließ und sie nach belastenden und sie stärkenden Lebensereignissen – die symbolhaft mit Blumen und Steinen an das Seil gelegt werden – in ihrer Biografie befragte. In diesem Rahmen erzählte mir Frau B. zum einen vom Abbruch ihres Studiums in Syrien, da sie sich um ihre Familie habe kümmern müssen, nachdem ihr Vater gestorben sei. Zum anderen berichtete sie von der Gewalttätigkeit ihres Ehemanns ihr gegenüber. Dieser habe sie beispielsweise an den Haaren über den Boden geschleift, wenn sie sich ihm widersetzt habe. Als stärkende Erlebnisse schilderte sie, dass sie es in Deutschland endlich geschafft habe, sich von ihrem Mann zu trennen, und dass sie hier erfahren habe, dass es tatsächlich Menschen gebe, die sich für sie und ihre Probleme interessieren. Wir arbeiteten ein für sie positiv besetztes Symbol heraus – eine Rose –, mit dem sie sich gut identifizieren konnte. Eine Rose sei stolz, stark und wehrhaft, gleichzeitig sei sie aber auch verletzlich und müsse sich gut schützen. Im Rahmen der dritten Sitzung berichtet Frau B. quasi nebenbei, dass Sarah inzwischen zwei bis drei Stunden ohne sie und nur mit ihren Geschwistern zu Hause bleiben könne und dieses auch nicht mehr als so schlimm erlebe.

Wir baten Frau B., Sarah zur nächsten Sitzung wieder mit einzuladen, um in Erfahrung zu bringen, ob sich für sie etwas an ihrer Situation geändert habe. Die darauffolgende Begegnung mit Sarah war insofern interessant, als Sarah zunächst merklich nicht begeistert war, mich zu sehen, und ich auch bei mir eine gewisse Anspannung registrierte. Insgesamt wirkte Sarah zwar etwas entspannter, an ihrer Weigerung, die Schule zu besuchen, hatte sich bis zu diesem Zeitpunkt aber nichts geändert. In der Sitzung selbst bauten Sarah und ihre Mutter mit Spielfiguren ein Bild, das Sarah als »Haus« bezeichnete. Sie verhielt sich sowohl in der Interaktion zu ihrer Mutter als auch zu mir und meinem Kollegen deutlich zugewandter und weicher im Kontakt und wirkte insgesamt kindlicher und entspannter. Anhand des Bildes schien einerseits ein großes Bedürfnis nach Nähe zur Mutter deutlich zu werden. Andererseits ließ das Bild auch die Interpretation zu, dass Sarah ihren Vater bzw. ebenso ihren Bruder vermisst.

Parallel zu diesen Sitzungen gab es einen relativ kontinuierlichen Kontakt zur Schulsozialarbeiterin, dem Schulpsychologen und dem Jugendamt. Die Idee der Schulsozialarbeiterin bestand in einer Installierung einer sozialpädagogischen Familienhilfe, die daran scheiterte, dass die Zahl der arabisch sprechenden Familienhelfer in Neubrandenburg recht überschaubar ist, d. h. diese im Grunde nicht existieren. Ebenso wurde Sarah kinder- und jugendpsychiatrisch vorgestellt; eine stationäre Unterbringung wurde allerdings aus Gründen der Sprachbarriere nicht in Erwägung gezogen. Darüber hinaus gab es seitens des Schulamtes Überlegungen, Sarah zu einem Arabisch sprechenden – allerdings 200 km entfernt ansässigen – Kindertherapeuten zu schicken und sie zudem zum nächsten Schuljahr in eine Deutsch-Förderklasse einzuschulen, womit die Mutter allerdings zunächst nicht einverstanden war.

Nach einer längeren Pause, die durch unsere aktive Kontaktaufnahme zu der Familie beendet wurde, besprachen wir in der vorletzten Stunde mit der Familie nochmals sehr offen die unterschiedlichen Bedingungen des Schulbesuchs in Deutschland und Syrien. Auch wenn in beiden Ländern eine Schulpflicht existiert, ist in Syrien ein Fernbleiben vom Unterricht nicht so stark sanktioniert wie in Deutschland. Wir verabredeten, dass künftig Sarahs Onkel sie täglich zur Schule bringen solle und die Familie somit auch der deutschen Lehrerin signalisiere, dass sie die hiesige Schulpflicht sehr ernst nähme. Mit Sarah kommunizierten wir, dass sie zukünftig ihren Schulbesuch als »ihren Job« und als »Unterstützung der Familie« betrachten solle – es müsse ihr keinen Spaß machen, dort hinzugehen. Vier Wochen später fand das bislang letzte Treffen mit der Familie statt. Der Familie war es tatsächlich gelungen, einen täglichen Schulbesuch von Sarah zu realisieren. Der Aufbruch morgens klappe mal mehr und mal weniger gut, und Sarah bleibe – wenn auch nicht immer den ganzen Tag – in der Schule. Sarah selbst kommunizierte erstmals bei diesem Treffen von sich aus mit meinem Kollegen und mir. Sie sagte, dass ihr die Schule wirklich oft keinen Spaß mache und sie noch wenig verstehe. Mein Kollege und ich zeigten uns tief beeindruckt von der familiären und Sarahs Leistung und drückten das auch deutlich aus.

3 Kritische Reflexion des Fallverlaufs

*Wie gestaltete sich der **Erstkontakt**? Worin bestand die Herausforderung, und wie haben Sie der zu begegnen versucht?*

Der Erstkontakt zu Sarah und ihrer Familie war sehr von der Reflexion des soziokulturellen Kontextes geprägt, in dem diese Beratung stattfand, und konkret davon, dass ich mich unter anderem als Repräsentantin einer primär nicht verständlichen und partiell repressiven – weil Schulbesuch mit gegebenenfalls drastischen Mitteln erzwingenden – deutschen Kultur erlebte. Dabei gehören die Wahrnehmung und insbesondere das innere Tarieren von Spannungen bei divergierenden Wertvorstellungen zu den zentralen Bausteinen einer transkulturell geprägten psychotherapeutischen Haltung (Rober a. de Haene 2014). Auch die Anwesenheit von Sarahs Onkels, der dem Gespräch trotz mancher Versuche, ihn einzubeziehen, fast ausschließlich schweigend beiwohnte, changierte im ersten Eindruck zwischen Schutz und Bedrohung für die weiblichen Mitglieder der Familie und stellte eine für mich deutliche Irritation dar. Ein wenig fühlte ich mich an den laufenden Fernseher bei manchen aufsuchenden familientherapeutischen Sitzungen erinnert, der mich störte, aber »irgendwie« hinzunehmen war. Insgesamt wurde bei der Erfragung möglicher Postmigrationsstressoren – also Trauer, Heimweh, Verlust von sozialen Bezügen, unsichere Zukunftsperspektive – insbesondere der aktuelle belastende Alltag deutlich, der von dem Gefühl mangelnder Einflussmöglichkeiten und Ohnmachtserfahrungen geprägt war, so zum Beispiel bei dem Druck, einen Integrationskurs zu besuchen und den Schulbesuch der Tochter zu realisieren (Liedl 2017).

*Welche **Überlegungen** haben Sie bei der Gestaltung des weiteren Verlaufs geleitet?*

Es gab zwei zentrale Überlegungen, die mich während des gesamten Falls stark beschäftigt haben. Dazu zählten zum einen die Frage des Settings und zum anderen der Umgang mit den vorliegenden

Sprachbarrieren. Im vorliegenden Fall beschäftigte mich die konkrete Ausgestaltung der therapeutischen Arbeit im Mehrpersonensetting, angereichert durch die hier vorliegende Mehrsprachigkeit. Jochen Schweitzer (2019) bezeichnet in einem Interview die Arbeit im Mehrpersonensetting und die reale Mehrpersonenorientierung als eines der wesentlichsten und konstituierenden Merkmale der Systemischen Therapie. Dabei ginge es vor allem darum, das Verhalten von Menschen in der real beobachteten Interaktion mit anderen Menschen zu verstehen. Die Psychotherapieforschung, die sich mit Veränderungsprozessen während des Therapieverlaufs beschäftigt, bezieht sich in der Regel auf die Mikroprozesse, die zwischen Therapeut und Klient verlaufen (Odhammar et al. 2011), und hat sich der Arbeit im Mehrpersonensetting bislang weniger gewidmet. Rein intuitiv ist den meisten im Therapiebusiness arbeitenden Menschen einsichtig, dass Mehrpersonensettings anstrengender sind als die therapeutischen Dyaden, und auch ich habe im beschriebenen Fall immer wieder die Tendenz in mir gespürt, die Settings zu verkleinern, und dies in erster Linie, um sie für mich handhabbarer und erträglicher zu gestalten. Hinzugefügt werden muss allerdings in diesem Fall auch, dass die Arbeit im Einzelsetting mit der Mutter wesentlich dazu beigetragen hat, diese zu stärken.

Bei der Arbeit mit geflüchteten Menschen bestehen wir konsequent auf der Einbeziehung von Sprachmittlern und können so in fast allen Fällen vermeiden, dass Familienmitglieder übersetzen. Dennoch müssen wir in der Regel auf mehr oder weniger ungeschulte Sprachmittler zurückgreifen und können uns nur selten auf wörtliche und detailgenaue Übersetzungen verlassen, was den therapeutischen Zugang erheblich beeinträchtigt.

> »Der Einsatz von ungeschulten Sprachmittler/-innen kann die Behandlungsqualität negativ beeinträchtigen. Durch das eigene Filtern, Verzerren oder Harmonisieren der sprachmittelnden Person, aber auch aus Befangenheit oder Betroffenheit, entstehen unabsichtliche Falschübersetzungen. Zugleich besteht die Gefahr der absichtlichen Falschübersetzung aufgrund von ideologischen, gesellschaftlichen oder inneren Überzeugungen« (Mucker, Bautz u. Hadzic 2018, S. 28).

Im vorliegenden Falle konnte die Übersetzerin nach meinem Eindruck bestenfalls die Erzählungen der Mutter relativ wörtlich übersetzen. Insbesondere die Dialoge zwischen Mutter und Tochter blieben größtenteils unübersetzt – ich kann nur darüber spekulieren, ob dies aus mangelndem sprachlichem Verständnis oder auch aus der schwer korrigierbaren Idee, dass die kindlichen Äußerungen nicht so wichtig seien, resultierte.

*Welche **Vorgehensweisen** Ihrerseits haben den Verlauf wesentlich bestimmt?*

Auf der Basis der hier beschriebenen Herausforderungen haben sich mein Kollege und ich vor allem um eine freundliche, annehmende und stark ressourcenorientierte Haltung gegenüber der Familie bemüht. Das ist uns nach unserer Einschätzung gegenüber Frau B. auch gut gelungen, während uns im Hinblick auf Sarah eine ressourcenorientierte Hypothese für ihr Verhalten gefehlt hat, sodass sie uns wohl insbesondere in den ersten Stunden überwiegend als feindlich, störend und übergriffig erlebt hat. Schweitzer und Kollegen (2019) beschreiben sehr anschaulich, dass die sehr sprachfokussierten systemischen Methoden wie zirkuläres oder hypothesengenerierendes Fragen oder auch die Erstellung von Worst-Case-Szenarien in der Arbeit mit geflüchsteten Menschen aufgrund der Sprachbarrieren und semiprofessionellen Übersetzungen nur sehr eingeschränkt funktionieren. Vielversprechend sei hingegen der Einsatz ressourcenaktivierender Techniken:

> »Am häufigsten wurde versucht, die Ressourcen der Familienmitglieder zu aktivieren, ihre Bewältigungsversuche zu würdigen, zu loben und ihnen zu gratulieren, dass sie trotz leidvoller Fluchterfahrungen gut zusammenhalten und sich gegenseitig stützen. Eine typische Frage dabei ist, was ihnen geholfen habe, durchzuhalten und die Flucht bis nach Deutschland zu überstehen« (ebd., S. 150 f.).

Insbesondere Frau B. schien aufzublühen, als sie davon berichtete, wie sehr es sie motiviere und aufrichte, dass sie hier in Deutschland Unterstützung und Interesse erfahre. Dabei muss hinzugefügt werden, dass natürlich auch bei dieser Äußerung entscheidend ist, wer sie wann zu wem sagt. So hatte ich den Eindruck, dass Frau B. uns mit dieser Bemerkung mitteilen wollte, dass sie uns dankbar sei. Möglicherweise bestand bei ihr auch die Furcht, als nicht dankbar zu gelten und somit den Repressalien der deutschen Gesellschaft gegenüber geflüchteten Menschen noch mehr ausgesetzt zu sein.

*Was waren die **Schlüsselereignisse**/Kippsituationen für den Verlauf?*

Zu den Schlüsselsituationen zählt sicherlich die »Brüllstunde«, in der Sarah auf eindrucksvolle und mich verstörende Weise deutlich gemacht hat, dass gegen ihren Willen kein Gespräch im Familiensetting stattfinden wird. In meiner doch recht langjährigen Erfahrung im kinder- und jugendpsychiatrischen Kontext auch mit trennungsängstlichen Kindern hatte ich das so noch nicht erlebt. Ein weiterer Eckpunkt war dann aber auch das mich sehr überwältigende Commitment von Frau B., die die Chance zur »Einzelarbeit« (unter Aufsicht des Bruders) mit großer Klarheit ergriff und für sich nutzte, um über die erlittene Gewalt durch den Ehemann zu sprechen und ein für sie stärkendes Symbol – die Rose – zu internalisieren. Eine dritte Kippsituation stellte die mich dann doch sehr überraschende und mich auch berührende plötzliche Bereitschaft Sarahs dar, den Schulbesuch als ihren Job zu betrachten und diesen bei allen sehr nachvollziehbaren Schwierigkeiten für sich anzunehmen.

*Was waren für Sie die größten **Herausforderungen** in diesem Therapieprozess?*

Diese bestanden wie oben beschrieben in dem Zweifel an der jeweils richtigen Settingwahl. Bei der Wahl des Einzelsettings mit Frau B. unterstellte ich mir, dieses vor allem deshalb zu wählen, um nicht den Aggressionen von Sarah ausgesetzt zu sein. Offensichtlich fürchtete ich in der Identifikation mit der Mutter auch Sarahs vermeintliche Rache. Im Nachhinein denke ich, dass ich mich mit dieser Settingwahl sehr deutlich über das mächtige kindliche Trennungsverbot hinweggesetzt habe, in dieser Hinsicht für die Mutter somit ein Modell zur Trennungserlaubnis wurde und sie in diesem Setting auch ein verändertes Verhalten ausprobieren konnte.

*Was macht Sie im Rückblick **zufrieden**? Was sehen Sie eher **kritisch**?*

Zufrieden macht mich, dass es uns gelungen ist, der Familie zu vermitteln, dass wir an ihnen und ihrem Wohlergehen interessiert sind, und es letztlich gelungen ist, Frau B. und Sarah in ihrer Handlungsfähigkeit zu stärken und den Kokon aufzuweichen. Als kritisch sehe ich unsere über weite Strecken offensichtlich weder ausreichenden noch zufriedenstellenden Kooperationsversuche mit den verschiedenen relevanten Akteuren des Jugendhilfesystems an, womit wir der Familie eine sehr ambivalente Resonanz vermittelt haben: Es muss etwas getan werden, aber wir sind tendenziell nicht die Richtigen, was das ohnehin bei vielen geflüchteten Familien vorhandene Exklusionsgefühl noch verstärkt.

Schulabsentismus ist generell ein Phänomen, das die enge Zusammenarbeit zwischen Schule, Jugendamt und Therapeutin erfordert, da die betroffenen Familien oft eine sehr ambivalente Haltung gegenüber dem Schulbesuch an den Tag legen und insofern Hilfe- und Therapiemaßnahmen in einem Zwangskontext stattfinden. Im Fall von Sarah wurde deutlich, dass zum jeweils geeigneten Zeitpunkt auf unterschiedlichen Beziehungs- und Einflussebenen hätte gearbeitet werden müssen. Die Installation einer sozialpädagogischen Familienhilfe als niedrigschwellige Unterstützung sowie eine stationäre kinder- und jugendpsychiatrische Behandlung im Falle einer weiter andauernden Verweigerung des Schulbesuchs schienen aber praktisch nicht realisierbar. In den zahlreichen Telefonaten gab es große Bemühungen, das »Problem« bzw. die Familie regional – nach Berlin – oder institutionell mithilfe eines Schulwechsels auszulagern. Erst zuletzt gelang es – auf mir in dem Ausmaß nicht ganz erklärliche Weise –, die Familie, vor allem die Mutter, sehr direkt in ihren Selbstwirksamkeitsmöglichkeiten anzusprechen und so eine Veränderung zu erreichen. Zum jetzigen Zeitpunkt muss offenbleiben, wie nachhaltig diese ist. Wir boten der Familie an, sich jederzeit wieder bei uns zu melden.

Was hätten Sie im Rückblick gesehen ***anders machen*** *sollen bzw. würden Sie in ähnlichen Situationen zukünftig anders machen?*

Rückblickend würde ich sagen, dass es sinnvoll gewesen wäre, genau dieses Überforderungs- und Hilflosigkeitsgefühl stärker in den Kooperationsgesprächen mit den beteiligten Akteuren zu thematisieren und mich weniger stark von der Suche nach externen Lösungen verführen zu lassen.

Haben Sie ***Supervision*** *eingeholt und in welcher Weise hat die Ihnen ggf. geholfen?*

Da ich selber in diesem Projekt halb beraterisch-therapeutisch, halb supervisorisch tätig bin, habe ich keine weitere Supervision eingeholt. Hilfreich war allerdings die schriftliche Supervision bei der Revision dieses Beitrages durch den Herausgeber – der Hinweis, dass ich nochmals proaktiv auf die Familie zugehen solle, hat den Verlauf meines Erachtens in positiver Weise beeinflusst.

Wie haben das Kind und wie die Angehörigen das ***Ergebnis*** *beurteilt? Wie beurteilen Sie Verlauf und Ergebnis? Gab es* ***Rückmeldungen*** *von fremder Seite (z. B. der Schule)? Gab es noch Rückmeldungen einige Monate nach Abschluss der Therapie?*

Frau B. zeigte sich beim letzten Termin außerordentlich zufrieden und gelöst, und Sarah kommunizierte auf eine sehr altersadäquate Weise Stolz, aber auch Überforderung angesichts des sich zunehmend realisierenden Schulbesuchs. In Bezug auf den Verlauf und das Ergebnis schätze ich es als wichtig ein, dass es uns geglückt ist, Frau B. und letztlich auch Sarah zu vermitteln, dass wir die Funktion des Kokons, den Sarah um sich und ihre Mutter zunächst sehr eng und dann zunehmend lockerer gewoben hatte, zwar nicht wirklich verstanden, aber ihm doch eine gewisse Funktionalität unterstellten. Diese interpretierten wir als Sarahs Intention, durch ihre Trennungsangst viel von einem vermutlich für längere Zeit entbehrten Kontakt zu ihrer Mutter herzustellen. Frau B.'s klarer Wunsch, diesen Kokon zumindest ein Stückchen zu verlassen, um Hilfe anzunehmen und in einem therapeutischen Rahmen einen Teil ihrer Geschichte zu erzählen, ermöglichte nach meiner Einschätzung Sarah, sich ein wenig aus dem Zirkel von großer Angst und großem Kontrollbedürfnis zu lösen und eventuell auch eigene Autonomiebedürfnisse zu spüren, was sicher auch einen Teil dazu beitrug, den Schulbesuch realisieren zu können. Unter der nachträglich erstellten Hypothese, dass Sarahs Verhalten dazu diente, die Mutter zur Übernahme ihrer – auch Sarah begrenzenden – Elternrolle zu drängen, könnte man sagen, dass dieses Ziel zu einem guten Teil erreicht wurde, sodass Sarah sich nun ihren eigenen Entwicklungsaufgaben widmen nun kann.

Literatur

Liedl, A. (2017): Psychotherapeutische Versorgung von geflüchteten Menschen. Göttingen (Vandenhoeck & Ruprecht).

Mucker, J., W. Bautz u. E. Hadzic (2018): Rahmenbedingungen für Psychotherapie und Beratung unter Einsatz von Sprachmittlern und Sprachmittlerinnen. In: S. Schriefers u. E. Hadzic (Hrsg.): Sprachmittlung in Psychotherapie und Beratung mit geflüchteten Menschen. Göttingen (Vandenhoeck & Ruprecht), S. 25–39.

Neuner, F., M. Schauer u. T. Elbert (2013): Narrative Exposition. In: A. Maercker (Hrsg.): Posttraumatische Belastungsstörungen. Berlin/Heidelberg (Springer), S. 328–348.
Odhammar, F., E. C. Sundin, M. Jonson a. G. Carlberg (2011): Children in psychodynamic psychotherapy: changes in global functioning. *Journal of Child Psychotherapy* 37 (3): 261–279. DOI: 10.1080/0075417X.2011.614744.
Rober, P. a. L. de Haene (2014): Intercultural therapy and the limitations of a cultural competency framework. In: *Journal of Family Therapy* 36 (Suppl. 1): 3–20.
Schweitzer, J., C. Schliessler, R.M. Kohl, C. Nikendei u. B. Ditzen (2019): Systemische Notfallberatung mit geflüchteten Menschen in einer Erstregistrierungsstelle. In: *Familiendynamik* 44: 144–154.
Schweitzer, J. (2019): »Und ich persönlich halte die Mehrpersonenorientierung für wichtiger als die Erkenntnistheorie.« Jochen Schweitzer im Gespräch mit Barbara Bräutigam. In: *kontext* 50 (2): 193–208.

»Nein, meine Suppe ess' ich nicht!«

Livia Voneschen

Bindungsstörung mit Enthemmung

Indexpatientin: Gabriela (7 Jahre)

Familie: Vater, Stiefmutter, ein älterer leiblicher Bruder sowie drei Stiefgeschwister; die leibliche Mutter ist verstorben

Diagnose: Bindungsstörung mit Enthemmung

Therapiekontext: Aufsuchende Familientherapie

Therapietermine: 2–3/Woche

Therapiedauer: 9 Monate

1 Gedanken zur Auswahl des Falles

Ich berichte über ein 7-jähriges Mädchen, bei dem eine Bindungsstörung mit Enthemmung diagnostiziert wurde. Die Familie wurde im aufsuchenden Setting mit hoher Intensität (2–3 Termine pro Woche) behandelt. Das aufsuchende Setting ist ein Spezialfall der Systemischen Therapie, das eine »lebensnahe« Behandlung ermöglicht. Als Therapeutin taucht man in die Welt der Familie ein, in Haus, Heim und Wohnzimmer, und das bietet bereichernde therapeutische Möglichkeiten. Gleichzeitig zeigt sich im vorliegenden Fall, wie essenziell der enge Einbezug der Eltern und des Familiensystems für den therapeutischen Fortschritt ist.

Gabriela hat sich bereits mehr als die Hälfte ihres bisherigen Lebens in Therapie befunden. Sie hat einen stationären psychiatrischen Aufenthalt hinter sich, einen Aufenthalt im Kinderheim und ambulante psychotherapeutische Begleitung – alles nicht gerade mit durchschlagendem Erfolg. Was diesen Fall so besonders und auch spannend macht, ist nicht nur die Vielfalt an Problemen – das Mädchen präsentierte einen geradezu farbenprächtigen Blumenstrauß an Symptomen –, sondern auch die familiäre Dynamik, der Tanz dieser Familie, der sich so niemals präsentiert, wenn man sich im einzeltherapeutischen Setting befindet.

2 Fallverlauf

Symptomatik

Gabriela zeigte zu Beginn der Behandlung eine Essproblematik, welche sich in rezidivierendem Erbrechen am – und auf den – Familientisch äußerte. Das Erbrechen am Familientisch hatte eingesetzt, seit die Familie nach dem Tod der leiblichen Mutter von Gabriela in der aktuellen Konstellation zusammenlebte (Vater, Stiefmutter, ein leiblicher Bruder sowie drei Stiefgeschwister). Das Mädchen brach die gesamte Mahlzeit brühwarm auf den Tisch, was natürlich Eltern und Geschwister in Aufruhr versetzte. Nun bestand diese Problematik aber bereits seit mehreren Jahren, phasenweise bei jeder (!!!) Mahlzeit, was den anfänglichen Aufruhr der anderen Familienmitglieder in Ekel, Verzweiflung, totale Hilflosigkeit und irgendwann auch maßlosen Ärger verwandelt hatte. Die Geschwister befanden sich bei jeder Mahlzeit in Habachtstellung: Es galt, rechtzeitig in Deckung zu gehen, falls die Schwester das Essen retournieren würde. Freunde zum Essen einzuladen, traute sich keiner mehr – zu peinlich und eklig das Ganze. Und auch noch schwierig zu erklären ...

Die Eltern waren hilflos, sie hatten bereits alles versucht. Zuletzt lebte Gabriela »zur Krisenintervention« für etwa ein halbes Jahr in einem Kinderheim, da die Eltern schlichtweg nicht mehr konnten. Sie waren am Rande ihrer Belastbarkeit angekommen, hatten alle möglichen Hilfen in Anspruch genommen, waren erschöpft und verzweifelt. Gabriela zeigte nebst dem – sagen wir mal – »auffälligen« Essverhalten ein ausgeprägtes Vermeidungsverhalten Neuem, Unbekanntem oder Unlustauslösendem gegenüber. Sie vermied, was sie nur konnte. Schuhe binden – »Kann ich nicht, mach ich nicht!«. Schwimmen lernen – »Kann ich nicht, mach ich nicht!«. Wäsche falten – »Kann ich nicht, mach ich nicht!«. Dabei zeigte sie sich extrem kleinkindlich in Stimmlage und Gesichtsausdruck – große fragende Augen, weinerlicher Blick, piepsige Stimme – und weinte schnell. Die Familie nannte Gabriela wegen dieses regressiven, vermeidenden, Hilfe einfordernden, aber auch Aufmerksamkeit verlangenden Verhaltens »die Mickymaus« und vermisste ihre Gabriela, die von der Mickymaus verdrängt wurde. Manchmal blockiere sie auch völlig und könne dann Kompetenzen, die sie eigentlich schon lange hatte, nicht mehr abrufen.

Ein wunderbares Beispiel dafür begegnete mir im Verlauf der Therapie, als Gabriela nach den Schulferien auf einmal nicht mehr rechnen konnte. Sie schaffte es kaum, eins und eins zusammenzuzählen, hockte dann Ewigkeiten an den Hausaufgaben und löste die Aufgaben, indem sie an den Fingern abzählte – und das, obwohl sie im vergangenen Jahr Bestnoten im Rechnen erzielt hatte. Das versetzte die Eltern natürlich wiederum in Hilflosigkeit und Ärger. Gabriela würde auch lügen, ohne ein schlechtes Gewissen zu zeigen, selbst wenn andere davon einen Nachteil hätten. Einen Fehler zuzugeben und dafür geradezustehen, kam laut Eltern für Gabriela gar nicht infrage – eher schob sie die Schuld einem ihrer Geschwister zu, das dann die Konsequenz auszubaden hatte. Ebenfalls wolle sie stets vor allem Erwachsenen gefallen und fordere aktiv auf unangebrachte Weise positive Aufmerksamkeit – auch von Fremden – ein. Die Stiefmutter spielte mir ein Video vor, wie Gabriela sich demonstrativ vor fremde Menschen hinstellte und sie anlachte, bis diese sie lobten und erklärten, wie süß sie doch sei. Gabriela war tatsächlich ein äußerst herziges Kind. Das kam ihr in solchen Situationen natürlich zugute.

Die Eltern aber fürchteten zu Recht, dass sie sich durch solches Verhalten in Gefahr bringen könnte. Sie beschrieben die Symptome als phasenweise auftretend, Gabriela habe durchaus ein, zwei Wochen, in denen sie ihre Kompetenzen nutze, sich authentisch gebe und ein normales (Ess-)Verhalten zeige. Dann präsentiere sie wieder zwei, drei Wochen, die Mickymaus in voller Blüte, habe Mühe mit dem Essen, zeige starkes Vermeidungsverhalten oder habe Blockaden. Die Eltern konnten die Wechsel nicht antizipieren, sie geschahen in ihrer Wahrnehmung »über Nacht«. Sie mussten sich vorkommen wie Sisyphos – kaum hatten sie den Stein den Berg hochgeschleppt, kullerte er wieder runter. Kaum hatten sie mit Gabriela an einem Thema gearbeitet, es gelöst, eine ruhige Zeit gehabt – schon zeigte sie einen Rückfall oder wieder ein neues Symptom.

Anliegen und Ziel

Im Kinderheim hatte das Erbrechen am Tisch sistiert. Gabriela hatte sich dort eher überangepasst gezeigt. Einer der Vorstellungsgründe bei mir war, Gabrielas Rückkehr nach Hause therapeutisch zu begleiten, damit es nicht gleich wieder zu Rückfällen und erneuten Eskalationen komme.

Gabriela selbst berichtete zu Beginn, sie »tue am Tisch blöd«, womit sie das Erbrechen meinte. Sie könne es nicht kontrollieren. Es komme einfach über sie, wenn sie genug gegessen habe oder wenn sie keine Lust mehr verspüre, weiterzuessen. Sie berichtete, dass sie sehr traurig darüber sei, dass sich alle Familienmitglieder von ihr abwenden würden, dass sie genervt seien und die Geschwister nicht mit ihr spielen wollten. Sie fühle sich deswegen schuldig und alleine.

Alle Familienmitglieder äußerten zu Beginn der Therapie unisono den Wunsch nach Entlastung von der unhaltbaren Essenssituation. Vor allem die Geschwister waren endlos genervt darüber, dass sie bei jeder Mahlzeit sprungbereit sein mussten. Gleichzeitig äußerten die Eltern und insbesondere die Stiefmutter, dass sie sich erhofften, dass Gabriela die Hilfe erhalte, die sie benötige, um auch ihre restlichen Symptome (regressives Verhalten, Lügen, Vermeiden, Schwierigkeiten, sich auszudrücken und authentisch zu zeigen) aufgeben zu können. Ebenfalls erhofften sich die Eltern von einer aufsuchenden Therapie, dass auch die Geschwisterkinder einen Raum erhalten würden, um über die belastenden Situationen zu sprechen. Gabriela selbst wünschte sich, nicht mehr am Tisch erbrechen zu müssen.

Wir haben nach einer ersten Phase drei übergreifende therapeutische Ziele vereinbart:

1. Eine Verbesserung des Essverhaltens von Gabriela am Tisch und die Verminderung von anderen belastenden Verhaltensweisen
2. Eine Verbesserung der elterlichen Kooperation im Sinne einer Rollenklärung und Verantwortungsverteilung
3. Die Entspannung der belasteten Beziehung zwischen Gabriela und den restlichen Familienmitgliedern (insbesondere der Stiefmutter)

Angaben zum familiären Kontext

Gerade im Fall von Kindern mit Bindungsauffälligkeiten ist es essenziell, nicht nur auf die Anamnese des Kindes selbst einzugehen, sondern auch Eckpunkte in der persönlichen Entwicklung der Eltern zu kennen, um Zusammenhänge erarbeiten zu können und zum »guten Grund« der Symptomatik zu kommen.

Der Vater von Gabriela berichtete, nach der Geburt des ersten Kindes sei für ihn grundsätzlich die Familienplanung abgeschlossen gewesen. Seine Frau habe jedoch unbedingt noch ein Kind haben wollen, und so sei sie dann mit Gabriela schwanger geworden. Die Mutter habe während der Schwangerschaft heftig zu husten begonnen, sich gar aufgrund des Hustens eine Rippenfraktur zugezogen. Es sei aber aufgrund der Schwangerschaft auf weitere Untersuchungen verzichtet worden. Bei der Geburt habe sich der Zustand der Mutter massiv verschlechtert. Sie sei aufgrund eines Pleuraergusses mit Atemnot direkt nach der Geburt von Gabriela getrennt worden, weitere Untersuchungen hätten stattgefunden und die Diagnose Lungenkrebs sei gestellt worden. Die Mutter sei sogleich stationär aufgenommen worden, ein Bindungsaufbau zu Gabriela oder Stillen seien nicht möglich gewesen.

Er, der Vater, – 100 % berufstätig – habe sofort mit der Aktivierung des sozialen Netzwerks begonnen. Er habe einen minutiösen Wochenplan darüber erstellt, wer wann den Säugling und den Bruder habe betreuen können. Hier seien teilweise bis zu zehn verschiedene Personen involviert gewesen: Eltern, Großeltern, Tanten, Nanny, Tagesstätte etc. Die Mutter selbst haderte mit ihrem Beziehungsaufbau zu Gabriela. Von den Großeltern mütterlicherseits sei Gabriela stark überbehütet und babyhaft behandelt worden. Man habe versucht, alles Leid, jedweden Frust und jede negative Emotion von dem Mädchen fernzuhalten. Sie sei auf Händen getragen und in Watte gepackt, beispielsweise auch überdurchschnittlich lange gefüttert worden. Zweieinhalb Jahre nach der Geburt des Kindes verstarb die Mutter nach hartem Kampf im Hospiz. Nach dem Tod der Mutter habe Gabriela selbst lange gehustet (ca. 1 Jahr) und aufgrund der starken Hustenanfälle teilweise auch erbrochen.

Er selbst habe sich bereits während der Krankheitsphase seiner Ehefrau in einem Abschieds- und Ablöseprozess befunden. Die Liebesbeziehung als solche sei in den Hintergrund gerückt und von einer funktionalen Beziehung – bestehend aus Überlebenskampf, Organisation und Bestreitung des Alltags – abgelöst worden. So habe er relativ kurz nach dem Tod seiner Frau seine jetzige Frau kennengelernt, woraus eine Beziehung entstanden sei, die im Umfeld der Familie einiges an negativer Resonanz ausgelöst habe. Insbesondere die Großeltern mütterlicherseits hätten nach dem Tod ihrer Tochter die neue Partnerschaft des Vaters nicht akzeptieren können. Sie hätten diese wohl als erneuten Verlust – diesmal der Enkel – interpretiert (»Zuerst nimmt man uns die Tochter und nun die Enkel«). Es habe sich eine enorm konflikthafte, grenzüberschreitende Beziehung entwickelt, die letzten Endes zu einem völligen Kontaktabbruch zwischen den Großeltern und der Familie geführt habe – für Gabriela ein Verlust von bindungsrelevanten Beziehungen.

Der Vater berichtete weiter, er habe als Jugendlicher seinen eigenen Vater unerwartet verloren, als dieser vor seinen Augen mit einem Herzinfarkt zusammengebrochen sei. Seine Reanimationsversuche hätten nichts mehr geholfen. Er sei zutiefst erschüttert gewesen und habe kaum Möglichkeiten gehabt, mit diesem unerwarteten Verlust umzugehen. Dies habe in der Folge bei ihm starke Gefühle von Hilflosigkeit und Erstarren in schwierigen Situationen ausgelöst. Diese Gefühle wurden im weiteren Therapieverlauf hochrelevant, da sie auf die Ebene der Familienhierarchien und Grenzen Einfluss ausübten und sich ins Erziehungsverhalten des Vaters einschlichen.

Die Stiefmutter verhalte sich stets enorm verantwortungsbewusst und zuverlässig, das sei immer schon so gewesen. So habe sie nicht nur hohe Ansprüche an sich selbst, sondern auch an ihre Umgebung. Ihr Sohn sei ein Schreibaby gewesen und habe in ihr schiere Verzweiflung und Hilflosigkeit bis zur körperlichen Abneigung ausgelöst – er sei ihr »zuwider« gewesen. Ähnliche Gefühle löse auch Gabriela bei ihr aus, wenn sie sich erbreche oder regressive Verhaltensweisen zeige. Offensichtlich aktivierte Gabriela damit bei der Stiefmutter ein unerträgliches Gefühl von Hilflosigkeit und Kontrollverlust, in der Folge starke Schuldgefühle im Sinne davon, als Stiefmutter nicht zu genügen.

Systemische Hypothesen

Im therapeutischen Prozess mit den Eltern wurde der gemeinsamen Entwicklung eines Verstehensmodells zum »guten Grund« für Gabrielas Verhalten eine fundamental wichtige Rolle beigemessen. Erst wenn von einem gemeinsamen Verstehensmodell ausgegangen werden kann, dem Verhalten auch eine Art »Berechtigung« zugesprochen wird, kann eine Veränderung geschehen. Es zeigte sich wie so oft in hochbelasteten Familiensystemen, dass diese Hypothesenentwicklung zum »guten Grund« mit den Eltern ein schwieriger Prozess war. Gerade Eltern, die durch das Verhalten des Kindes selbst massiv betroffen und belastet sind, fällt es natürlich zunächst äußerst schwer, dem Symptom eine »positive« Funktion zuzugestehen. Dies führt häufig und auch im Fall von Gabriela zu massivsten Konflikten auf der Beziehungsebene, da die verzweifelten Eltern irgendwann den Eindruck entwickeln, das Kind zeige das Symptom intentional: »Die kotzt uns extra auf den Tisch, die will einfach Aufmerksamkeit und im Mittelpunkt stehen. Die schaut mir in die Augen, und wenn sie sieht, dass ich hinschaue, dann legt sie los. Nein, dafür kann es ja keinen guten Grund geben, also nein, wirklich nicht.« Für die Eltern von Gabriela war das Erbrechen also verständlicherweise zunächst nur negativ, eine Riesenbelastung für alle Familienmitglieder. So fand sich Gabriela dann in der Rolle des schwarzen Schafs, einen schweren Rucksack an Schuld tragend.

Auch der systemische Gedanke, das Symptom nicht nur auf individueller Ebene zu betrachten, sondern familiäre und elterliche Faktoren damit in Zusammenhang zu bringen, fällt Eltern häufig schwer: »Wir machen doch schon alles, was wir können! Therapie seit vier Jahren! Also, jeder andere hätte doch schon längst aufgegeben.« Na gut, dann lassen Sie uns mal Hypothesen entwickeln: Was denken denn Sie, wofür sie das macht? Was gibt's für einen Grund? Hypothese eins: Überbehütung und Verwöhnung in frühster Kindheit von Gabriela hätten dazu geführt, dass sie keine Frustrationstoleranz habe ausbilden können. Ja, das macht Sinn, das könnte ein (auslösender) Faktor sein.

Aber gibt's da nicht noch mehr? Was hält das denn aufrecht? Als Nächstes die Hypothese, Gabriela sei durch den Tod der leiblichen Mutter traumatisiert und das Erbrechen sowie das regressive Verhalten Ausdruck dieser Traumafolgestörung. Ja, dachte ich, klingt irgendwie auch plausibel. Aber warum macht sie das immer noch? Nach so langer Zeit und nach so viel intensiver Arbeit? »Sagen Sie mal, was findet denn Gabriela so zum Kotzen?«

Weiterer Fallverlauf

Erst im Verlauf konnten die Eltern ihre Perspektive erweitern, dass auch aktuelle intrafamiliäre, interaktionelle Faktoren für die Ausgestaltung und Aufrechterhaltung der Symptomatik von Gabriela eine Rolle spielen könnten. Insbesondere die Dysbalance in der Hierarchie zwischen den Eltern, die passive Rolle des Vaters und damit einhergehend die übermächtige Dominanz der Stiefmutter konnten die Eltern mit der Zeit als Faktoren anerkennen, die auf Gabrielas Symptomatik Einfluss haben. Wir interpretierten das Erbrechen und das aufmerksamkeitsheischende Verhalten von Gabriela im Behandlungsverlauf unter anderem als Schrei nach der Präsenz des Vaters.

Bei Betrachtung der Familiendynamik wurde schnell ersichtlich, wer die Fäden in der Hand hielt. In der Arbeit mit dem Familienbrett zeigte sich, wie die Hierarchien und Grenzen sich gestalteten: Die Stiefmutter als Zentrum eines aus den fünf Kindern und dem Vater bestehenden Kreises. Im System dieser Familie fungierte also die Stiefmutter als »Sonne«, alle Planeten richteten sich nach ihr aus, drehten sich um sie. Das brachte einerseits mit sich, dass sich der Vater hierarchisch auf einer Ebene mit den Kindern befand, sich seiner Verantwortung entziehen konnte, aber auch wenig Möglichkeiten hatte, diese wahrzunehmen. Spannenderweise hatte er sich – unbewusst – gerade eine »Macherin« als Frau gesucht, die ihn in seiner passiven Rolle gewähren ließ. Andererseits fand sich die Stiefmutter gefangen zwischen Macht- und Kontrollgefühlen (»Einer muss den Laden schließlich am Laufen halten«) und einem Erleben, völlig alleingelassen zu sein, was sie enorm frustrierte.

Dies war insbesondere für Gabriela spürbar, die möglicherweise mit ihrem Verhalten auch ein Stück weit gegen die allmächtige Stiefmutter in Opposition ging, gleichzeitig an den Vater appellierte: »Hey, ich möchte, dass *du* für mich da bist, dass *du* für mich sorgst, ich bin *deine* Tochter!« Gleichzeitig führte die chronische Symptomatik mehr und mehr zu einer Schuldzuschreibung der Stiefmutter an Gabriela, was wiederum bei dieser zu einer erhöhten Schutzbedürftigkeit durch den Vater geführt haben könnte, der er in seiner Ohnmacht nicht genügend nachkommen konnte. Was für ein verzwickter Teufelskreis! Man könnte auch meinen, dass die Symptomatik einen unbewussten Versuch darstellte, darauf aufmerksam zu machen, dass das Familiensystem nicht »normal« ist, dass die Mutter gestorben ist, dass dem Bedeutung zugemessen werden muss und dass ein Übergang zu einer »symptomfreien Normalität« ein endgültiges Verschwinden oder Vergessen der verstorbenen Mutter bedeuten würde. Gleichzeitig liebte Gabriela ihre Stiefmutter und erkannte sie zweifellos und aus tiefstem Herzen als ihre »Mami« an.

Letzten Endes ging es wie immer nicht darum, die »richtige« Hypothese zu finden, sondern diejenige, die eine gute Anregung für den Therapieprozess bot. Wir haben uns im weiteren Therapieverlauf auf die Familienhierarchie und die elterliche Kooperation fokussiert, um einerseits die Stiefmutter aus der übermäßigen Verantwortung zu entlassen und andererseits den Vater zu ermächtigen, seiner Verantwortung so weit nachzukommen, wie er dazu in der Lage war. »Zieht an einem Strang, rudert zusammen in die gleiche Richtung und konzentriert euch auf das Positive.«

Insgesamt dauerte die therapeutische Begleitung der Familie neun Monate – die Therapiezeit ist institutionell auf diese Dauer begrenzt.

Zusätzlich zu den Terminen innerhalb der Familie wurde auch die Schule von Gabriela informiert und punktuell einbezogen, um einen guten Austausch zwischen Schule und Elternhaus zu gewährleisten. Für Gabriela selber wurde im Behandlungsverlauf eine Einzeltherapie installiert, um sicherzustellen, dass sie langfristig eine stabile therapeutische Begleitung erhalten kann.

3 Kritische Reflexion des Fallverlaufs

Wie gestaltete sich der ***Erstkontakt****, worin bestand die Herausforderung, und wie haben Sie der zu begegnen versucht?*

Den Erstkontakt mit der Familie gestalteten wir als Übergabegespräch des Vorbehandlers an mich im familiären Setting. Ziel war das Joining mit der Familie und ein guter Übergang zur nun aufsuchend arbeitenden Familientherapeutin. Wir besuchten die siebenköpfige Familie zu Hause. Der mittlere Sohn hatte einen vorzüglichen Käsekuchen zum Vatertag gebacken, den wir uns genüsslich einverleiben durften. Mehr nebenbei plaudernd erkundeten wir, was die Familie und einzelne Familienmitglieder in der Vergangenheit als hilfreich oder weniger hilfreich empfunden hatte, was sie sich von der Therapie erhofften und wer wie zueinander stand. Bei so einer großen Familie drängt sich hierbei die Methode des zirkulären Fragens geradezu auf.

Im aufsuchenden Setting ist es auf der einen Seite wichtig, sich auch als Mensch sichtbar zu machen und auf die familiären Gepflogenheiten und Angebote einzugehen, beispielsweise mit der Familie gemeinsam Kuchen zu essen. Als aufsuchende Therapeutin dringt man in das »Revier« der Familie ein. Das schafft besondere Bedingungen, was Nähe und Distanz betrifft, bietet aber auch einmalige Chancen des Einblicks in familiäre Dynamiken. Auf der anderen Seite stellt sich die Frage: Wie sehr muss ich auf »professionelle« Distanz gehen, Grenzen setzen und Struktur geben, sodass ich in meiner Rolle als Therapeutin bleiben kann und auch so wahrgenommen werde? Diese Frage begleitete mich durchgehend vom Erst- bis zum Abschlussgespräch in dieser Familie, gerade weil sie so herzlich und gleichzeitig unglaublich fordernd in der Beziehung waren. Hier war eine enge Supervision für mich sehr hilfreich.

Welche ***Überlegungen*** *haben Sie bei der Gestaltung des weiteren Verlaufs geleitet?*

Im weiteren Verlauf habe ich mich rasch entschieden, den Fokus weg von Gabriela zu rücken. Sie hatte bereits jahrelang als »Symptomträgerin« im Mittelpunkt gestanden, zahlreiche therapeutische Versuche im individuellen Setting versucht. Nein, ich wollte nicht »mehr desselben«. Also entschied ich, den Fokus auf die Beziehung der Eltern in ihrer Dynamik zu lenken. Es fanden also hauptsächlich Sitzungen im Einzelsetting mit der Stiefmutter oder im Paarsetting mit beiden Elternteilen statt, punktuell auch Familiensitzungen oder Teil-Familiensitzungen. Die Anliegen und Probleme der Geschwister durften ebenso Raum haben und zeitweise therapeutisch in den Mittelpunkt rücken. So verwandte ich zwei, drei Sitzungen nur auf die Stiefschwester von Gabriela, die gerade mit einer belastenden schulischen Thematik zu kämpfen hatte. Alle durften gesehen und gehört werden, alle waren wichtig. Diese Haltung trug sicherlich zu einer Ausbalancierung der familiären Situation bei, und insbesondere die Stiefmutter schätzte das sehr und empfand es als Erleichterung, dass auch mal die anderen Kinder etwas Aufmerksamkeit erhielten.

Im Verlauf zeigten sich immer deutlicher die unausgesprochenen Annahmen, Aufforderungen und Vorwürfe zwischen den Eltern, die unter anderem in der aus zwei Familien zusammengesetzten Stief- oder Patchworkfamilie begründet waren. »Meine« und »deine« Kinder waren zunächst Tabuthemen. Zu groß war der Wunsch nach einer homogenen, harmonischen, »normalen« Familienkonstellation – ein Wunsch, der typischerweise Ausgangspunkt vieler Probleme in Stieffamilien ist. Denn natürlich schwang in der Kommunikation bei beiden Elternteilen die »biologische Zugehörigkeit« der Kinder insbesondere in schwierigen Situationen implizit mit. So versuchten die Eltern einen gemeinsamen Umgang mit gemeinschaftlichen Elternrollen zu finden. Gleichzeitig scheiterte der Versuch, Ungleiches gleich zu behandeln zwangsläufig, was zu Konflikten und Unsicherheiten führte. Diese Erkenntnis und die Anerkennung der beiden Sub-Familiensysteme stellten zentrale Punkte in der therapeutischen Arbeit mit beiden Elternteilen dar. Ebenfalls mussten die »Schuldlasten« auf beiden Seiten bearbeitet werden – der Vater mit seinem Schuldrucksack, ein »Problemkind« in die Beziehung gebracht zu haben, die Stiefmutter mit ihrem subjektiven Schuldrucksack, als Stiefmutter versagt zu haben und der Auslöser für die Platzierungen von Gabriela zuerst in der Klinik und danach im Heim gewesen zu sein.

*Welche **Vorgehensweisen** Ihrerseits haben den Verlauf wesentlich bestimmt?*

Zu Beginn der Therapie bestand der Fokus darin, mit den Eltern ein Verständnis zum »guten Grund« der Symptomatik zu entwickeln und auch die Familiendynamik besser zu verstehen. Einmal verstanden, war ich mittendrin und bekam das eine oder andere Mal auch am eigenen Leib zu spüren, wie das war, wenn die Stiefmutter wütend wurde und nicht mehr konnte oder der Vater sich in sich zurückzog. Also reagierte ich konstant auf das, was die Familie präsentierte: Zeigte sich die Stiefmutter überlastet, machte ich Einzelsitzungen mit dem Vater, um ihn zurück ins Boot (und neben die Stiefmutter ans Steuerrad) zu holen und so Entlastung zu schaffen. Weiter ging es mit Eltern-Sitzungen, um zu erarbeiten, wohin sie das Boot gemeinsam lenken wollten, wie sie das konkretisieren könnten und wie sie auch bei Sturm gemeinsam am Steuerrad blieben. Zurück in Einzelsitzungen mit der Stiefmutter thematisierte ich ihren Negativfokus und ihre Bereitschaft, dem Vater Platz neben sich am Steuerrad zu lassen. Dann wieder stand die Beziehungsarbeit im Vordergrund, wenn ich (zu) konfrontativ gewesen war oder wenn sich die Familie im Sturm befand und am liebsten alle von Bord gesprungen wären.

*Was waren die **Schlüsselereignisse**/Kippsituationen für den Verlauf?*

In der Mitte der Therapie gab es einen Zeitpunkt, an dem die Eltern mit dem Gedanken spielten, die Therapie aufgrund des – aus ihrer Perspektive – mangelnden Therapiefortschritts abzubrechen. Gabriela hatte zwar zu diesem Zeitpunkt seit etwa 2 Monaten das Erbrechen am Tisch nicht mehr gezeigt. Trotzdem schienen die Eltern und insbesondere die Stiefmutter gefangen in ihrer »Problemtrance« und fokussierten auf die anderen Symptome (Gabriela halte sich nicht an Abmachungen, lüge und könne in der Schule nicht die geforderten Leistungen bringen, zeige die Rechenblockaden).

Hm, jetzt war ich irritiert. Die Situation am Tisch hatte sich entspannt. Sogar Schulfreunde der Geschwister konnten mal zum Essen vorbeikommen, ohne dass sie zuvor einen Crashkurs »Sich wegducken und in Sicherheit bringen« absolvieren mussten. Also, ich fand das schon mal super. Mit dieser Haltung stand ich aber alleine da. Es gelang mir einfach nicht, das – zugegebenermaßen noch nicht ganz optimale – Verhalten von Gabriela in Relation dazu zu bringen, dass sie ihr »Hauptproblem« abgelegt hatte. Im Gegenteil: Die Stiefmutter konnte in dieser Phase wirklich kein gutes Haar an Gabriela lassen. Sie erzählte mir inbrünstig und gefühlt endlos, wie schrecklich doch alles sei und dass sowieso alles nichts helfen würde. Sie war so stinksauer, ich bekam wirklich Angst um das Kind. Und auch um mich – diese Schimpferei war kaum auszuhalten. Wenn das Kind schon nicht mehr täglich kotzen muss, was wollen Sie denn noch? Jetzt wurde ich auch langsam sauer.

Ich entschied mich dann, der Stiefmutter mittels Video ihre Wut und die Tiraden zurückzuspiegeln, um ihr vor Augen zu führen, wie abwertend und negativ sie über ihre Tochter sprach. Das nützte nichts, sie fand sich adäquat. Na gut, dachte ich, dann muss die volle Breitseite an Konfrontation her, die müssen mal wachgerüttelt werden. Also stellte ich die Fragen, die sich angesichts der – für die Stiefmutter – katastrophalen Situation aufdrängten: Warum lassen Sie denn Gabriela bei sich wohnen und platzieren sie nicht im Heim? Warum trennen Sie sich nicht von Ihrem Partner und diesem Kind? Warum machen Sie denn das alles noch? Diese Fragen führten im ersten Moment zu einer massiven »Beziehungskrise« zwischen mir und den Eltern. Sie waren geschockt und hatten den Eindruck, ich verstünde sie nicht. Nun hätten sie mir monatelang ihre Geschichte erzählt, sich erklärt und hart gearbeitet, und ich falle ihnen mit solchen Fragen in den Rücken. Es war für uns alle eine harte Phase, welche zu einer kurzen Therapiepause mit der Stiefmutter führte. Ich sah nur noch einmal pro Woche den Vater zu Gesprächen.

Gleichzeitig führten aber genau diese konfrontativen Situationen dazu, dass sich die Eltern wieder »zurückbesinnen« konnten, warum sie die Therapie eigentlich begonnen hatten, wofür sie gut war und wie wichtig die systemische Arbeit für die Entwicklung von Gabriela war. Hier dürfen Therapeuten ruhig Vertrauen in die bestehende therapeutische Beziehung haben, um Irritationen im System anzustoßen – kleine Bomben zu werfen –, ohne zu befürchten, dass die Eltern die Therapie gleich abbrechen. Die Eltern konnten nun erstmals eine gemeinsame Haltung entwickeln, wie sie als Elternpaar mit Gabrielas Schwierigkeiten umgehen sollten. Sie kamen wieder in einen Prozess selbstwirksamen Handelns, bei dem sie das Gefühl hatten, einen Beitrag zu Gabrielas Symptomverbesserung leisten zu können. Ich sehe gerade hier auch den engen Einbezug des Vaters mit gleichzeitiger Entlastung der Stiefmutter aus ihrer Rolle der federführenden Übermacht, die alles in den Händen halten muss, als entscheidend an, die Hierarchien in der Familie wiederherzustellen und Gabriela die Sicherheit zu geben, dass auch der leibliche Elternteil, der Vater, »da ist«.

Was waren für Sie die größten ***Herausforderungen*** *in diesem Therapieprozess?*

Herausfordernd gestaltete sich durchgehend die Beziehungsgestaltung mit der Stiefmutter von Gabriela. Sie nutzte die enge Begleitung durch mich, um ein Ventil zu finden, um die gesamte angesammelte Frustration über die äußerst herausfordernde und schwierige Familiensituation loszuwerden. Das tat sie auf lautstarke, ausufernde, zum Teil stark entwertende Art und Weise. Immer wieder beleuchteten wir, wie sie alternativ mit diesen Gefühlen umgehen könne, was ihr helfen könne. Es blieb aber dabei, dass sie das verbale Ventil nutzte, um Druck abzulassen. Diese Methode hatte in der Vergangenheit übrigens zu einer Kinderschutzmeldung geführt, als sie ihren Emotionen verbal freien Lauf gelassen hatte und verbal bedrohlich geworden war. Dies war vom Helfersystem sehr ernst genommen worden und zog in der Folge eine Kindesschutzmaßnahme nach sich. Verbal Druck abzulassen war also für die Stiefmutter nicht nur hilfreich gewesen. Wenn ich aber der Stiefmutter die Plattform geben konnte, um den Druck ungefiltert herauszulassen, konnte sie sich auch wieder auf die Interaktion mit Gabriela und ihrem Partner einlassen. Also konzentrierte ich mich stark auf dieses Containment, was teilweise aber schwierig auszuhalten war. Gleichzeitig konnte ich den Frust und die Wut der Stiefmutter auch gut nachvollziehen, sie war mir sehr sympathisch, was es wieder einfacher machte, als Abladeplatz zu fungieren.

Ebenfalls herausfordernd gestalteten sich die Strukturierung der Sitzungen und das Behalten eines roten Fadens im Prozess. Manchmal zogen sich die Sitzungen endlos in die Länge, und ich schaffte den Absprung einfach nicht, setzte mich, nachdem ich die Jacke bereits angezogen hatte, wieder hin und drehte nochmal eine Runde. Der Redebedarf schien unstillbar, und ich hatte dem teilweise nichts entgegenzusetzen. Auch hier war für mich die Supervision ein wichtiger Teil der Arbeit, dranzubleiben und immer wieder zu versuchen, Struktur herzustellen.

Außerdem tauchten bei fünf Kindern verständlicherweise immer wieder »Nebenschauplätze« auf, die für die Eltern Priorität hatten. Also fand ich mich ständig im Spannungsfeld, den roten Faden einigermaßen zu behalten, mich nicht vom Redefluss erschlagen zu lassen, die Beziehung aufrechtzuerhalten, Struktur reinzubringen und die Bedürfnisse aller zu sehen.

Was hätten Sie im Rückblick gesehen ***anders machen*** *sollen bzw. würden Sie in ähnlichen Situationen zukünftig anders machen?*

Manche systemische Kolleginnen und Kollegen vertreten die Überzeugung, die Therapeutin solle die systemische Hypothesenbildung lediglich in ihrem Kopf vollziehen, um daraus geeignete methodische Schritte abzuleiten. Im Nachhinein überlege ich, ob die von mir praktizierte offene Erörterung möglicher Hypothesen, die natürlich zunächst lediglich individuumzentrierte Annahmen zutage brachte, zu Widerständen aufseiten der Familie geführt hat, die überflüssig waren. Andererseits ist mir damit ein zunächst als provokativ erlebter, aber letztlich doch fruchtbarer Diskurs gelungen, der meines Erachtens zu einer Akzeptanz der weiteren Arbeit beitrug.

Eine andere Überlegung geht dahin, ob ich anders gehandelt hätte, wenn ich früher die generelle Problematik einer zusammengesetzten Stief- oder Patchworkfamilie sowie die besondere Belastung durch den vorangegangenen Tod der ersten Ehefrau des Vaters und der leiblichen Mutter von Gabriela und ihrem Bruder in den Blick genommen hätte. Zweifellos zentrierte sich die Arbeit im Therapieverlauf zunehmend auf diese Problematik.

Wie haben die identifizierte Patientin und wie die Angehörigen das ***Ergebnis*** *beurteilt? Wie beurteilen Sie Verlauf und Ergebnis?*

Wir haben die Therapie termingerecht nach neun Monaten abgeschlossen, wiederum Kuchen essend am Familientisch – diesmal hatte zur Feier des Tages ich gebacken. Ich erlebte den Vater viel präsenter im Familiensystem, was auch die Stiefmutter extrem zu entlasten schien und beide Elternteile auf eine balanciertere Hierarchieebene brachte, wo sie sich auf Augenhöhe begegnen konnten, nicht nur als Eltern, sondern auch als Paar. Die Eltern konnten einen gemeinsamen Umgang mit Gabrielas Schwierigkeiten finden und auch ein Stück weit Akzeptanz herstellen, dass die gesamte Familie noch langfristig mit den vielfältigen Belastungen von Gabriela konfrontiert sein würde. Dies führte dazu, dass Gabriela weniger brach, weniger Mickymaus-Verhalten zeigte und sich insgesamt authentischer präsentieren konnte. Die gesamte Lage hatte sich entspannt und ich konnte die Familie guten Gewissens ziehen lassen. Hin und wieder höre ich noch heute, knapp ein Jahr später, von der Familie und freue mich jeweils sehr über den Kontakt. Die letzte Rückmeldung der Familie war, dass es weiterhin Aufs und Abs gebe, aber die Eltern grundsätzlich ihren verbesserten Umgang beibehalten konnten und weiterhin an einem Strang zögen.

»Pustekuchen – da bleibt mir die Luft einfach weg!«

Anne Wichtmann

Funktionelle Atemstörung

Indexpatientin: Betty (8 Jahre)

Familie: Frau L., Herr L., Betty, Lena (4 Jahre), Frau D. (Oma mütterlicherseits)

Diagnose: Funktionelle Atemstörung

Therapiekontext: Ambulante logopädische Praxis

Therapietermine: 8

Therapiedauer: 9 Wochen

1 Gedanken zur Auswahl des Falles

Der Fall der 8-jährigen Betty handelt von einer eher seltenen und auch untypischen logopädischen Auftragslage, bei der eine funktionelle Störung der Atmung des Kindes Anlass der Behandlung ist. Ich stelle den Fall vor, weil er deutlich macht, dass ein rein symptomorientierter Blick auf das »Problem« ihn weder verstehbar macht noch Anhaltspunkte für eine Entstörung bietet. Eine erweiterte, systemische Perspektive und neue Kommunikationen über die Bedeutung des Symptoms unter Berücksichtigung aktueller kontextueller und lebensgeschichtlicher Umstände des Kindes und seiner Familie ermöglichten demgegenüber ein Verständnis und schafften einen Rahmen, in dem sich das Problem auflöste.

2 Fallverlauf

Symptomatik und Auftragsklärung

Betty zeigte eine Art der Atemblockade, die sie so beschrieb: »Ich kann dann nicht mehr atmen.« Diese Atemstörung trat seit einem halben Jahr mit einer Häufigkeit von täglich bis mehrfach wöchentlich in unterschiedlichen Situationen auf, erstmalig nach einem Streit mit dem Vater. Sie wurde als für alle Beteiligten unerwartet und unerklärlich geschildert und fiel auch in der Schule als besorgniserregend und dringend einer therapeutischen Intervention bedürftig auf. Nach Anraten des Kinderarztes wurde Betty in meiner Praxis für Systemische Logopädie vorgestellt. Dieser hatte zuvor mittels einer unter körperlicher Belastung erfolgten Überprüfung der Atemtätigkeit und des Atemvolumens eine organische Ursache für die Atemnot des Kindes ausgeschlossen. Es gab keine Hinweise auf eine asthmatische Disposition oder eine allergische Erkrankung des Mädchens, sodass eine anders begründete emotionale Störung der Atmung angenommen wurde. Da die Eltern sehr besorgt waren, verschrieb der Kinderarzt außerdem eine medikamentöse Behandlung durch Betablocker.

Das Anliegen der Eltern war es, die Atemstörung »einfach wegzumachen«. Ein eigenes Anliegen wie die Suche nach einer erklärenden Bedeutung des Atemproblems, ein differenziertes Verständnis der aktuellen emotionalen Situation der Tochter oder gar eigene Möglichkeiten der Einflussnahme auf das Problem waren zu Beginn noch nicht »im Gepäck« der Eltern. Sie schienen eher eine Expertin für Atemprobleme zu suchen, die Betty selbst bei der Überwindung der Blockade unterstützen sollte. Eine Vorstellung, wie das geschehen sollte, hatten die Eltern nicht.

Während die Mutter im Erstkontakt einen Zusammenhang der Atemblockade zu der früheren Auseinandersetzung zwischen Vater und Betty hergestellt hatte – also hier ein implizites Verursachungsmoment annahm –, schilderte der Vater die für ihn unverständliche Symptomatik als Ausdruck einer allgemein sozial ängstlichen Verhaltenstendenz seiner Tochter, die sich auch in anderen Situationen zeige: Betty sei »nah am Wasser gebaut«. Es fehle ihr an Selbstbewusstsein. Sie wolle keine Fehler machen und nicht unpassend auffallen. Sie gehe nicht gerne in die offene Ganztagsschule und sei da schon zweimal »verloren gegangen«, wodurch ihre Ängstlichkeit zugenommen habe. Betty sei von zurückhaltendem und schüchternem Temperament. Sie hänge besonders an dem Familienhund, der ihre Gefühlslage kenne. Der Vater findet sein eigenes Temperament mehr in der jüngeren Tochter wieder: Wie er sei sie eher extrovertiert, ein »echter Hau-drauf« und bringe sich unerschrocken auch in neue Situationen ein. Die Mutter beschrieb Betty als ein beliebtes Mädchen in ihrer Klasse, das sich sehr gut in andere einfühlen könne. Besondere Stärken von Betty seien ihre Hilfsbereitschaft, ihre Sportlichkeit sowie ihre mathematischen und künstlerischen Fähigkeiten.

Betty formulierte kein eigenes Anliegen. Sie beschrieb ihr Problem als Atemstocken, ein Empfinden von gleichzeitiger »Leere und Fülle«.

Sie schien selbst durch ihre Atemblockade verunsichert zu sein, ohne sie genauer erklären zu können. Wie beschrieben entwickelte Betty erstmalig das Symptomverhalten im Zusammenhang mit einer größeren Auseinandersetzung mit dem Vater. Es ging aus dessen Sicht um die legitime Durchsetzung alltäglicher Abläufe, die Betty in hoher affektiver Anspannung verweigerte. Die Eltern erlebten sich dem Symptom gegenüber hilflos. Es erschien ihnen unerklärlich und vor allem unkontrollierbar.

Kontextfaktoren

Die Familie ist vor acht Monaten in ein neues, eigenes Haus mit einem großen Garten gezogen, in dem die Oma eine Anliegerwohnung bezogen hat, sodass sich die Wohnsituation aus Sicht der Eltern erfreulich verbessert hat. Der Aus- und Umbau des Hauses ist seit mehr als einem halben Jahr TOP 1 auf der Familien-Agenda. Besonders der Vater widmet diesem Anliegen – neben seinem Job – sehr viel Energie und Aufmerksamkeit und ist auch stolz, der Familie ein komfortables Heim zu schaffen. Der Vater arbeitet in einem größeren Unternehmen – zurzeit in der Verwaltung, früher auch in der Mitarbeiterführung, wo für ihn die Orientierung und Anleitung auf ein Ergebnis hin wesentlich waren. Die Mutter ist in Teilzeit angestellt. Das bringt es mit sich, dass der Vater morgens für die Betreuung der beiden Kinder, die Vorbereitung von Betty auf den Schulbesuch und das Bringen der kleineren Schwester in den Kindergarten zuständig ist. Vom Mittag an geht in Zuständigkeit in die Hände der Mutter über.

Systemische Hypothesen

- Betty ist ihrer Familie sehr verbunden und drückt durch ihre Atemblockade den großen Stress und die Anstrengungen aus, die mit dem Umbau des neuen eigenen Hauses für alle Familienmitglieder verknüpft sind. Ihr Symptom vermag das Familiensystem in einer Weise zu beeindrucken, dass es innehält und professionelle Hilfe sucht.
- Die Temperamente in der Familie sind sehr verschieden gelagert: Während die Mutter und Betty als eher vorsichtig, zurückhaltend, tendenziell ängstlich und besonders empathisch beschrieben werden, gelten der Vater und die jüngere Tochter als eher furchtlos, tatkräftig und risikofreudig »gestrickt«. Vielleicht ist die Art des Streitens des Vaters mit Betty ein Format,

das auch das Elternpaar selbst kennt und das auch Betty geläufig ist. Betty träte dann unbewusst in Delegation der Mutter gegen den Vater an. Bettys Atem-»Streik« könnte eine unbewusste Streitstrategie darstellen, gegen die auch der starke Vater machtlos ist.

Therapieverlauf

Die Anamnese wurde mit der Mutter und Betty selbst erhoben. Die allgemeine kindliche Entwicklungsgeschichte erschien unauffällig und regelgerecht. Das Auftreten des Symptoms wurde durch die Mutter in den Bedeutungszusammenhang eines Vater-Tochter-Konfliktes gestellt. Der Anlass des Konfliktes und die Eskalation wurden als Folge der väterlichen Erziehungspraxis dargestellt. Diese wurde als sehr bestimmend und autoritär beschrieben.

Während des Anamnesegespräches trat das Symptom nicht auf. Auf die Bitte der Therapeutin machte Betty das Symptom einmal halb bewusst gesteuert, halb spontan vor. Als »Hausaufgabe« wurden die Mutter und Betty gebeten, genau darauf zu achten, wann das Problem nicht auftritt. Es wurde damit eine Veränderung des Aufmerksamkeitsfokus auf gelingendes Atmen angestrebt, um im Sinne der Störungsdekonstruktion einen Impuls zu setzen.

Einzelsitzung mit Betty

»Du bist auch eine Haus-Bauerin wie dein Papa – aber dein Haus ist ›innen‹ und nicht für alle sichtbar.« Diese therapeutische Metapher schien mir die Möglichkeit zu bieten, eine Schnittstelle zwischen den Konfliktpartnern Vater und Tochter zu schaffen. Das Haus gilt symbolisch als Sinnbild für Identität, als sicherer Ort des Selbst. Auf dem Teppich legen wir ein symbolisches Haus mit vier Zimmern aus, die durch Holzsteine als Wände voneinander unterschieden werden. In den vier Zimmern werden vier Gefühlszustände beheimatet: Stolz – Kummer – Eifersucht/Neid – Zufriedenheit. Die therapeutische Auswahl der Gefühle zeigt sowohl »schwierige« als auch »leichte« emotionale Zustände, sodass einer Problemsicht auch eine Kompetenzerfahrung gegenübergestellt werden kann. Gemeinsam betreten Betty und die Therapeutin alle vier Räume (siehe Abb. 1, S. 88).

Betty beschreibt, wann und unter welchen Bedingungen sie diese Gefühle erlebt: Zufriedenheit in ihrem Zimmer, mit ihren Kuscheltieren, beim Spielen mit der kleinen Schwester und Freundinnen, in

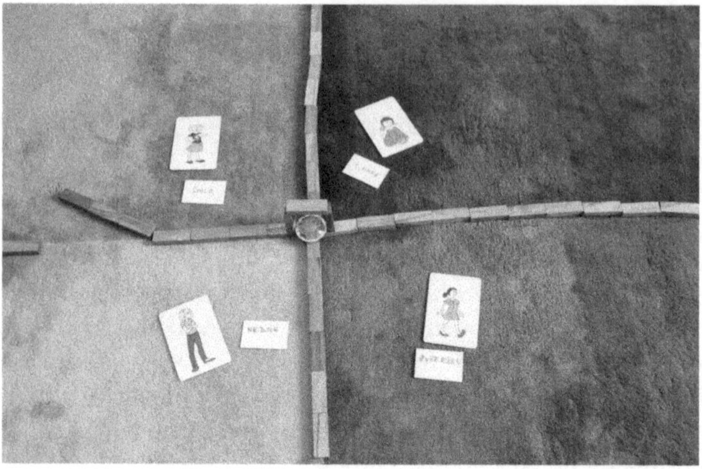

Abb. 1: Das innere Haus

der Beschäftigung mit den Hunden. Eifersucht/Neid auf Lena, die als jüngere Schwester gefühlt immer ein bisschen mehr Aufmerksamkeit der Eltern erhält. Stolz auf ihre sportlichen Fähigkeiten, ihre tollen Freundinnen und ihren Status als Drittklässlerin. Und vor allem: Kummer über den Verlust des alten Hauses durch den Umzug ins neue Haus, verbunden mit einem Schulwechsel. Betty beschreibt das alte Gartentor und andere Details besonders eindrücklich und lässt erkennen, dass ihr der Abschied von der vertrauten Umgebung schwergefallen ist. Innerlich scheint sie noch nicht umgezogen zu sein.

Befragt zu der »Hausaufgabe«, auf störungsfreie Situationen und Phasen zu achten, gibt sie an: Das Atemproblem sei noch da, aber etwas weniger. Die therapeutische Empfehlung an Betty ist es, dem Ausatmen nach einem Atemblock einen seufzenden Ton mitzugeben, damit der Kummer oder auch ein anderes Gefühl für andere besser erkennbar und hörbar sei.

Elternsitzung – ohne Betty

»Schwierige Gefühle begleiten, nicht verbannen.« In der folgenden Beratungssitzung mit beiden Elternteilen ging es zunächst darum, den »kommunikativen Vorsprung« der Mutter über das Problem auszugleichen, den Vater in eine gemeinsame Arbeit einzubeziehen und eine mögliche Schuldzuweisung an den Vater proaktiv auszuschließen. Der Vater bekam Gelegenheit, seine Sicht der Problementstehung, seine Hilflosigkeit angesichts des Problems sowie seine »gute« Väterlichkeit in Absicht und Tat darzulegen und anerkannt zu wissen.

Unterschiede und Gemeinsamkeiten der Eltern im Umgang mit schwierigen Gefühlen, Störungen und Stresssituationen wurden erfragt: Wie gehen Sie mit »schwierigen« Gefühlsausbrüchen von Betty um? Was machen Sie mit eigenen Gefühlen des Kummers, der Wut, des Ärgers? Beide Eltern berichten von ihrer Verfahrensweise, Betty vor allem in wütender Verfassung eher zu ihrer Beruhigung in ihr Zimmer zu schicken in der Hoffnung, dass Betty dort ihre Gefühle wieder in den Griff bekomme. Der Einwurf der Therapeutin, dass eine solche Bewältigungsstrategie aber ein sehr einsames Unternehmen sei, wird vor allem von der Mutter bestätigt. Das emotionale Selbstmanagement der eigenen Wut beschreibt der Vater zum einen in vermehrtem Aktionismus, beispielsweise in häuslichem Engagement. Zum anderen erlebte er aber auch Hilflosigkeit und Verunsicherung.

Die Eltern werden ermutigt, eine andere Form des Umgangs mit Wut, Trauer & Co. zu erproben: Sie sollen in Bettys Nähe bleiben, das mutmaßliche Gefühl der Tochter benennen und dieses damit implizit als existent anerkennen sowie darauf hinweisen, dass das Gefühl eine kleine Weile dazugehöre, aber nicht für immer.

Übersetzung der Bedeutung des Problems in Elternsprache

In einer weiteren Elternsitzung erfahren die Eltern von Bettys Anliegen: ein inneres Haus bauen mit Platz für ihre starken Gefühle. Befragt, welches ihrer Meinung nach das Gefühlszimmer mit der größten Bedeutung in Bettys innerem Haus sei, vermutet der Vater vor allem Eifersucht/Neid, die Betty umtreibe: Eifersucht/Neid auf die kleine Schwester und auf die Freundin Paula, die besonders coole Ferienunternehmungen mit ihrer Familie plane. Die Mutter vermutet, dass das Zimmer der Freude/Zufriedenheit das belebteste sei. Beide Eltern sind sichtlich verblüfft, dass der Umzug ins neue Haus von Betty als prominentes Erlebnis beschrieben wurde und bei ihr – neben ein bisschen Freude – doch auch viel uneingestandenen Kummer auslöste. Dieser »Kummer« passt nicht in ihr eigenes Erleben und ist damit hinreichend quer zu ihrer Erwartungshaltung. Sie reagieren überrascht und fast erleichtert, sodass eine Verstörung der Wahrnehmung von Betty eintritt, die wiederum eine andere Resonanz der Eltern auf die Tochter ermöglicht. Als therapeutische Hausaufgabe wird den Eltern empfohlen, beim eventuellen Auftreten des Atemproblems gemeinsam einmal mit Betty tönend auszuseufzen und so die emotionale Regung der Tochter mitzuvollziehen.

Einzelsitzung mit Betty – Abschied vom alten Haus

Die Ambivalenz in der Selbst-Beheimatung: »Wo gehöre ich hin?« war das Thema der Einzelarbeit mit Betty. Symbolisch stand das alte Haus für eine frühere Ausgabe von Betty, der zu entwachsen sie gefordert war. Das betrachtende Pendeln zwischen früher und jetzt, jüngerem und aktuellem Selbstentwurf brauchte eine Mitteilung und Resonanz durch ein Gegenüber.

Einerseits wurde das neue Zukunftshaus in seinen räumlichen Dimensionen (Haus, darin Bettys Zimmer, Garten mit Schaukel etc.) gemalt und beschrieben. Andrerseits wurde vor allem auf den Abschied vom alten Haus fokussiert: Dabei regte die Therapeutin den Perspektivwechsel des Abschieds aus Sicht des alten Hauses an. Was denkt wohl das Haus über den Wechsel der Bewohner? Darf Betty das alte Haus noch einmal von außen oder sogar von innen sehen? Werden wieder Kinder in dem alten Haus wohnen, oder muss sich das alte Haus ganz umstellen? Wofür möchte sich Betty beim alten Haus bedanken? Was möchte sie dem alten Haus wünschen?

Dieser Perspektivwechsel schien Betty zu ermächtigen, auf einer Meta-Ebene den Abschied nicht nur zu erleiden, sondern eigenaktiv zu vollziehen. Sie konnte Gedanken, Empfindungen und vielleicht auch Handlungen (Besuch) entwickeln, die ihr und dem alten Haus den Abschied ermöglichten und den Wechsel in das neue Haus erleichterten.

Abschlusssitzung mit Betty

Betty kommentierte in der Abschlusssitzung die 4 Zimmer in ihrem »neuen« inneren Haus in leichter Veränderung: Der Kummer über den Verlust des alten Hauses war noch da, machte aber dem Frieden mit dem neuen Haus Platz. Sie gewöhne sich schon an das neue Haus und empfinde auch Freude daran. Stolz sei sie über den letzten Auftritt bei der Tanzgarde. Ihre Eifersucht/Neid auf die Freundin sei weniger, weil die Familie ja gemeinsam einen Besuch im Disneyland in Paris plane. Als Abschiedsimpuls lesen wir gemeinsam eine Comic-Geschichte von einem kleinen Gespenst, das ein Zuhause sucht: Nicht nur Betty – auch andere! – kennen das Problem mit dem eigenen inneren Zuhause!

Die Therapie endete vereinbarungsgemäß nach 8 Sitzungen. Die Atemstörung hatte sich in der Häufigkeit so stark abgeschwächt, dass die Medikation abgesetzt werden konnte. Die Eltern erklärten, sie seien mit dem Ergebnis sehr zufrieden. Ihnen wurde ein Monitoring-Termin nach einem Vierteljahr angeboten.

3 Kritische Reflexion des Fallverlaufs

*Welche **Überlegungen** haben Sie bei der Gestaltung des Verlaufs geleitet?*

Betty entwickelte erstmals das Symptomverhalten im Zusammenhang mit einer größeren Auseinandersetzung mit dem Vater. Damit deuteten sich die Protagonisten des familiären Konfliktgeschehens an. Die töchterliche Atemblockade könnte der väterlichen Lautstärke komplementär gegenübergestellt werden: Je nachdrücklicher der Vater seine Forderungen stellte, desto weniger atmete Betty. Bei der Wesensähnlichkeit von Mutter und Betty ist nicht auszuschließen, dass Betty auch stellvertretend für ihre Mutter in Delegation den Konflikt mit dem Vater austrägt.

*Welche **Vorgehensweisen** Ihrerseits haben den Verlauf wesentlich bestimmt?*

Vordergründig ging es bei Betty um den Abschied von einem sehr konkreten und vertrauten Haus, der eine einfühlsame Begleitung in Form einer nachvollziehenden Darstellung und Visualisierung verlangte. Daneben war aber auch das Aushandeln des Konfliktes ein unabweisbares Anliegen. Wesentlich war für mich die Suche nach einer symbolhaften Problembeschreibung, die in der Relation Vater–Tochter eher verbindend als trennend wirkt und die für alle Beteiligten anschlussfähig in ihren individuellen Bezugsrahmen ist. Da bot sich bei dieser Familie in dieser aktuellen Lebenssituation die Metapher des »eigenen Hauses« besonders an.

Angesichts der Unterschiede hinsichtlich Temperament, altersspezifischen Lebens- und Entwicklungsthemen, sozialer Rolle und Beziehungen zueinander bestand die therapeutische Arbeit vor allem in einer Übersetzungsleistung der individuellen Entwicklungsbedürfnisse der Tochter und des Vaters füreinander. Das töchterliche Ringen um Luft und das väterliche Ringen um bessere Wohnverhältnisse für die Familie konnten so gegenseitig und gleichermaßen als Ausdruck gesunder Wachstumsbemühungen gewürdigt werden: Die respektvolle Wahrnehmung und Anerkennung der jeweiligen Anstrengungen und Leistungen trugen zu einer Re-Kontextualisierung und positiven Attribuierung der Störung bei.

*Was macht Sie im Rückblick **zufrieden**? Was sehen Sie eher **kritisch**?*

Betty wie auch die Familie durchlebt eine Übergangsphase, die in sich ambivalent ist. Neue und positiv erlebte Möglichkeiten und Verlusterfahrungen halten sich die Waage. Bei Betty steht der Verlust mehr im Vordergrund als bei dem dynamischen Vater. Betty selbst und auch die Eltern waren während des therapeutischen Prozesses sehr assoziiert sowohl zu sich selbst als auch zueinander. Insbesondere der Vater hat seinen Umgang mit töchterlicher Wut tatsächlich verändern können: Er berichtete von seinen Bemühungen, Betty nicht in starkem Affekt alleine zu lassen und die stressigen Momente gemeinsam durchzustehen. Dieser »neue« Umgang war für ihn eine besondere und bisher unbekannte Herausforderung, der er sich durchaus gestellt hat.

Ob das Deutungsangebot »Unser Haus bauen – mit Störungen« nachhaltig wirksam sein kann, wird sich erst noch erweisen. Die Reibungspunkte, die sich aus der unterschiedlichen Temperamentslage auch auf der Elternebene ergeben, dürften besonders unter Stressbedingungen weiterhin wirksam sein. Eine Paarberatung entsprach aber weder dem primären Auftrag noch wurden Paarthemen von den Eltern explizit angeboten. Die Mutter in ihrer Beziehung zu Tochter und Ehemann sowie die kleine Schwester standen weniger explizit im Fokus der therapeutischen Betrachtung, waren aber mitbedacht. Zur Diskussion steht also die Frage, wie tief und intensiv die Intervention unter den beschriebenen Umständen angesetzt werden durfte oder sollte, um eine für die Familie befriedigende und nachhaltige Beziehungsverabredung zu unterstützen.

*Was hätten Sie im Rückblick gesehen **anders machen** sollen bzw. würden Sie in ähnlichen Situationen zukünftig anders machen?*

Eine gemeinsame Abschlusssitzung mit den Eltern und Betty zur gemeinsamen Reflexion des Therapieprozesses wäre wertvoll und wünschenswert gewesen. Hier hätte dann auch Bettys Engagement, mittels ihres Symptoms für einen sorgsameren Umgang mit der Unterschiedlichkeit der Familienmitglieder zu sorgen, offen von allen anerkannt und gewürdigt werden können. Vielleicht hätte hier ein Ritual der Anerkennung von Unterschieden entwickelt werden können.

Auf diesem gemeinsamen abschließenden Schritt würde ich – im Rückblick betrachtet – in einer nächsten Therapie trotz knapper zeitlicher Ressourcen mehr bestehen, um die bereits gemachten kleinen Veränderungen im Umgang miteinander zu sichern. Die Therapie ist mit 8 Sitzungen sehr kurz ausgefallen. Mit dem Verschwinden des Symptoms schien der Auftrag aber erfüllt. Der Umgang nicht nur mit schwierigen Gefühlen, sondern auch mit Unterschiedlichkeit im Umgang mit der eigenen emotionalen Befindlichkeit ist sicher eine Lernaufgabe, die in bindungsintensiven Beziehungen eine unvermeidliche Herausforderung darstellt. Diese Themen konnten in der Kurzintervention nur angerissen werden. Jedoch scheint ein positiv verstörender Impuls möglich gewesen zu sein.

Wie hat das Kind und wie haben die Angehörigen das ***Ergebnis*** *beurteilt?*

In der letzten Sitzung mit Betty habe ich sie nach ihrem Erleben der Therapie befragen können: War sie zufrieden, obwohl wir ja gar nicht gespielt haben? Hat ihr das Thema mit dem Haus gefallen? Besteht für sie noch das Atemproblem, oder hat es sich verändert? Betty hat diese Fragen spontan bejaht, eine Erleichterung der Atmung bestätigt und angemerkt, dass sie sehr gerne gekommen sei. Sie hat den Therapieprozess als positiv für sich erlebt und konnte die Einzelsitzungen wohl für sich nutzen, um sich selbst besser zu verstehen und sich auch mit dem Vater zu verständigen. Die Mutter hat sich ebenfalls als zufriedengestellt geäußert, da das Atemproblem jetzt weg sei. Der Vater war abschließend verhindert und nicht mehr präsent.

Das eingefrorene Mobile

Alexander Korittko

Traumafolgestörung

Indexpatienten: Anita (8 Jahre), Dennis (12 Jahre)

Familie: Frau K., Herr K., Anita, Dennis

Diagnose: Traumafolgestörung

Therapiekontext: Erziehungsberatungsstelle

Therapietermine: 5 (90 Min.)

Therapiedauer: 2 Monate

1 Gedanken zur Auswahl des Falles

Zu den schwersten Traumatisierungen, die Menschen erfahren können, zählen ohne Frage die Misshandlungen und Vernachlässigungen in der eigenen Familie. Darüber hinaus wird jedoch oft unterschätzt, wie schwer es für Eltern und Kinder auch in anderen Fällen sein kann, mit den Auswirkungen von traumatischem Stress umzugehen. Ein »Trauma von außen« soll deshalb im Mittelpunkt der folgenden Falldarstellung stehen. Solche traumatischen Erfahrungen können einen erheblichen Einfluss auf die Psyche von Eltern und Kindern haben und auf die Art und Weise, wie sich Familienmitglieder miteinander verhalten.

Systemisches Vorgehen eignet sich aus vielfachen Gründen für die Arbeit mit traumatisierten Familien, die gemeinsam eine existenzielle Bedrohung von außen erlebt haben oder Zeugen einer solchen Situation geworden sind.

1. Bei systemischem Vorgehen kann der Prozess einer Lockerung und Lösung einer posttraumatischen Erstarrung durch ein unmittelbares Einwirken auf die familiäre Interaktion unterstützt werden.
2. Bei systemischem Vorgehen kann eine gute Balance zwischen vergangenem Leid und derzeitiger oder zukünftiger Orientierung an den Stärken der Familie erzielt werden.
3. Bei systemischem Vorgehen kann die familiäre Interaktion als wichtigster Resilienzfaktor genutzt werden.

4. Bei systemischem Vorgehen können die Ressourcen und die Selbstheilungskräfte der Familie auf direktem Wege ihre Wirkung entfalten.
5. Bei systemischem Vorgehen kann gegenüber der Autonomie und den bisherigen Lösungswegen der Familie besonders wirkungsvoll Respekt gezeigt werden.

Außerdem ist natürlich die gemeinsame Arbeit mit Erwachsenen und Kindern erheblich ökonomischer als Interventionen getrennt voneinander mit unterschiedlichen Professionellen.

Ich stelle diesen Fall auch vor, weil er zeigt, wie eine von mir entwickelte Methode nach Traumatisierung von außen zur Anwendung kommen kann und schnell einen Lösungsprozess eines »erstarrten« Systems und einer Veränderung seiner Interaktion in Gang setzt.

2 Fallverlauf

Symptomatik und Auftragsklärung

Als ich die Familie Krause kennenlerne, sind sofort Ängste das Hauptgesprächsthema. Anita (8) und Dennis (12) unternehmen nichts ohne ihre Eltern. Anita hat Schwierigkeiten einzuschlafen, und Dennis hat sich von seinen Freunden zurückgezogen. Frau Krause hat Angst, dass ihren Kindern etwas passieren könnte, und lässt sie nicht mehr allein aus dem Haus gehen. Sie bringt die Kinder zur Schule und holt sie auch wieder ab. Dennis und Anita werden von ihr am Nachmittag begleitet, wenn sie Verabredungen haben. Das betrifft beispielsweise Dennis' wöchentliches Basketball-Training. Als Maßnahme zur Erhöhung von Sicherheit hat sich die Familie einen Hund zugelegt. Es scheint, als befände sich die Familie in einem Entwicklungsstillstand.

Verhaltensweisen von Eltern und Kindern haben oft einen guten Grund oder eine Funktion, auch wenn sie im Moment merkwürdig erscheinen. Häufig entfaltet sich dieser gute Grund, wenn der Kontext erweitert wird, beispielsweise durch anamnestische Fragen. Als ich mich danach erkundige, seit wann sich diese Ängste zeigen, erfahre ich deren Entstehungsgeschichte.

Vor einem halben Jahr war Frau Krause wie so oft mit ihrer Tochter Anita im Hallenbad schwimmen und hatte auf dem Weg nach Hause ihren Sohn Dennis vom Basketball-Training abgeholt. Als alle drei gegen 18 Uhr mit dem Auto vor dem Mehrfamilienhaus angekommen waren, sahen sie eine blutende junge Frau auf dem Bürgersteig liegen, das Opfer eines Tötungsversuchs durch einen abgewiesenen Ex-Freund, was aber erst Wochen später bekannt wurde. Mutter und Sohn sprangen sofort aus dem Auto und wollten helfen, die Tochter blieb im Auto sitzen. Die Mutter rief per Handy einen Krankenwagen. Bis dieser eintraf, sprachen die beiden mit der jungen Frau, die später gerettet werden konnte.

Seit diesem Ereignis kann Anita schlecht einschlafen, und die Angst, dass etwas Schlimmes passieren könnte, bestimmt das Familienleben. Im Gespräch mit mir hoffen alle drei, dass sie ihre Ängste loswerden können und sich wie vor diesem Ereignis verhalten. Deswegen kommen sie zu mir in die Familienberatungsstelle.

Ich kenne viele Familien, die nach einer Traumatisierung in einen Erstarrungszustand geraten, den ich das »erstarrte Mobile« oder auch das »eingefrorene Mobile« genannt habe (Korittko 2017). Schockzustände, denen mehrere Familienmitglieder ausgesetzt sind, können zu reduzierten familiären Interaktionen führen. Es ist, als blieben sie in damals sinnvollen Notfallreaktionen dauerhaft stecken. Das Verhalten und die Gefühle – hier ängstliches Vermeiden von Trennung, sozialer Rückzug, Schlafstörungen – machen einen Sinn, aber nicht im Hier und Jetzt, sondern im Dort und Damals des traumatischen Erlebnisses.

Ich arbeite zunächst an meinem Auftrag. Was möchten die Familienmitglieder von mir? Wie viele andere Familien wünschen sich auch Frau Krause und ihre Kinder, dieses Erlebnis nicht gehabt zu haben – ein verständlicher Wunsch, der aber nicht erfüllbar ist. Als zweites Anliegen wird genannt, dass die Ängste verschwinden, die heute noch da sind, und dass sie vielleicht Hilfe dabei erhalten können, mit diesen Ängste anders umzugehen. Darauf können wir uns einigen.

Erstgespräch

In einem ersten Gespräch versuche ich, die Symptome zu erklären, sie zu normalisieren und sie als bisherigen Lösungsversuch wertzuschätzen. Zusätzlich erkunde ich, ob es vielleicht weiteren Stress im Alltag gibt, der ebenfalls die Reaktionen erklären könnte. Zudem möchte ich ressourcenorientiert etwas über die Familie erfahren. Frau Krause, Anita und Dennis hören von mir, dass ihre Ängste eine normale Reaktion auf ein außergewöhnliches Erlebnis darstellen und damit sinnvoll sind. Es ist mir auch wichtig, eine Familie nicht auf ihre Symptome zu reduzieren. Ich möchte deshalb wissen, was es bedeutet, Teil dieser Familie zu sein, und welche Möglichkeiten der Stress-Reduktion in der Familie bestehen. Alle drei bestätigen, dass es in der Familie keine bedeutenden Konflikte gibt. Bis vor einem halben Jahr habe jeder viel allein unternommen und am Abend darüber berichtet. Anita habe sich nach der Schule mit Freundinnen getroffen. Auch spielt sie Schach mit dem Vater. Dennis ist, wie schon erwähnt, ein begeisterter Basketball-Spieler, der an Trainings- und Punkte-Spielen teilnimmt. Frau Krause liest viel, hört klassische Musik und sieht gern fern. Am Wochenende werden gemeinsame Ausflüge unternommen, z. B. gemeinsame Fahrradtouren in der Umgebung. In letzter Zeit macht ihnen das meiste keine Freude. Das vierte Familienmitglied, der Vater, kommt nicht zum ersten Gespräch und ist auch später nicht zu einer Teilnahme zu bewegen. »Ich hab' ja nichts von alledem mitbekommen«, sagt er am Telefon. Ich wertschätze sein Fernbleiben als Bemühen, den anderen dreien die Zeit bei mir zu überlassen, und gebe der Vermutung Ausdruck, dass er die anderen zu Hause bestimmt auf seine Art und Weise unterstützt. Das bestätigte die Mutter: »Ja, wir haben jetzt erst gemerkt, wie wichtig uns die Kinder sind. Mein Mann hilft mir auch viel mehr im Haushalt.«

Weiterer Therapieverlauf

Für die Integration von traumatischen Erfahrungen wende ich eine Vorgehensweise an, die auf eine möglichst strukturierte Art ermöglicht, über die Zeit vor dem Trauma, über die Zeit nach dem Trauma und schließlich über das traumatische Erlebnis selbst zu sprechen. Ich arbeite mit von den Familienmitgliedern angefertigten Zeichnungen und einer speziellen Form des Gesprächs darüber.

Als es in einer der nächsten Begegnungen um den sicheren Moment vor dem Trauma geht, bitte ich Frau Krause, Anita und Dennis, jeweils eine Zeichnung dazu anzufertigen. Nach einiger Zeit liegen drei sorgfältig angefertigte Zeichnungen auf dem Fußboden. Die Mutter hat das gemeinsame Mittagessen mit den Kindern gezeichnet, Dennis sich selbst beim Basketball-Training, Anita sich und die Mutter im Schwimmbad. Ich spreche mit den dreien über die Zeichnungen und nutzte das BASK-Modell: Dabei werden zunächst die Zeichnungen gegenseitig erklärt (B= Behavior, was ist auf der Zeichnung zu sehen?). Dann wird jeder Einzelne danach gefragt, welche Gefühle beim Betrachten aller Zeichnungen entstehen (A = Affekt), wo diese

Gefühle im Körper zu spüren sind (S = Sensation, Körperempfindung) und welcher Satz zu allen drei Zeichnungen passt (K = Knowledge, Kognition). Die Zeichnungen und damit das, was auf unterschiedlichen Wahrnehmungskanälen bei der Betrachtung ausgelöst – angetriggert – wird, werden durch diese Methode neu verarbeitet und neuronal verortet.

In der folgenden Sitzung bitte ich erneut darum, Zeichnungen anzufertigen, diesmal von dem sicheren Moment danach. Frau Krause zeichnet sich selbst beim Fernsehen. Anita zeichnet das Auto der Familie, mit dem sie am nächsten Morgen von der Mutter zur Schule gefahren wird. Dennis zeichnet sich selbst beim Basketball-Training. Wieder verfahre ich mit den Zeichnungen wie bei der vorherigen Sitzung.

Trauma-Integration

Bei der dritten Sitzung (Integration des Traumas) bitte ich die drei Familienmitglieder um eine Zeichnung vom schlimmsten Moment. Frau Krause zeichnet die blutende junge Frau vor dem Haus, am Bildrand ist das Auto der Familie zu erkennen. Auf dem Bürgersteig fallen zwei Blutflecke auf. Die beiden Blutflecke tauchen auch auf der Zeichnung von Dennis auf. Er zeichnet in der Nähe der blutenden Frau seine Mutter, die mit einem Handy telefoniert. Auch auf seiner Zeichnung ist das Auto der Familie zu sehen. Anita zeichnet sich selbst mit offenen Augen im Bett liegend. Wieder lege ich die Zeichnungen auf den Fußboden, und zwar so, dass die Familienmitglieder sie gut sehen können.

Alexander Korittko »Ich bin mal wieder begeistert von Ihren und euren tollen Zeichnungen. Wer möchte heute beginnen und die eigene Zeichnung erklären?«

Frau Krause »Ich fang mal an. Hier ist die junge Frau zu sehen, wie sie blutet. Ich bin ja als Erste dort hingegangen. Und das ist der Hauseingang.«

Alexander Korittko »Hat jemand eine Frage zu Mamas Bild?«

Dennis »Ja, ich. Was liegt da auf der Treppe?«

Frau Krause »Das ist das Handy der jungen Frau, das lag da. Aber sie hat sich wohl nicht mehr selbst Hilfe holen können.«

Alexander Korittko »Aha, dann zeigt diese Zeichnung einerseits den Schock, den Sie erlitten haben, aber auch Ihr Bemühen, Hilfe heranzuholen, Frau Krause. Ist das so?«

Frau Krause »Ja, das stimmt.«

Auch in den schrecklichsten Situationen handeln die meisten Menschen intuitiv sinnvoll, um das eigene Überleben oder das anderer Menschen zu sichern. Wenn dies in therapeutischen Gesprächen zur Sprache kommt, kann neben dem Schock auch der Aspekt der Handlungsfähigkeit wahrgenommen werden.

Alexander Korittko »Dennis, magst du dein Bild erklären?«

Dennis »Okay. Ich hab' Mama gezeichnet neben der Frau, wie Mama telefoniert. Ist ja komisch, ich hab' genau wie Mama zwei Blutflecken auf dem Bürgersteig gezeichnet. Anita sieht man nicht, die ist im Auto.«

Alexander Korittko »Hat jemand eine Frage oder eine Bemerkung zu Dennis' Bild?«

Anita »Ich wusste gar nicht, wie das alles ausgesehen hat. Ich kann mich nur noch an den Krankenwagen erinnern mit dem Blaulicht.«

Frau Krause »Ja, die beiden Bilder von Dennis und von mir ähneln sich wirklich sehr. Ich wollte nicht, dass du das alles von Nahem siehst, Anita, deshalb solltest du im Auto bleiben.«

Anita »Jetzt will ich was zu meinem Bild sagen. Für mich war am schlimmsten, als ich abends im Bett gelegen habe und nicht einschlafen konnte. Da hab' ich an alles denken müssen, und ich habe auch geweint. Mein Bruder hat mich getröstet.«

Dennis »Ich hab' dann noch Mama geholt, weil Anita nicht mit dem Weinen aufhörte.«

Alexander Korittko »Aha, dann seid ihr also eine Familie, die sich gut gegenseitig helfen kann, wenn es schwierig wird.«

(Frau Krause, Dennis und Anita nicken. Anita kommen ein paar Tränen. Die Mutter nimmt sie in den Arm und tröstet sie.)

Nachdem die Zeichnungen erklärt worden sind und damit die unterschiedlichsten Verhaltensweisen in der traumatischen Situation benannt wurden, kann jetzt in einem zweiten Teil über die angeregten Gefühle und Körperreaktionen gesprochen werden.

ALEXANDER KORITTKO »Jetzt kommen wir wieder zur zweiten Runde, in der ich jedem ein paar Fragen einzeln stelle. Mögen Sie wieder beginnen, Frau Krause?«

FRAU KRAUSE (nickt)

ALEXANDER KORITTKO »Wenn Sie auf alle drei Zeichnungen gucken, welches Gefühl kommt dann bei Ihnen auf?«

FRAU KRAUSE »So irgendwie im Magen.«

ALEXANDER KORITTKO »Und wie würden Sie dieses Gefühl da im Magen nennen? Eher Wut oder Traurigkeit oder Angst oder etwas ganz anderes?«

FRAU KRAUSE »Nee, das ist so eine Mischung zwischen Angst und Wut. Wie konnte der Kerl das dem Mädchen antun? Und uns ja damit irgendwie auch.«

ALEXANDER KORITTKO »Und was spüren Sie jetzt in der Magengegend?«

FRAU KRAUSE »Da ist so ein Druck.«

ALEXANDER KORITTKO »Wenn Sie mögen, nehmen Sie ein paar tiefe Atemzüge, durch die Nase einatmen und durch den spitzen Mund ausatmen. Und schauen Sie weiter auf die Bilder. Was bleibt, und was verändert sich?«

FRAU KRAUSE »Der Druck im Magen verschwindet.«

ALEXANDER KORITTKO »Und wenn Sie jetzt auf die drei Bilder gucken, welcher Satz fällt Ihnen zu allen drei Bildern ein?«

FRAU KRAUSE »So ein Mist. Das fällt mir jetzt dabei ein.«

ALEXANDER KORITTKO »Okay. So ein Mist. Dennis und Anita, wie gefällt euch der Satz von Mama?«

DENNIS »Der passt.«

ANITA »Finde ich auch.«

ALEXANDER KORITTKO »Das hört sich an wie ein Kompliment, dass Sie einen Satz gefunden haben, den Ihre Kinder richtig gut finden.«

FRAU KRAUSE »Das fühlt sich gut an.«

Einbeziehung des Körpers

Während der Erkundung der angetriggerten Emotionen und der damit verbundenen Körperreaktionen kann in einer einfachen Atem-Übung dazu beigetragen werden, dass Frau Krause im Hier und Jetzt bleibt und einen Satz nennen kann, der aus ihrer Sicht zu den drei Zeichnungen passt. In einer neurobiologischen Perspektive betrachtet wurden in der ersten Runde über die Inhalte der Bilder Bereiche im Neokortex angeregt. Bei der Frage nach den aufkommenden Emotionen wurden zusätzlich Bereiche des limbischen Systems und des Stammhirns angesprochen, ebenso bei der Frage nach Körperreaktionen. Über die Frage nach einem Satz, der auch eine Bewertung der Gesamtsituation beinhalten kann, werden wieder Bereiche im Neokortex aktiviert. Dazu ist es hilfreich, wenn die vorher leicht aufkommende körperliche Übererregung durch die Atem-Übung gestoppt wird. Die kurzen bestätigenden Antworten der Kinder aktivierten zusammen mit einer positiven Konnotation das familiäre Unterstützungssystem.

Alexander Korittko »Dennis, darf ich dir jetzt ein paar Fragen stellen?«

Dennis »Okay.«

Alexander Korittko »Dennis, wenn du jetzt auf diese drei Bilder guckst, was für ein Gefühl entsteht bei dir jetzt?«

Dennis »Nur Wut.«

Alexander Korittko »Und wo spürst du diese Wut jetzt in deinem Körper?«

Dennis »In den Armen. Und in den Händen. Meine Fäuste ballen sich zusammen.«

Alexander Korittko »Magst du auch ein paar Mal durchatmen, so wie eben deine Mutter? Durch die Nase ein und durch den spitzen Mund wieder aus. Was bleibt und was verändert sich?«

Dennis »Jetzt geht es mir besser.«

Alexander Korittko »Und welcher Satz fällt dir zu allen drei Bildern ein?«

Dennis »Ist lange her.«

Alexander Korittko »Ah ja, das ist lange her. Wie gefällt den anderen der Satz von Dennis?«

Frau Krause »Stimmt, das ist lange her.«

Anita »Da hat Dennis recht.«

Alexander Korittko »Na klasse, Dennis, da hast du ja auch einen Satz gefunden, der den anderen beiden gefällt.«

Dennis (lächelt)

Alexander Korittko »Anita, machst du jetzt weiter?«

Anita »Ja, soll ich jetzt sagen, was ich für ein Gefühl habe, wenn ich auf die Bilder gucke?«

Alexander Korittko »Ja.«

Anita »Ein ganz blödes Gefühl.«

Alexander Korittko »Blöd-traurig, blöd-ängstlich, blöd-wütend oder anders blöd?«

Anita »Ängstlich.«

Alexander Korittko »Und wo spürst du dieses ängstliche Gefühl im Körper?«

Anita »Hauptsächlich im Hals.« (Anita beginnt zu weinen.)

Alexander Korittko »Vielleicht ist jetzt Zeit für die Tränen, die damals keinen Platz hatten. Was wünschst du dir im Moment von Mama oder von Dennis?«

Anita (rutscht unter Tränen zur Mutter, lässt sich von ihr in den Arm nehmen und trösten. Nach einiger Zeit hat sie sich wieder beruhigt.)

Alexander Korittko »Toll, Anita, wie du Mama ganz deutlich zeigen kannst, was du von ihr brauchst. Und Sie spüren das ja auch ganz schnell, was Ihre Tochter von Ihnen möchte. Und ich hab' gemerkt, dass das für dich ganz okay ist, wenn Anita ganz eng bei Mama ist. Was machst du denn, wenn es dir mal schlecht geht?«

Dennis »Ich geh raus und spiele mit meinem Ball.«

Alexander Korittko »Wunderbar, Dennis. Anita, ich hab' noch eine Frage an dich. Welcher Satz passt für dich zu den Bildern?«

Anita »Weiß nicht. Alles vorbei.«

Alexander Korittko »Es ist alles vorbei. Fein, das ist ja so ein ähnlicher Satz wie der von Dennis. Das ist lange her. Es ist alles vorbei. Wie gefällt den anderen der Satz von Anita?«

Dennis »Gut.«

Frau Krause »Gefällt mir auch, Anita.«

Alexander Korittko »Toll, dass du auch einen Satz gefunden hast, den die anderen beiden gut finden. Dann wären wir heute am Ende angelangt. Hat jemand eine Idee, was wir jetzt mit diesen Zeichnungen machen sollen?«

Dennis »Verbrennen.«

Anita »Au ja.«

Frau Krause »Nein, wir können hier doch kein Feuer machen. Wir können sie ja in einen Umschlag packen und dann in den Papierkorb schmeißen. Oder in kleine Stücke reißen.«

Veränderungen im Alltag

Ich folge der Idee der Mutter und bitte Anita, alles in einen großen Umschlag zu packen. Für das nächste Mal verabreden wir eine Zerreiß-Aktion. Als Frau Krause nach zwei Wochen mit ihren Kindern wieder zu mir kommt, sind sie nahezu symptomfrei. Frau Krause lässt jetzt Dennis wieder allein zum Training fahren. Anita wird morgens zur Schule gebracht, legt jedoch großen Wert darauf, mittags alleine wieder nach Hause zu kommen. Alle drei berichten, dass sie gut schlafen können und keine schlimmen Träume mehr haben. Die Zeichnungen vom letzten Mal wollen sie nicht mehr sehen, auch nicht im verschlossenen Umschlag. Sie wollen aber unbedingt noch einmal zeichnen. Also bitte ich sie, eine Zeichnung davon anzufertigen, was sie tun, wenn es ihnen richtig gut geht. Frau Krause zeichnet sich selbst beim Fegen des Flurs mit Kopfhörern in den Ohren, Anita zeichnet ein Schachbrett mit Schachfiguren (sie spielt Schach mit dem Vater) und Dennis sich selbst – beim Basketballspiel. Ich verabschiede mich von der Familie mit der Einladung, sich jederzeit wieder bei mir melden zu können. Bei einer zufälligen Begegnung einige Monate später berichtet mir Frau Krause, dass es allen nach wie vor gut gehe.

In der Trauma-Exposition mit Eltern und Kindern kann in wenigen Gesprächen mit Sicherheit bietenden Interventionen durch ein kontrolliertes Wiedererleben der traumatischen Geschehnisse eine Integration des Traumas in die Geschichte der Familie erzielt werden. Dabei ist nicht die Katharsis, ein unkontrolliertes Ausleben unterdrückter Gefühle, das Ziel der Interventionen, sondern eine sanfte Konfrontation mit dem Trauma. Die Arbeit mit Zeichnungen oder Figurenskulpturen beinhaltet gleichzeitig eine Distanzierung vom traumatischen Geschehen durch eine Externalisierung, welche das Gefühl von Kontrolle erhöht. Der Ausdruck von Emotionen wird dabei nicht vermieden, sondern ist Anlass zur Aktivierung von eigenen Ressourcen und von Unterstützung im Familiensystem.

3 Kritische Reflexion des Fallverlaufs

*Wie gestaltete sich der **Erstkontakt**? Worin bestand die Herausforderung, und wie haben Sie der zu begegnen versucht?*

Im Erstkontakt war es für mich problematisch, dass der Vater nicht am Gespräch teilnehmen wollte. Zu Beginn meiner familientherapeutischen Arbeitsweise in den 1980er-Jahren hätte ich wohl nur mit dem gesamten Familiensystem gearbeitet. Heute gehe ich davon aus, dass Veränderungen bei einigen Familienmitgliedern auch Veränderungen bei Nichtanwesenden zur Folge haben werden.

*Welche **Überlegungen** haben Sie bei der Gestaltung des weiteren Verlaufs geleitet?*

Traumatische Erlebnisse aus der Vergangenheit der Familienmitglieder haben häufiger Einfluss auf die familiäre Interaktion, als man gemeinhin denkt. Doch nicht jedes symptomatische Verhalten lässt sich über einen Blick durch die »Trauma-Brille« verstehen. Manchmal haben auch Situationen im Hier und Jetzt bei Kindern und Jugendlichen dramatische Auswirkungen. Ich finde es in diesem Zusammenhang wichtig, bei den diagnostischen Überlegungen diese Unterscheidung zu berücksichtigen: Was kann als Trauma-Folgestörung betrachtet werden, und was nicht?

*Welche **Vorgehensweisen** Ihrerseits haben den Verlauf wesentlich bestimmt?*

Die Arbeit mit den Zeichnungen, die die Familienmitglieder selbst erstellen, und die anschließenden Interviews dazu mit der BASK-Technik stellen für mich das zentrale Element dar. Es ist manchmal nicht so leicht, der Versuchung zu widerstehen, selbst etwas in die Zeichnungen zu interpretieren, was die Familie nicht sieht. Manche Therapeutinnen sind gerade angesichts dramatischer Ereignisse, die in der Traumatherapie zur Sprache kommen, bestrebt, Trost zu spenden oder in den Zeichnungen zu erkennende Ressourcen stärker zu betonen. Ich versuche eher, die familiäre Kommunikation rund um Trost und emotionale Unterstützung zu fokussieren.

Sind mit der dargestellten Methode immer ***signifikante Symptomreduzierungen*** *zu erreichen?*

Es hat sich für mich immer wieder gezeigt, dass nach relativ wenigen Sitzungen bedeutende Symptomreduzierungen auftraten, wenn auslösende traumatische Erfahrungen auf die beschriebene Weise fokussiert wurden. In anderen Familien gelang dies nicht so einfach. So kam es vor, dass ich ausschließlich von Traumata in der Vergangenheit ausging, ohne zu bemerken, dass zusätzlich traumatische Erlebnisse in der Gegenwart stattfanden, also eine äußere Sicherheit für das Kind nicht bestand. In einer Familie wurde von mir ein Krankenhausaufenthalt des Kindes als zentrales traumatisches Ereignis in den Blick genommen, während es derzeit noch unter Wutausbrüchen des Vaters litt. In einer anderen Familie gelang eine Symptomreduktion nur teilweise, da zwischen Mutter und Vater aktuell ein heftiger Konflikt bestand, der zur Trennung der Eltern führte.

Was sind für Sie die größten ***Herausforderungen*** *in diesen Therapieprozessen?*

Wie bereits gesagt, zunächst in der Einschätzung der Symptomatik: Liegt die Bedeutung der Symptomatik in der Gegenwart, oder zeigen sich Trauma-Folgestörungen? Im dargestellten Fall konnte schnell eine Verbindung von der vorgestellten Symptomatik zu einer Traumatisierung hergestellt werden. In anderen Fällen zeigen sich Symptome in Verbindung mit sogenannten Affektbrücken. Ein zunächst unverständliches Verhalten eines Kindes kann mit einem Ereignis in Zusammenhang stehen, welches vor vielen Jahren geschehen ist. Die 10-jährige Ute beispielsweise hatte Angst, sich übergeben zu müssen, und trug nur noch Kleidung, die in der Farbgebung nicht Erbrochenem ähnelte. Anlass war eine leichte Magenverstimmung vor einigen Wochen. In der Anamnese stellte sich heraus, dass sie als 5-jährige eine lebensgefährliche Lebensmittelvergiftung erlitten hatte und eine Woche lang für eine stationäre Behandlung von ihrer Mutter getrennt worden war. Die Mutter musste damals ebenfalls in einem Krankenhaus behandelt werden. Durch die jetzige Magenverstimmung wurde die alte existenzielle Angst reaktiviert (»angetriggert«) und führte zu dem oben beschriebenen Verhalten. Auch in diesem Fall wurde eine Trauma-Integration mit der Zeichen-Technik erzielt, und die Angst vor Krankheiten verschwand.

*Was macht Sie im Rückblick **zufrieden**? Was sehen Sie eher **kritisch**?*

Es macht mich zufrieden, wenn innerhalb kürzester Zeit eine bedeutende Symptomreduzierung erzielt werden kann. Auch in den Zeichnungen war beim letzten Termin zu erkennen, wie die anwesenden Familienmitglieder ihre Kraft und Lebendigkeit wieder ausdrücken konnten: kräftige Farben und klare Ausdrucksformen. Aber nicht alle Traumata von außen eignen sich für diese Vorgehensweise. Hat ein Kind oder eine Jugendliche z. B. sexuelle Gewalt außerhalb der Familie erlitten, schätze ich den Gewinn durch eine gemeinsame Aufarbeitung kritisch ein. Die mit einem solchen Ereignis verbundene Scham bei Betroffenen könnte durch die zeichnerische Darstellung in Gegenwart anderer Familienmitglieder nicht zu einer Genesung führen. Hier und in ähnlichen Fällen wäre aus meiner Sicht zumindest in der Anfangsphase eine getrennte Arbeit angemessen.

*Was hätten Sie im Rückblick gesehen **anders machen** sollen bzw. würden Sie in ähnlichen Situationen zukünftig anders machen?*

Im beschriebenen Fallverlauf kann ich wenig Aspekte entdecken, die ich anders gestalten würde. Bei ähnlichen Fällen gebe ich häufig in den ersten Gesprächen schriftliche Informationen über die Auswirkungen von Traumata und über die Normalität bestimmter Symptome. Ein solches Informationsblatt ist vor allem deswegen von Nutzen, weil einiges, was im Erstgespräch vermittelt wird, später wieder in Vergessenheit geraten kann. Ein solches Informationsblatt hatte ich bei der Arbeit mit der Familie Krause noch nicht zur Verfügung.

*Gab es einschränkende oder begünstigende **formale Faktoren**?*

Wenn eine Familie nicht mit mir kommunizieren kann, wird der Prozess schwieriger. Ich habe sowohl gute als auch weniger gute Erfahrungen mit muttersprachlicher Übersetzung gemacht. Es hat sich hierbei als günstig erwiesen, wenn es vor und nach der Sitzung zusätzliche Gespräche mit Übersetzern allein gibt. Gerade die Arbeit mit Zeichnungen eignet sich zwar besonders, wenn Therapeut und Familie nicht dieselbe Sprache sprechen, doch die Vertiefung mit dem BASK-Modell erfordert besonders präzise Übersetzung.

Ein weiterer einschränkender Aspekt zeigt sich dann, wenn einzelne Familienmitglieder auch nach einigen stabilisierenden Gesprächen über das Vorher und das Danach nicht über das traumatisierende Ereignis sprechen wollen. In einer Familie war es anlässlich einer Geburtstagsfeier der Mutter, an der auch die Kinder bis nach Mitternacht teilnahmen, zu einer gewalttätigen Auseinandersetzung der Gäste gekommen, die zu einem Messerangriff führte. Ein blutender Gast wurde in Gegenwart der Kinder abtransportiert, Polizisten verhörten alle Anwesenden. Bei von der Familienhelferin angeregten Gesprächen in der Beratungsstelle weigerte sich die Mutter, während der Sitzung zur Trauma-Integration zu zeichnen und über die Ereignisse dieser Nacht zu sprechen oder von den Kindern etwas von ihren Erlebnissen zu hören. In diesem Fall war es notwendig, zunächst über einen längeren Zeitraum mit der Mutter alleine stabilisierend zu arbeiten.

Noch ein Aspekt fällt mir ein. Die hier beschriebene Methodik sollte angewandt werden, wenn sich Symptome chronifiziert haben. In den ersten zwei Monaten nach einem Trauma sollte ausschließlich stabilisierend gearbeitet werden, da in diesem Zeitraum erfahrungsgemäß die Selbstheilungskräfte der Familie noch wirken.

Haben Sie ***Supervision*** *eingeholt?*

In diesem Fall nicht. Doch es war besonders bei der Arbeit mit den Auswirkungen individueller oder familiärer Traumata hilfreich, Teil einer Supervisionsgruppe zu sein und immer wieder die Möglichkeit zu haben, mit Peers über diese Fälle zu sprechen. Traumata haben einen infektiösen Charakter. Es geschieht schnell, dass Helfer in den Sog der dramatischen Ereignisse geraten und selbst Symptome entwickeln, die einer posttraumatischen Belastungsstörung ähneln. In Fachkreisen wird diese Problematik unter der Bezeichnung »Mitgefühlserschöpfung« (Compassion Fatique) diskutiert. Ein soziales Unterstützungssystem ist neben der Nutzung von eigenen Ressourcen ein guter Schutz vor dieser Form von Burn-out.

Wie haben die Kinder und wie die Angehörigen das ***Ergebnis*** *beurteilt? Wie beurteilen Sie Verlauf und Ergebnis? Gab es* ***Rückmeldungen*** *von fremder Seite? Gab es noch Rückmeldungen einige Monate nach Abschluss der Therapie?*

Die schnelle Symptomreduzierung war auch für die Familie überraschend und wurde von allen positiv bewertet. Einige Wochen später hörte ich von der Sozialarbeiterin des ASD, dass sich alle Familienmitglieder wohlfühlten. Eine ähnliche Bemerkung hörte ich auch von Frau Krause bei der bereits erwähnten zufälligen Begegnung nach mehreren Monaten.

Literatur

Haines, S. (2019): Trauma ist ziemlich strange. Eine Graphic Novel. Heidelberg (Carl-Auer).

Kolk, B. van der (2015): Verkörperter Schrecken: Traumaspuren in Gehirn, Geist und Körper und wie man sie heilen kann. Lichtenau (Probst).

Korittko, A. u. K.-H. Pleyer (2010): Traumatischer Stress in der Familie. Systemtherapeutische Lösungswege. Göttingen (Vandenhoeck & Ruprecht), 4. Aufl. 2014.

Korittko, A. (2017): Posttraumatische Belastungsstörungen bei Kindern und Jugendlichen. Heidelberg (Carl-Auer), 2. Aufl.

Korittko, A. (2019): Traumafolgen in der Erziehungsberatung. Richtig erkennen und gezielt helfen. Weinheim/Basel (Beltz Juventa).

»Ich schrei mal laut in der Nacht«

Charlotte Wirl

Trennungsangst, spezifische Phobie, Pavor nocturnus

Indexpatient: Lukas (9 Jahre)

Familie: Frau S., Herr S., Konrad (Halbbruder, 15 Jahre), Lukas

Diagnose: Trennungsangst, spezifische Phobie, Pavor nocturnus

Therapiekontext: Psychotherapiepraxis

Therapietermine: 8

Therapiedauer: 5 Monate

1 Gedanken zur Auswahl des Falles

Diesen Fall stelle ich als Hypnotherapeutin (Hypnosystemikerin) vor, weil systemische Aspekte eine überraschende Lösung brachten. Insbesondere beim Erstgespräch sehe ich bei Kindern immer die Notwendigkeit, eine systemische Sitzung abzuhalten. Aber auch in der Einzelarbeit mit dem Kind spielen systemische Komponenten eine Rolle, sowohl bei der Teilearbeit als vor allem auch bei der »Aufstellungsarbeit« mit Tierfiguren, Handpuppen oder Gegenständen. Dies könnte man als »Familientherapie mit dem Kind allein« bezeichnen. Natürlich finden zusätzlich noch Gespräche mit den Eltern statt, wenn sie die Kinder bringen oder abholen. Die Autorin nennt das die »Tür-und-Angel-Intervention«, die oft wesentlich ist. Bei einer Angstsymptomatik wie bei Lukas spielt der systemische Aspekt in der Regel eine besonders große Rolle, wobei nach Meinung der Autorin in der Kindertherapie – egal welcher Ausrichtung – immer systemische Komponenten integriert werden müssen.

2 Fallverlauf

Erstgespräch

Die Mutter von Lukas, 9 Jahre alt, 3. Klasse Grundschule, ruft an und bittet um einen Termin. Der am Telefon genannte Vorstellungsgrund sind verschiedene Ängste des Kindes. Obwohl die Autorin Hypnotherapeutin ist, findet das Erstgespräch bei Kindern und Jugendlichen immer als systemisches Gespräch mit der ganzen Familie statt. Zum Erstgespräch werden alle im gemeinsamen Haushalt lebenden Personen eingeladen. Das sind in diesem Falle der Klient (Lukas), der Vater, die Mutter und der ältere Halbbruder (gemeinsame Mutter).

Die Familie wird an der Tür begrüßt, als Erstes Lukas (da er ja der Klient ist). Lukas ist ein zarter, relativ kleiner Bub mit dunklen kurzen Haaren und einem neugierigen, wenngleich auch leicht ängstlichen Blick. Die Familie wird gebeten, ins Therapiezimmer zu kommen, wobei interessant ist, wer sich (und in welcher Reihenfolge) welchen Platz sucht. Lukas setzt sich auf den Schoß der Mutter, der ältere Bruder nimmt auf dem Hocker Platz, der Vater setzt sich auf das Liegesofa. Die Therapeutin dankt Lukas und seiner Familie fürs Kommen und bittet Lukas, sich und seine Familie vorzustellen. Zur Erklärung: »Du bist Lukas, 9 Jahre alt, und von Beruf?«, »??«, »Schüler.«, »Kannst du mir bitte deine Eltern vorstellen?« usw. Es ist interessant zu sehen, welche Vorstellungen Kinder von den Berufen ihrer Eltern haben (und gelegentlich auch vom Alter der Eltern). Das führt immer wieder zu Gelächter und lockert die Stimmung auf. Lukas kennt sich gut aus. Anfangs ist er noch sehr verlegen, im Laufe des Gespräches wird er etwas lebhafter und verlässt schließlich auch den Schoß der Mutter und setzt sich zum Vater auf die Couch. Beide Eltern sind in Sozialberufen tätig, dementsprechend bemüht sind sie um ihren Sohn. Der Bruder, 15 Jahre alt, besucht eine fortbildende Schule. Den leiblichen Vater seines Bruders kennt Lukas nicht.

Das Kind wird gefragt, ob es wisse, warum es bei mir ist. Kleinere Kinder können diese Frage auf Wunsch auch an einen Elternteil weitergeben. Lukas erzählt, dass er Angst vorm Gondelfahren habe, davor, alleine zu Hause zu bleiben, alleine von der Schule nach Hause zu gehen, Angst vor Gewittern usw.

Die Mutter berichtet, dass Lukas vor 2 Jahren in einer Gondel war und diese aus technischen Gründen plötzlich nicht mehr bergauf fuhr, sondern verkehrt ins Tal zurückschaukelte. Dies habe ihn sehr erschreckt. Er habe auch ein massives Unwetter bei den Großeltern auf dem Land erlebt, bei dem der Keller unter Wasser stand. Doch habe er auch schon davor verschiedenste Ängste gehabt, unter anderem, dass der Vater nicht mehr nach Hause komme oder die Mutter, weil ihnen etwas passiert sei. Der Vater sieht aktuell eher ein Problem beim Sesselliftfahren (notwendig für das Skifahren) und spricht von panischen Ängsten von Lukas, wenn er nach dem Fußballspielen nicht von den Eltern abgeholt werde. Die Mutter ergänzt noch, dass Lukas in der Nacht manchmal laut aufschreie, woran er sich am nächsten Morgen aber nicht mehr erinnere.

Zirkulär wird der Vater gefragt, was er denke, welche Ursachen (Zusammenhänge) die Mutter für die Ängste sieht, und umgekehrt die Mutter, was sie denkt, welche Ursachen der Vater dafür sieht. Natürlich werden auch der Bruder und Lukas selbst gefragt. Der Vater meint, dass die Mutter in oben genannten Erlebnissen den Auslöser sieht, die Mutter, dass der Vater Trennungsängste vermute. Lukas selbst hat keine Idee. »Es kam plötzlich«, meint er.

Nun stellt sich die Frage nach dem Therapieziel. Dieses hat verschiedene Bedingungen: Es soll positiv formuliert sein, realistisch, in der Autonomie der Person (in diesem Fall des Kindes) liegen und ökonomisch sein (der Gewinn muss größer sein als der Verlust).

Folgende Ziele hat die Familie: Die Mutter wünscht sich, dass Lukas alleine zu Hause bleiben kann, der Vater, dass er keine Angst mehr hat, nicht abgeholt zu werden (positive Umformulierung erwünscht), und wieder Lift fahren kann, und Lukas selbst wünscht sich, dass er allgemein keine Angst mehr habe, positiv formuliert: dass er sich sicher fühle. Alleine zu Hause zu bleiben, stellt kein Ziel für ihn da, jedoch Gondelfahren (für das Skifahren) sehr wohl.

Im nächsten Schritt des Erstgesprächs wird jeder gefragt, was er/sie an Lukas schätzt. Dieser Schritt kann manchmal – wenn es sehr lange braucht, bis Eltern etwas finden – traurig sein und braucht viel Geduld. Die Person wird jeweils gebeten, nicht über das Kind zu sprechen, sondern es dem Kind direkt zu sagen. Also: »Ich schätze an dir, dass …« Dieses direkte Ansprechen des Kindes wird wesentlich emotionaler angenommen und ist glaubhafter. Manchmal fallen Eltern in negative Formulierungen (was sie stört, und nicht, was sie schätzen) – dies wird schnell durch die Therapeutin wieder verändert. In diesem Fall kamen von allen Beteiligten spontane Äußerungen: Der Vater schätzt an ihm, dass er lieb, nett, neugierig, brav und musikalisch ist. Die Mutter schätzt an ihm, dass er neugierig ist und ein Schmusebär, dass er sich viel überlegt, ihr manchmal beim Kochen hilft, gerne spielt, beim Fußball auch im Tor steht (sich zurücknimmt) und einen Wettkampfgeist hat. Der ältere Bruder, dass sie miteinander Spaß haben, miteinander PlayStation spielen, aber manchmal nerve er auch. (So kleine Kritiken dürfen nur Geschwister äußern. Eltern werden gebeten, ausschließlich das zu sagen, was sie an dem Kind schätzen.)

Es folgt eine weitere zirkuläre Runde darüber, was der Vater denkt, was die Mutter tun kann, damit es Lukas noch besser gehe. Der Vater meint, das Einzige, was die Mutter tun könne, sei, dass sie ihn, den Vater, daran erinnere, dass Lukas alleine nach Hause gehen soll. Die Mutter meint, dass der Vater seine Kräfte noch besser einteilen könne, er tue fast zu viel für Lukas. Der ältere Bruder könne noch freundlicher zum kleineren sein, aber im Grunde könne er nicht viel dazu beitragen, dass es Lukas besser gehe.

In der Regel darf das Kind dann noch einen Wunsch an die Eltern (an jeden Elternteil einzeln) äußern. Es darf allerdings nichts Gegenständliches wie ein Geschenk sein, sondern etwas, was der Vater oder die Mutter Konkretes (mit ihm) tun sollen (oder eben auch bleiben lassen sollen). Dies wird dann mit dem Elternteil jeweils »verhandelt« (wann, wie lange, wie oft es möglich ist) und mit Handschlag wie ein Vertrag besiegelt. Nicht immer ist dieser letzte Punkt zeitlich möglich, selbst wenn für die Erstsitzung eine Doppelstunde anberaumt wird (was sehr zu empfehlen ist).

Diese Erstrunde dient – neben der Erfassung von Entstehungstheorien und Zieldefinition(en) sowie ersten Einblicken in das System – dazu, dass dem Kind eine wertschätzende Haltung entgegengebracht wird, so als wäre der Therapeut »neutraler Anwalt des Kindes«. Insbesondere bei psychosomatischen Erkrankungen ist dies ein wesentlicher Blickwechsel.

Krafttier und Schutzhülle

In der folgenden Sitzung mit dem Kind alleine wird ein Krafttier installiert. Dies ist eine bekannte Technik (Wirl 2001, 2014). Die Therapeutin erzählt dem Kind zuerst eine kleine Geschichte von Krafttieren bei den Naturvölkern, wobei die Suggestion gesetzt wird, dass dieses Kraftwesen (bei den Naturvölkern) die Person, zu der es gehört, immer wieder »an ihre Kraft und Stärke« erinnert. In einer kurzen Trance wird es etabliert (es kann für andere unsichtbar sein), wobei das Besondere zwei Fragen sind: »Wo befindet sich das Krafttier (über dir, neben dir ...) jetzt?« und »Woran kannst du die Kraft und Stärke deines Krafttieres erkennen? ... Ist es etwas, was man sieht oder hört oder spürt?« Im Finale werden Suggestionen gesetzt wie: »Und es kann sein, dass diese Kraft und Stärke deines Kraftwesens beginnt, in dich überzuströmen ... Dein Kraftwesen, das immer da ist, wann immer du es brauchst oder möchtest ...« Wir sehen dieses Kraftwesen als innere Ressource des Kindes, einen »Ressourcen-Anteil« an; man könnte es auch als einen »zentralen Ego State« bezeichnen.

In der folgenden Sitzung erzählt Lukas, dass er das Kraftwesen auf seinem Schulweg benutzt hat. Ein Stück des Weges geht er nämlich ganz alleine, wenige Menschen gehen dort. Üblicherweise erschrickt er, wenn etwas raschelt. Aber mit dem Kraftwesen ging das gut. Eine imaginierte Schutzhülle ergänzt fürs Erste das Repertoire. Lukas beschreibt seine Schutzhülle: »Man sieht sie gar nicht, sie ist wie Plasma, als wäre Plasma um mich herum, die Haut, auch die Haare, alles um mich herum ist Schutz.«

Die »hypnotherapeutische Zauberkiste«

Aus der »hypnotherapeutischen Zauberkiste« werden in den nächsten Sitzungen folgende Techniken angewandt: Lukas lernt, wie er sich (wann und wo auch immer er sich gerade befinden wird) in eine kleine Selbsthypnose begeben kann. Es wird ein Satz etabliert, »der gut tut und Mut macht«, und diesen Satz lässt die Therapeutin lebendig werden: Lukas wählt den Satz »Ich schaffe es«. In einer kurzen Trance wird zuerst der »Ort, an dem du dich wohlfühlst« induziert, um anschließend das Angebot zu machen, diesen Satz »lebendig werden zu lassen«: die Buchstaben so groß werden zu lassen, wie er es möchte, ihnen eine Konsistenz zu geben, eine Farbe (kann auch bunt sein), einen Klang, und die Buchstaben tun zu lassen, was und wie immer er es möchte ... Und dann zu spüren, wie es ihm dabei geht ... (Die Buchstaben können auch singen oder musizieren, vielleicht haben sie sogar einen Geruch oder Geschmack.)

Der Satz von Lukas bekommt bunt karierte Buchstaben, Hände und Füße, jeder Buchstabe ist so groß wie sein Kopf, sie tanzen zu einer Melodie (passend zu »Ich schaffe es«), haben Musikinstrumente in der Hand, duften und schmecken nach Kirschen, Bananen, Äpfeln, Pfirsichen, Mandarinen, Marillen und Zwetschgen. ... Er ist mittendrin in diesem Satz und fühlt sich wohl. Lukas wird gebeten, eine zuvor ausgemachte Handbewegung auszuführen – er drückt die Hände fest zusammen. Damit wird dieser lebendig gewordene Satz zusätzlich noch »verankert«.

Im Weiteren wird die Ankertechnik mit einem Kraftstein etabliert sowie eine Trance mit einer erfolgreichen Situation in der Gegenwart und mit der gewünschten Altersprogression. Weitere kindgerechte Trancen folgen, in denen verschiedene erfolgreiche Situationen aus der Vergangenheit »verankert« werden und die dabei entstehende (angenehme) Emotion auf verschiedene andere, auch bislang schwierige Situationen übertragen wird.

Teilearbeit

Lukas wird gebeten, eine Handpuppe für sich auszusuchen. Dieses Aussuchen wird auf jeden Fall (egal, ob das Kind schnell oder langsam ist, gleich ein Tier nimmt oder alle der Reihe nach in die Hand nimmt) von der Therapeutin positiv begleitet. Lukas wählt einen weichen Bären für sich aus. Dann wird Lukas gebeten, die Handpuppe auf seine Hand zu nehmen. Ab diesem Augenblick kommuniziert die Therapeutin direkt mit der Handpuppe, beobachtet aber aus dem Augenwinkel heraus sehr wohl das Kind. Das Kind ist ab diesem Augenblick in der Identifikation mit der Handpuppe – seinem »Anteil«. Die Therapeutin gibt der Handpuppe die Hand und stellt sich vor. »Ich bin Charlotte. Wie heißt denn du?« Kind (in Identifikation mit der Handpuppe): »Bär.« Therapeutin: »Weißt du, warum Lukas dich für sich ausgesucht hat? Was gefällt denn Lukas besonders gut an dir?« … Nun kann eine knifflige Frage der Therapeutin an das Stofftier folgen: »Und was gefällt dir an Lukas besonders gut?« Manchmal suchen Kinder sehr lange, bis sie eine Antwort finden. Sie sagen dann vielleicht nur: »Das bunte Leiberl.« …

Nun wird die Handpuppe gebeten, eine weitere Figur auszusuchen: entweder für etwas (eine Eigenschaft), das sich das Kind wünscht, oder eine Figur für das (gewünschte) zukünftige Ich. Es kann aber auch sein, dass das derzeitige emotionale Verhalten so evident im Vordergrund steht, dass eine Figur für dieses Verhalten oder diese Emotion ausgesucht werden sollte (von der Angst bis zum Beißen …). Die Begrüßung und die Frage, ob die Figur weiß, warum sie ausgewählt wurde, und was das Besondere an ihr ist, verlaufen ähnlich wie vorher. Bei der »Wunschfigur« (Tierhandpuppe) wird die Handpuppe (!) gefragt, ob sie wisse, in welchen Situationen das Kind diese besondere Eigenschaft besonders brauche (z. B. Mut). Nun wird die Handpuppe gebeten, dem Kind ins Ohr zu flüstern, wie sie (die Handpuppe) das mache (beispielsweise so stark zu sein, …). Es gibt immer eine Idee, wie das geht. Die Handpuppe (der Teil) flüstert dem Kind etwas ins Ohr. Dann schlägt die Therapeutin vor, dass diese Eigenschaft nun »wie über einen Lichtbogen« (Mrochen u. Bierbaum-Luttermann 2014; Bierbaum-Luttermann u. Mrochen 2020) von der Handpuppe in das Kind überfließen möge. Zum Schluss wird allen Teilen (Handpuppen) gedankt, und sie werden bis zum nächsten Mal verabschiedet.

Bärengeschichte

Ein kleiner Bär lebt zusammen mit anderen Bären. Aber dieser kleine Bär tut sich manchmal ein bisschen schwer. Nicht nur, weil er noch klein ist, sondern auch, weil die anderen manchmal ein bisschen grob zu ihm sind – die anderen kleinen Bären. Weil er ein bisschen ängstlich (tollpatschig) ist, vielleicht auch. Und wenn dieser Bär brüllen will – er ist ja noch ein kleiner Bär –, dann ist das irgendwie nicht so laut wie bei den anderen, selbst wie bei den anderen kleinen Bären.

Da kränkt sich der kleine Bär manchmal oder auch öfters. Dann versteckt er sich irgendwo oder rollt sich zusammen, wo ihn möglichst wenige andere Bären sehen, vor allem die anderen kleinen Bären. Denn wenn sie sehen würden, wie er sich kränkt oder gar weint, sind sie meistens noch gemeiner zu ihm. Und eines Tages, wie er sich wieder so ein wenig zurückgezogen und versteckt hat, zusammengerollt ist, da hört er ein Geräusch, wie von einem anderen Bären. Von einem kleinen, jungen Bären, der herumschnüffelt, auf der Suche nach gutem Futter. Und er hat Angst, dass er entdeckt wird, und verhält sich ganz ruhig.

Aber da stellt sich heraus, dass das ein Bärenmädchen ist, das ihn entdeckt, weil sie, genau wie der kleine Bär, auch ziemlich neugierig ist. Ein kleines, nettes, freundliches Bärenmädchen, das ihn fragt: »Was machst du denn da?« Da geniert sich der kleine Bär zu sagen, dass er sich versteckt hat. Aber dieses kleine, nette, freundliche Bärenmädchen erkennt, dass er traurig ist, und fragt ihn, warum er traurig sei. Und weil das kleine Bärenmädchen so freundlich ist, erzählt unser kleiner Bär ihr, dass er sich manchmal vor den anderen Bären ein wenig fürchtet, dass sie ihn manchmal auslachen und dass er nicht so gut brüllen kann wie die anderen kleinen Bären.

»Ach, das macht doch nichts«, sagt das kleine Bärenmädchen. »Das macht doch nichts, wenn du das nicht so gut kannst. Du schaust so lieb drein, dein Gesicht ist so lieb – ich mag dich.« Es nimmt den kleinen Bären bei der Hand und sagt: »Komm, ich zeig dir was.« Sie laufen noch tiefer in den Wald hinein, und vielleicht ist es ihm ein bisschen unheimlich, dem kleinen Bären, aber das zeigt er nicht. Es ist ja das kleine Bärenmädchen bei ihm. Aber sicherheitshalber singt er ein kleines Liedchen leise in sich hinein. Und dann kommen sie auf eine Lichtung, eine Waldlichtung, eine wunderschöne Waldlichtung. Und da zeigt das Bärenmädchen ihm ein kleines Häuschen. Aus dem Häuschen heraus kommt die Zauberin Mirabella. Es scheint so, als würde die Zauberin das Bärenmädchen kennen und umgekehrt, denn sie begrüßen einander ganz freundlich.

Und Mirabella begrüßt auch den kleinen Bärenjungen ganz, ganz freundlich, und ohne dass er es bemerkt, streicht sie ihm auch über das Fell. Ganz sanft und liebevoll. »Oh, du hast ja ein schönes Fell, kleiner Bärenjunge!« Nun fragt sie das Bärenmädchen, warum sie denn den kleinen Bären mitgebracht habe. Und da erzählt das Bärenmädchen die Sorgen des kleinen Bären. »Ach«, sagte Mirabella, die Zauberin, »das ist alles nicht so schlimm. Wisst ihr was, ihr beiden: Ihr geht jetzt miteinander spielen, und ich bereite inzwischen etwas zu essen. Habt einfach ganz viel Spaß.« Der Bärenjunge und das Mädchen spielen ganz wunderbar miteinander, lachen viel und haben Spaß. Das Lachen hat den kleinen Bärenjungen direkt fröhlich gemacht, und langsam hat er das Gefühl, dass er eigentlich ja ein Bär ist und Bären ja eigentlich stark sind. Und dass er das eigentlich auch ist. Und da merkt er, wie das Bärenmädchen stolpert und so fällt, dass ein schwerer Ast so liegt, dass sie nicht mehr herauskann. Da ist der Bärenjunge zuerst ratlos. Aber dann will er doch diesem netten Mädchen helfen. Er nimmt alle Bärenkraft zusammen und schafft es – er hebt den Ast und befreit das kleine Bärenmädchen. Da freut er sich! Und das Bärenmädchen sagt: »Danke, danke, du bist so stark, du hast mir geholfen!« Dann gehen die beiden froh zurück zum Haus, wo die Zauberin Mirabella wohnt, und sie begrüßt sie und fragt, was geschehen sei.

Und da erzählen die beiden ganz aufgeregt von diesem Ast und wie der Junge so stark war und ihn gehoben hat. Da sagt die Zauberin Mirabella: »Ja, ja, du siehst, du hast Kraft und bist geschickt, wenn es dir wichtig ist, jemandem zu helfen. Und du bist lieb, das warst du schon immer, ein ganz, ganz lieber Junge. Du bist einfach jemand ganz Besonderes!«

Dann machen sie sich wieder auf den Heimweg. Und da kommt ein anderer Bärenjunge, einer, der immer ein bisschen blöd war, der die anderen immer ein bisschen gepiesackt hat, und will sich ihnen in den Weg stellen, vor allem dem Mädchen. Das macht den Bärenjungen so wütend, dass er brüllt, und wow, das war ein lauter Brüller! Da rennt der andere Bärenjunge davon. Das hat er noch nie gehört, so einen Brüller. Da weiß der Bärenjunge, dass er auch gut brüllen kann. Und sie gehen nach Hause. Der Bärenjunge und das Bärenmädchen machen gleich etwas für den nächsten Tag aus, um wieder miteinander zu spielen und ganz viel Spaß zu haben und so viel miteinander zu lachen.

(Was der kleine Bärenjunge nicht weiß, ist, dass die Zauberin Mirabella die ganze Zeit auf sie geachtet hat. Und dass der Ast von ihr gelenkt worden ist, sodass er genau so schwer war, wie der Bärenjunge ihn heben konnte. Und sie wusste auch: Wenn er sich bewusst war, wenn er spürte, welche Kraft

er hat und wie stark und wie geschickt er ist, weil er das für jemand anderen macht, dann würde er sich auch dran erinnern, dass er brüllen kann.

Aber von alldem weiß der Bärenjunge nichts, sondern er genießt es einfach, dass er jetzt das Gefühl hat, dass er einfach ein ganz normaler junger Bär ist, der stark ist, der geschickt ist, der lieb ist – das ist wohl das Besondere an ihm – und der auch gut brüllen kann, wenn es notwendig ist. Aber das alles ist ihm auf einmal gar nicht mehr so wichtig. Das Wichtigste ist ihm nämlich jetzt, dass er einfach Spaß mit dem kleinen Bärenmädchen hat, dass sie befreundet sind und ganz, ganz, ganz viele tolle, lustige Abenteuer miteinander erleben. Und das Bärenmädchen freut sich, einen so lieben Freund zu haben.)

(Zur Konstruktion von individuellen, persönlichen Geschichten siehe Wirl 1993, 1999, 2018.)

Aufstellungsarbeit

Lukas wird gebeten, aus den verschiedenen Stofftieren, den Puppen oder den vielen beweglichen Gegenständen im Raum »Stellvertreter« für seine Familienmitglieder (einschließlich sich selbst) auszuwählen. »Such dir ein Tier oder einen Gegenstand für dich, Mama, Papa und deinen Stiefbruder aus. ... Dann denk an eine Situation und verteil die Figuren im Raum, so wie du spürst, dass es passt. Du kannst einzelne Figuren auch auf den Tisch, den Stuhl oder das Klavier setzen. Wichtig ist, darauf zu achten, wohin jede Figur blickt. Am Schluss musst du nochmals checken, ob das so für dich passt.«

Im nächsten Schritt wird das Kind – je nach Alter – gebeten, kurz in die Rolle des »Ko-Therapeuten« zu schlüpfen und zu sagen, ob ihm etwas auffällt. Das kann sehr unterschiedlich sein – zumeist jedoch findet das Kind es so »ganz passend«. Nun wird das Kind gebeten zu sagen, welcher von diesen Figuren es am besten geht, wem am zweitbesten, drittbesten usw. Es findet weder ein Kommentar, noch irgendeine Interpretation seitens der Therapeutin statt! Das Kind kann nun, nachdem es die Stellvertreter für die im gemeinsamen Haushalt lebenden Personen (und eventuell weitere wichtige Figuren) »aufgestellt« hat, die Position seiner eigenen Figur verändern. Auch wenn es beispielsweise gerne die Position der Stellvertreterfigur seiner Mutter verändern würde: Man kann immer nur seine eigene Position verändern. Allerdings: Nachdem es seine eigene Position verändert hat, stellt sich die Frage, ob eine der anderen Figuren darauf reagiert und in welcher Art, wohin diese Figur nun platziert wird. Immer weiter wird gefragt: »Möchtest du etwas an deiner Position verändern? Damit es dir noch besser geht? Was macht der Hund, das Krokodil, der Affe ... daraufhin?« Selbstverständlich bleiben wir in der metaphorischen Sprache. So lernt das Kind indirekt, dass es seine Position verändern kann und damit einen Einfluss auf das System hat. Natürlich inkludiert dies auch, dass sich unter Umständen das Kind Hilfe von außen holen kann – wie dies insbesondere dann vonnöten ist, wenn Missbrauch, Gewalt, Alkoholismus eine Rolle spielen (wenn also die Jugendfürsorge gefragt ist).

Manchmal – wie in diesem Fall – kann es überraschend sein, wer eigentlich Unterstützung braucht (nämlich die Mutter von Lukas). Lukas hat für sich einen »Kuschelbären« ausgesucht (weil er, Lukas, so gerne knuddelt), für die Mama eine Maus (weil sie so lieb ist), für den Stiefbruder einen Maulwurf (weil er sich immer in seinem Zimmer vergräbt und nett ist) und den Bernhardiner für Papa (der ist auch lieb). Der Bär (Lukas selbst) drückt sich ganz dicht an die Maus (Mama), mit Blick zu ihr (in den Schoß), die Maus blickt auf ihn. Der Bernhardiner sitzt (liegt) in einer kurzen Distanz von ihnen mit Blick ins Zentrum eines imaginären Kreises (auf den auch die Mutter blickt), schräg gegenüber befindet sich der Maulwurf (auch ins Zentrum des imaginären Kreises blickend) (vgl. dazu Abb. 1). Die besten Plätze (»Wem geht es am besten etc.?«) teilen sich die Elternstellvertreter, am drittbesten geht es Lukas, das Schlusslicht macht der Bruder. Die Frage, ob er eine Idee hat, warum das so ist, kann er nicht beantworten.

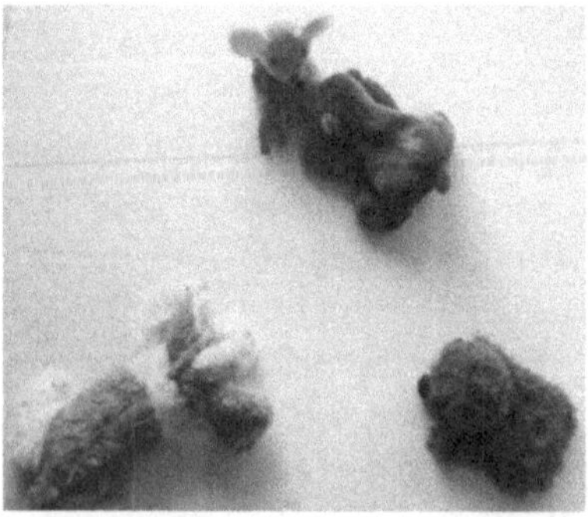

Abb. 1: Aufstellung Familie

Man kann auch bitten, eine Figur für die Angst zu nehmen (vgl. Abb. 2) und zu positionieren – in diesem Fall ein Krokodil, das Lukas zuerst auf die Couch wie einen Beobachter und dann (wenig überraschend) in das Zentrum des Kreises stellt: Alle blicken darauf außer ihm, der mit dem Rücken zum Krokodil den Kopf in den Schoß der Mutter legt.

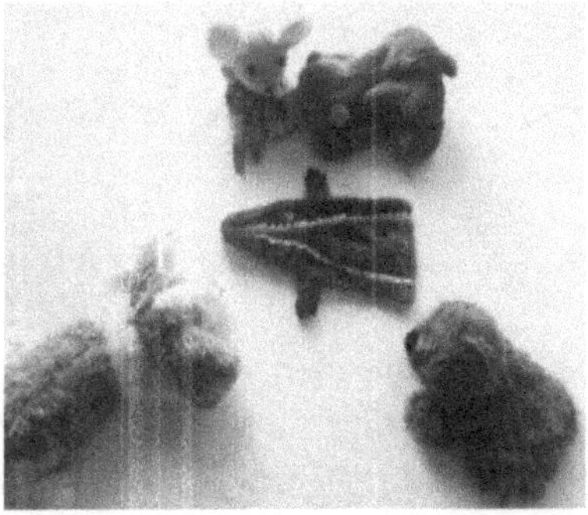

Abb. 2: Aufstellung Familie einschließlich Symptomrepräsentanz

Ohne die Symptomrepräsentanz (mit dieser Figur kann später in der Therapie extra gearbeitet werden) geht es nun weiter. Auf die Frage, ob es noch jemanden gibt, der hilfreich sein kann, kommt die Oma (mütterlicherseits) ins Spiel – eine kuschelige Nilpferdfigur, die der Mutter zur Seite gestellt wird, womit sich auf einmal vieles auflöst.

Der Bär (Lukas) dreht sich nun nach vorne, die Maus (Mutter) stellt sich darauf stärkend hinter ihn, daneben, dicht bei der Mutter, befindet sich das Nilpferd (die Oma). Der Bernhardiner (Vater) kommt neben die Maus (Mutter) auf die andere Seite als das seitlich/schräg dahinter befindliche Nilpferd. Alle haben den Blick nach vorne gerichtet. Interessanterweise befindet sich auch der Maulwurf (Stiefbruder) vor dem Vater und damit neben dem Bären (Lukas) (vgl. Abb. 3, S. 116). So kann fast die »Ideallösung« erreicht werden. Der Bär fühlt sich nun von allen gut beschützt und sicher. Auf die Frage, wo sich denn jetzt das Krokodil befinden würde, erklärt Lukas: »Das ist nicht mehr da!«

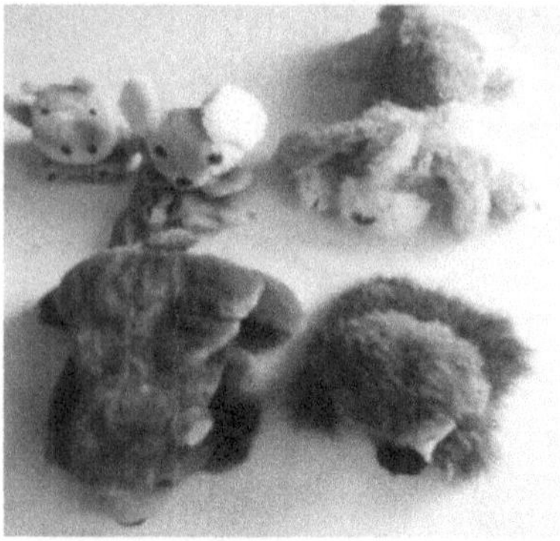

Abb. 3: Veränderung durch Einführung einer hilfreichen Figur

In der ersten Aufstellung zeigte sich, dass es Unsicherheiten in Bezug auf den Stiefbruder gibt. Daraufhin werden die Eltern, als sie Lukas abholen, gefragt (»Tür-und-Angel-Intervention«), ob es dazu eine Geschichte gebe. Es stellt sich heraus, dass der leibliche Vater von Konrad, dem Stiefbruder, nach der Trennung der Eltern zuerst das Kind ganz bei sich haben wollte. Es gab einen erbitterten Scheidungskrieg, bei dem der Mutter alles Mögliche unterstellt wurde und unter dem die Mutter sehr litt, da sie große Angst hatte, ihr Kind vielleicht für immer zu verlieren. Dann jedoch, als das Gericht nach langem Hin und Her zugunsten der Mutter entschied (das Sorgerecht wurde beiden zuerkannt), wurde der Kontakt des leiblichen Vaters zu Konrad immer weniger, bis dieser letztendlich ins Ausland verschwand. Danach erhielt die Mutter keine Alimente mehr. Lukas wurde dies alles bisher nicht erzählt, da das ja vor seiner Geburt geschehen sei und seinen Bruder betreffe. Ich erkläre den Eltern daraufhin, dass Kinder alles mitbekommen. Es ist sogar so, dass Unausgesprochenes oder Tabu-Themen sie umso mehr beunruhigen. Ich fordere die Eltern dann weiter auf, sie mögen Lukas bitte in einfachen und klaren Worten ihre Geschichte erzählen. Beide wurden auch gefragt, ob eine Trennung bei ihnen im Raum stünde, was sie verneinten. Dies können sie Lukas natürlich auch mitteilen (in positiver Formulierung) und ihn für die Zukunft beruhigen. Und ihm mitteilen, dass der Vater ihn immer lieben werde und die Mutter ebenso.

Die Eltern führten noch am selben Abend ein Gespräch mit Lukas, in dem sie ihm ihre und Konrads Geschichte erzählten und ihm sagten, wie sehr sie ihn jeweils (unabhängig voneinander) lieben. Es soll für die Eltern ein sehr berührendes Gespräch gewesen sein. Die Mutter berichtete verblüfft und erfreut in der nächsten (und somit abschließenden) Therapiestunde, dass Lukas ab diesem Zeitpunkt kein nächtliches Aufschreien mehr hatte. Lukas erklärte, er fühle sich sicher (damit hatte er sein Ziel erreicht). Schon im Verlauf der Therapie hatte er dank seiner Selbsthypnosetechniken begonnen, alleine von der Schule nach Hause zu gehen. Mittlerweile benutzt er diese Techniken auch verstärkt bei anderen Gelegenheiten, sodass er sportlich mutiger geworden ist und vor allem neue Freunde gefunden hat. Er fährt jetzt auch öfter mit einem seiner neuen Freunde vom Fußballspielen nach Hause (»da braucht mich der Papa nicht mehr abzuholen«). Lukas und auch seine Eltern haben das von ihnen gesetzte Ziel erreicht.

3 Kritische Reflexion des Fallverlaufs

*Welche **Überlegungen** haben Sie bei der Gestaltung des Fallverlaufs geleitet, und welche **Vorgehensweisen** Ihrerseits haben den Verlauf wesentlich bestimmt?*

Als Hypnotherapeutin nehme ich – wie auch in der systemischen Familientherapie – eine wertschätzende und ressourcenorientierte Haltung ein. Wir sind, wie es eine Kollegin einmal beschrieb, »so herrlich neutral Anwältin des Kindes«. Die Familie wird nach dem systemischen Erstgespräch nur dann involviert, wenn es zur Klärung notwendig erscheint und das Kind einverstanden ist. Das Kind selbst steht im Vordergrund. Das heißt: Es werden verschiedene (selbsthypnotisch wirksame) ressourcenorientierte Techniken angewandt mit dem Ziel, dass das Kind diese im Alltag nutzen kann. Sowohl zur Exploration als auch zeitgleich zur Stärkung wird die Teilearbeit genutzt (Arbeit mit den Handpuppen).

Wann immer ich merke, dass die Problematik mit den hypnotherapeutischen Techniken nicht (oder noch nicht ganz) gelöst ist oder dass »irgendetwas nicht stimmt«, verwende ich die »Aufstellungsarbeit« mit Gegenständen, Figuren oder Handpuppen, wobei mir die Frage nach dem, wem es am besten, zweitbesten etc. geht, wesentlich erscheint. In der weiteren Vorgehensweise kann auch zirkuläres Fragen angewandt werden (wenn es ein Haustier gibt, ist dies ideal, denn diese wissen immer alles). Im nächsten Schritt verändert das

Kind seine Position, was in der Regel zu einer Veränderung im System führt, vor allem aber das Ziel hat, dass das Kind sich seiner Möglichkeiten und dessen Auswirkungen bewusst wird. Selbstverständlich werden immer persönliche, auf das Kind individuell zugeschnittene Geschichten erzählt.

*Was waren die **Schlüsselereignisse**/Kippsituationen für den Verlauf?*

Die Schlüsselsituation war der Augenblick, als sich herausstellte, dass es dem Bruder in den Augen von Lukas schlecht geht und dass es für ihn ein angstbesetztes »Geheimnis« dahinter bzw. eine zentrale Angst in der Familie gibt, die durch die Stärkung der Mutter gelöst werden kann (dies ist öfter auch bei Schulängsten der Fall).

*Was waren für Sie die größten **Herausforderungen** in diesem Therapieprozess?*

Die größte Herausforderung bestand darin, dem »Rätsel«, dem, was »hinter« der Angst stand, auf die Spur zu kommen.

*Was macht Sie im Rückblick **zufrieden**? Was sehen Sie eher **kritisch**? Was hätten Sie im Rückblick gesehen anders machen sollen bzw. würden Sie in ähnlichen Situationen zukünftig anders machen?*

Wenn es durch die Selbsthypnosetechniken sowie die Teilearbeit nicht rasch zu einer subjektiven Besserung (nach dem Score des Kindes) kommt, wird bald die »Aufstellungsarbeit« gemacht. In diesem Falle wurde relativ früh im Therapieprozess nach »Geheimnissen« in der Familie bzw. nach familiären Belastungsfaktoren in der Vergangenheit geforscht. Ich habe den Beziehungsstatus der involvierten Erwachsenen zueinander und auch zu wichtigen nicht Anwesenden intensiv hinterfragt.

*Wie haben das Kind oder die/der Jugendliche und wie die Angehörigen das **Ergebnis** beurteilt? Wie beurteilen Sie Verlauf und Ergebnis? Gab es **Rückmeldungen** von fremder Seite (z. B. der Schule)? Gab es noch Rückmeldungen einige Monate nach Abschluss der Therapie?*

Lukas konnte Kraft seiner Ressourcen sehr bald alleine nach Hause gehen, Sport machen und seine Kraft spüren und tat sich wesentlich leichter im sozialen Kontext der Schule. Sein Angstscore sank stark bzw. sein Wohlbefinden stieg wesentlich an. Die gelernten Selbsthypnosetechniken übertrug er – wie fast alle Kinder – von alleine auf weitere Anwendungsfelder. Nach dem klärenden/beruhigenden Gespräch der Eltern mit ihm und damit der Lösung des »Angstbannes« fühlten sowohl er als auch die Familie sich »befreit«. Sein Therapieziel des »sich sicher Fühlens« (im Rahmen der Realität) war erreicht und auch das der Eltern. Ein Nachfragen ein Dreivierteljahr später bestätigte, dass Lukas ein fröhliches und durchaus selbstbewusstes Kind war. Er selbst hatte – wie oft in der Kindertherapie – schon fast vergessen, worum es »damals« ging.

Literatur

Bierbaum-Luttermann, H. u. S. Mrochen (2020): Klinische Hypnose und Hypnotherapie mit Kindern und Jugendlichen. Paderborn (Junfermann).

Mrochen, S. u. H. Bierbaum-Luttermann (2014): Teilearbeit mit Handpuppen – ein Konzept der strategischen und hypnosystemischen Psychotherapie. In: W. Brächter (Hrsg.): Der singende Pantomime. Ego-State-Therapie und Teilearbeit mit Kindern und Jugendlichen. Heidelberg (Carl-Auer), S. 66–85.

Wirl, C. (1993): Therapeutische Geschichten und Metaphern, Aufbau einer Geschichte und Drei-Ebenen-Kommunikation. In: S. Mrochen (Hrsg.): Die Pupille des Bettnässers. Hypnotherapeutische Arbeit mit Kindern und Jugendlichen. Heidelberg (Carl-Auer), S. 60–83.

Wirl, C. (1999): Es war einmal … Über das Erfinden von Märchen und (therapeutischen) Geschichten. In: M. Vogt-Hillmann u. W. Burr (Hrsg): Kinderleichte Lösungen. Lösungsorientierte Kreative Kindertherapie. Dortmund (borgmann), S. 47–69.

Wirl, C. (2001): Das bedürftige Kind. In: W. Rotthaus (Hrsg.): Systemische Kinder- und Jugendlichenpsychotherapie. Heidelberg (Carl-Auer), 4. Aufl. 2013, S. 106–124.

Wirl, C. (2014): Ego-State-Geschichten, Ressourcen-States und Kraftwesen – Möglichkeiten der Teilearbeit bei Angst. In: W. Brächter (Hrsg.): Der singende Pantomime. Ego-State-Therapie und Teilearbeit mit Kindern und Jugendlichen. Heidelberg (Carl-Auer), 2. Aufl. 2017, S. 134–149.

Wirl, C. (2018): Die Macht der Metaphern: Ihr kompetenter Einsatz in der hypnotherapeutischen Kommunikation. In: A. Kaiser Rekkas (Hrsg.): Hypnose und Hypnotherapie. Manual für Praxis, Fortbildung und Lehre. Heidelberg (Carl-Auer), S. 85–95.

Mit der Konzentration und Kraft eines Shaolin

Mathias Berg

Angststörung mit Trennungsangst

Indexpatient: Jonathan (9 Jahre)

Familie: Frau S., Herr S., Jonathan

Diagnose: Angststörung mit Trennungsangst

Therapiekontext: Erziehungs- und Familienberatungsstelle

Therapietermine: 10 (Indexpatient) + 7 (Eltern bzw. Familie)

Therapiedauer: 9 Monate

1 Gedanken zur Auswahl des Falles

Der Fall von Jonathan erscheint mir in vielerlei Hinsicht interessant für ein Fallbuch zur Systemischen Therapie mit Kindern und Jugendlichen. Die Falldarstellung zeigt, wie auf systemischer Grundlage unterschiedliche therapeutische Methoden sinnvoll und hilfreich in einen Gesamtprozess integriert werden können. Nun stellt eine solche Integration verschiedener Methoden in der Systemischen Therapie keine Seltenheit dar (vgl. von Schlippe u. Schweitzer 2012), und manche Autoren betrachten beispielsweise bindungs- und hypnotherapeutische Konzepte innerhalb des systemischen Verfahrens als besonders geeignet (vgl. Schmidt 2005; Trost 2018), für den Beziehungsaufbau mit Kindern gar als grundlegend (vgl. Retzlaff u. von Sydow 2015). Besonders die Systemische Therapie mit Kindern und Jugendlichen profitiert von einem kreativen Methodenreichtum und einer Offenheit gegenüber Ideen aus anderen Verfahren (vgl. z. B. Vogt-Hillmann u. Burr 2009). In Bezug auf die Symptomatik von Jonathan – zunächst Ängste, später auch Aggressionen – dient der Fall darüber hinaus als Beispiel dafür, dass (auch) innerhalb der Systemischen Therapie an der sogenannten Störung des Symptomträgers gearbeitet werden kann, während die gesamte Familie in den Therapieprozess einbezogen ist.

Die Systemische Therapie kennt dabei vielfältige Möglichkeiten, mit Ängsten und auch Angststörungen im Kindesalter umzugehen (vgl. Rotthaus 2015; Schweitzer u. von Schlippe 2006). Die nachfolgende Darstellung skizziert einen Prozess in einer Erziehungs- und Familienberatungsstelle und dokumentiert gleichsam ein Beispiel systemtherapeutischer (Behandlungs-)Möglichkeiten, welche außerhalb des Gesundheitssystems – und abseits einer ICD-Klassifikation – zur Verfügung stehen[1] (vgl. Berg 2020; Kuhnert u. Berg 2020).

2 Fallverlauf

Anliegen und Hypothesen

Der Anlass dafür, dass Frau S. sich in der Beratungsstelle anmeldete, waren große Sorgen um ihren zu jenem Zeitpunkt bald zehnjährigen Sohn Jonathan. Im Erstgespräch, das alleine mit der Mutter stattfand, wurde mir berichtet, dass Jonathan ein sensibler und verschlossener Junge sei, der nun seit einigen Monaten verschiedene Ängste ausgeprägt habe. Sie und auch ihr Mann, der Vater von Jonathan, würden sich zunehmend Gedanken um den Jungen machen und seien mittlerweile sehr hilflos, wie sie auf diese Ängste ihres Kindes angemessen reagieren könnten. Im Erstgespräch erfragte ich, wie im Vorgehen systemischer Konsultationen allgemein üblich (vgl. von Schlippe u. Schweitzer 2012), neben dem Anlass und Anliegen der Klientin auch Details zur Familiensituation, zur Konstruktion und Beschaffenheit des Problems sowie zu Ressourcen und bisherigen Lösungsversuchen. Familie S. bestand im Wesentlichen aus den Eltern und Jonathan, die zusammen in einem Haushalt lebten. Großeltern waren zwar vorhanden, spielten aber aufgrund von einigen Hundert Kilometern Distanz zur Familie – zumindest in diesem Beratungsprozess – eine eher nachgeordnete Rolle.[2]

Frau S. schilderte als besonders bedeutsam, dass Jonathan unter seinen Ängsten leide und es in der Folge häufig zu Streitigkeiten komme. Er steigere sich vor allem abends in irgendwelche Fantasien hinein und reagiere dann völlig panisch. Eigentlich habe dies völlig harmlos begonnen. Jonathan sei schon immer ein eher schüchterner, ängstlicher Typ gewesen, was Frau S. daran festmachte, dass er im Kindergartenalter seinen Eltern kaum von der Seite gewichen sei und sich nur sehr selten mit anderen Kindern in deren Zuhause getroffen

1 In der Folge wird daher anstelle von »Patient« die Bezeichnung »Klient« gewählt.
2 An dieser Stelle verzichte ich daher auf eine Genogrammzeichnung, wie sie häufig in systemischen Therapieprozessen mit Familien angewandt wird.

habe. Der Start im Kindergarten mit drei Jahren sei sehr schwierig gewesen, und auch der Übergang in die Grundschule habe für den Jungen – und somit auch die ganze Familie – Stress beutet. Am liebsten halte sich Jonathan immer nur bei Mutter und Vater auf. Sie versuche dies nach Möglichkeit zu erfüllen, was aber immer wieder Schwierigkeiten mit sich gebracht habe. Es sei bisher kaum möglich, dass einer von beiden Eltern das Haus verlasse, ohne dass Jonathan wisse, wo dieser hingehe. Alleine zu Hause zu bleiben, auch nur für kurze Zeit, sei für Jonathan überhaupt nicht vorstellbar.

Beim Einschlafen habe es allerdings keine Probleme mehr gegeben, seit Jonathan drei oder vier Jahre alt gewesen sei. Bis zu etwa diesem Alter sei es dem Jungen sehr schwer gefallen, alleine einzuschlafen, und wenn überhaupt, dann nur mit hellem Licht. Danach sei es abends eigentlich »eher ritualisiert« (Schlafanzug – Zähneputzen – Bett – optional: Lesen) und unproblematisch zugegangen. Seit nun mehr als zwei Monaten aber komme Jonathan abends immer wieder aus seinem Bett, rufe nach den Eltern, erzähle zunächst überhaupt nichts, außer dass er nicht einschlafen könne. Wie sich im Gespräch zeigte, hatten die Eltern viele Dinge ausprobiert, damit Jonathan einschlafen könne. Vor allem hatten beide versucht, beruhigend auf ihn einzuwirken, hatten am Bett gesessen, ihm ein neues Buch besorgt und Ähnliches. Zum Ende hin hatten sie im gar verboten, aufzustehen und die Eltern aufzusuchen, auch weil Mutter und Vater sich nicht mehr sicher waren, ob Jonathan wirklich nicht einschlafen könne oder dies vielleicht auch gar nicht unbedingt wolle (sondern eher bei ihnen schlafen wolle).

Beide Eltern hätten dann mit Jonathan tagsüber Gespräche geführt. Dabei sei herausgekommen, dass er beim Einschlafen Angst habe – wovor er Angst habe, könne er jedoch nicht sagen. Auch tagsüber gebe es schon seit Längerem viele Streitigkeiten und Konflikte mit Jonathan. Dieser sei häufig bockig und verweigere sich bei Alltäglichkeiten komplett. Beispielsweise sei ein Wocheneinkauf – eigentlich gemeinsam mit Jonathan – in eine »riesige Diskussion« gemündet, bei der die Mutter am Ende demonstrativ ohne ihren Sohn das Haus habe verlassen wollen, dieser sie aber mit aller Kraft am Arm festgehalten und am Verlassen der Wohnung gehindert habe. Nachdem Jonathan nun vor einer Woche begonnen habe, morgens »Stress zu machen«, dass er nicht zu Schule gehen wolle, was zuvor kein Thema gewesen sei, habe die Mutter beschlossen, sich Rat zu suchen. Sie habe ihn darüber informiert, dass sich die Familie Hilfe holen werde, womit er grundsätzlich einverstanden gewesen sei.

Da sich im weiteren Erstgespräch für mich keine Anhaltspunkte einer konflikthaften Eltern- oder Paardynamik ergaben, die Eltern sich grundsätzlich fürsorglich um ihren Sohn bemühten und ebenso von der Mutter kein auslösendes Ereignis für das Verhalten von Jonathan benannt werden konnte, kontraktierte ich am Ende des Gesprächs, dass ich nach und nach die ganze Familie kennenlernen wollte. Als Ziel nannte die Mutter, dass Jonathan wieder entspannter sei und es ihm leichter falle, über Schwierigkeiten mit ihr zu sprechen. Für sich selbst benannte die Mutter das Ziel, dass sie sich in ihrer Elternrolle wieder sicherer fühlen und besser verstehen wolle, was mit Jonathan los sei. Darüber hinaus fiel es der Mutter schwer, hypothetische Ziele von Jonathan zu formulieren, weder für eine Therapie noch dazu, was er mit seinem momentanen Verhalten erreichen wolle.

Beim nächsten Termin sollte Jonathan zu mir kommen. Er kam dann zunächst gemeinsam mit seiner Mutter, da er, wie er mir sagte, keine Lust hatte, alleine zu mir zu kommen. Nachdem ich in den ersten 20 Minuten eine Vertrauensebene zu ihm gefunden hatte, konnten wir seine Mutter in das Wartezimmer entlassen. Die Probleme, die Jonathan und seine Mutter zu den Terminen bei mir veranlasst hatten, thematisierten wir gleich zu Beginn der Stunde. Danach ging ich dazu über, Jonathan besser kennenzulernen, und fragte ihn insbesondere zu seinen Lieblingsbeschäftigungen, zu seinen Freunden, zu guten Zeiten mit der Familie und weiteren Dingen, die Spaß machen oder schön seien. Wie sich herausstellte, turnte Jonathan schon sehr lange in einem Verein und nahm mittlerweile auch an Wettkämpfen teil. Er bezeichnete sich selbst als guten Turner. Daneben baute er gerne mit Bausteinen und Figuren von Lego® (vor allem Ninjago) und war ein eifriger Leser. Aber auch Hörbücher verschlang er viele. Jedoch könnten auch sie ihn abends kaum ablenken. Wenn er sich in seinem leicht abgedunkelten Zimmer aufhalte, habe er das Gefühl, die Wände würden auf ihn zukommen, immer näher, und dies mache ihm große Angst. Aber dies sei nur manchmal so. Meistens wisse er selbst nicht genau, warum er nicht einschlafen könne. Mit seinen Eltern darüber zu sprechen, bringe nichts. Anschließend ließ er nur noch Fragen zu Themen abseits seines Problems zu. Ich vereinbarte einen weiteren Termin mit Jonathan, indem ich die Hoffnung bei ihm weckte, dass seine Schwierigkeiten, so selten sie auch auftreten möchten, zu bewältigen seien und dass ich glauben würde, dass er selbst dies schaffen könne. Außerdem holte ich mir bei ihm die Erlaubnis ein, seine Mutter und seinen Vater weiterhin gelegentlich sprechen zu dürfen, sodass diese ihn bei seinen Fortschritten besser begleiten könnten. Eine weitere Auftragsklärung sowohl mit den Eltern als auch mit Jonathan behielt ich mir für die nächsten Gespräche vor, die ich als separate Termine sowohl mit den Eltern als auch mit dem Jungen plante.

Bevor ich den weiteren Fallverlauf schildere, möchte ich die Hypothesen transparent machen, welche für mich im Prozess orientierend waren.

Es darf im präsentierten Fall angenommen werden, das Jonathan mit seinem Verhalten seine Eltern adressiert. Das Zusammenspiel zwischen Frau S. und ihrem Sohn Jonathan scheint dabei nach einem immer wieder ähnlich ablaufenden Muster zu erfolgen, welches eine gewisse Passung erzeugt. Dabei versucht die Mutter, die nicht mehr altersgerechten Wünsche ihres Sohnes zu erfüllen, und wird dabei von ihrem Mann unterstützt. Die eigentlichen emotionalen Bedürfnisse von Jonathan werden jedoch nur unzureichend befriedigt, sodass es möglich ist, dass letztlich keine wirkliche Beruhigung eintritt. Es entsteht eine Dynamik, bei der sich Eltern und Kind wechselseitig verunsichern. Entwicklung wird in der Folge sowohl aufseiten des Kindes als auch aufseiten der Eltern verhindert. In der derzeitigen Situation könnte es daher sowohl für die Mutter als auch für Jonathan schwierig sein, mit den bisherigen Strategien zu einer Lösung zu kommen. Aus Sicht der Bindungstheorie kann bei Jonathan von einer unsicheren Bindungsrepräsentation ausgegangen werden, was darauf schließen lässt, dass das Zusammenspiel von Eltern und Jonathan bereits seit längerer Zeit ähnliche Beziehungsdynamiken erzeugt hat, bei denen die Bedürfnisse des Jungen nach Nähe, Schutz oder Sicherheit von den Eltern nicht angemessen beantwortet wurden.[3]

Wenn man von einer emotionalen Verunsicherung des Jungen ausgeht, wäre es möglich, dass diese in der aktuellen Familiensituation durch den bevorstehenden Schulwechsel zur weiterführenden Schule ausgelöst wurde. Solche Übergangssituationen hat Jonathan bereits mehrfach (Kindergarten, Einschulung) als stressbehaftet erlebt. Daher könnte es eine Möglichkeit sein, gezielt Jonathans Selbstwirksamkeitskräfte anzusprechen und sich mit ihm auf den Weg zu machen, seine Ressourcen zu entdecken und zu nutzen, um emotionale Instabilitäten – jetzt und in

3 Für die Hypothese der unsicheren Bindung fanden sich auch Übereinstimmungen in der im Fallverlauf mit Jonathan durchgeführten Bindungsdiagnostik mit dem GEV-B (vgl. Berg 2017).

Zukunft – besser zu regulieren. Aus systemischer wie aus bindungstheoretischer Sicht könnte es dabei Sinn ergeben, das Signal der aufgetretenen Symptomatik ernst zu nehmen und die Eltern in den Therapieprozess zu involvieren, um auch bei ihnen Entwicklung anzuregen. So könnten sie in die Lage versetzt werden, ihrem Sohn – jetzt und in Zukunft – mehr Sicherheit und Selbstvertrauen zu geben und seine Bindungsbedürfnisse adäquater zu beantworten.

Der weitere Verlauf im Einzelsetting

In den nächsten Stunden war es zunächst von Bedeutung, den Auftrag mit allen an der Therapie und an der Lösung beteiligten Personen zu besprechen. Am wichtigsten erschien es mir dabei, Jonathan für den Therapieprozess zu motivieren und zu gewinnen. Dabei nutzte ich unterschiedliche Techniken wie sie Holtz und Mrochen (2005) sowie Retzlaff (2008) für die erste Phase einer Therapie mit Kindern und den Aufbau von Veränderungsmotivation vorstellen. Ich versicherte Jonathan, dass er alles mitbringen würde, um gelegentlich auftauchende Ängste oder Unsicherheiten zu meistern. Und wenn er wolle, dann werde er seinen Eltern auch zeigen, dass er abends ohne Probleme einschlafen könne und wie er das schaffe. Wir arbeiteten mit unterschiedlichen Skalierungen und stets mit positiven Lösungsbildern, sodass Jonathan gerne erfahren wollte, wie er all seine in ihm wohnenden Fähigkeiten nutzen könne, um sich stark und sicher zu fühlen.

Während einer der Stunden, in denen mir Jonathan von Lego® Ninjago erzählte, unterbrach ich ihn und fragte, ob er denn wisse, woher die Ninja ihre besonderen Fähigkeiten und auch ihre Kraft beziehen würden. Er antwortete, dass dies durch das spezielle, geheime Training erreicht werde. Ich fragte ihn weiter, ob er wisse, was das Besondere der Ninjas ausmache und wie sie trainieren würden. Über die Erörterung verschiedener Kampfstile kamen wir sodann auf die Shaolin-Mönche zu sprechen. Ich erzählte ihm dazu eine Geschichte darüber, dass die Kraft dieser fernöstlichen Krieger viel mit ihrer Willenskraft, ihrer Fokussierung und ihrer Konzentration zu tun habe. Jonathan wusste bereits von verschiedenen Medien (Spielen, Serien), was Meditation bedeutet. Und so erzählte ich ihm weiter, dass die Shaolin mit Konzentration und ihrer gebündelten mentalen Kraft Unglaubliches vollbringen könnten.[4] Ähnlich sei dies auch damals

4 Später schauten wir auch auf YouTube Videos von Shaolin, die auf Nagelbetten liegen oder große Mengen von Steinen mit ihren Händen zertrümmern können.

bei den Ninja gewesen. Heute würden diese Techniken von vielen Sportlern praktiziert. Auch Turner, die an großen Wettkämpfen – beispielsweise bei den Olympischen Spielen teilnehmen, würden sich mental auf den Wettkampf vorbereiten. Die besten Sportler seien nicht nur körperlich gut trainiert, sondern vor allem im Kopf extrem stark. Dies konnte Jonathan gut mit eigenen Turnauftritten abgleichen, und wir sprachen über Konzentration, Entspannung, innere Kraft, aber auch Aufregung, Angst und Unsicherheit. Mir fiel dabei auf, dass der Junge beim Turnen kaum Angst oder Unsicherheit verspürte und im Gegenteil sehr viele Ressourcen der Sicherheit, der Anspannung und Entspannung mit sich brachte.

Über diesen Weg gingen wir dann auch auf das Thema Einschlafen zu. Jonathan hatte recht schnell innerhalb einer von mir angebotenen Imagination seinen Wohlfühlort gefunden (vgl. z. B. Reddemann 2016). Von dort aus trainierte er nun seinen inneren Shaolin-Mönch, wie er sagte. Dabei ging es auch darum, seine bereits vorhandenen Ressourcen als Turner zu nutzen. So stellte er sich abends häufig vor, dass er bei einem Wettkampf sei und wie er alle Aufgaben und Bewegungen meistere, wie er beispielsweise sicher abspringe und lande. Er vertraute dabei zunehmend auf seine innere Stärke. Mit weiterer Sicherheit in der Therapie ließen sich auch andere Themen, wie die Streitigkeiten insbesondere mit der Mutter, thematisieren. Hier setzte ich eher direkte Methoden ein, wie ein Positiv-Tagebuch, in das er jeden Tag zumindest einen Satz dazu schreiben solle, was ihm im Tagesverlauf gut gelungen sei. Insbesondere auf gute Zeiten mit seinen Eltern solle er achten.[5]

Schon nach wenigen Stunden wirkte Jonathan bei unseren Terminen selbstsicherer. Es machte ihm Spaß, von seinen Erfolgen zu berichten. Wie nebenbei erzählte er mir auch, dass seine Angst abends im Bett fast komplett weg sei. Wenn sie doch manchmal etwas stärker auftrete, lege er kurz vorm Zubettgehen »eine Sitzung« ein, um sich innerlich zu trainieren – stark und konzentriert wie ein Shaolin. Manchmal ging er aber auch zu seinen Eltern, wie ich etwas später von diesen erfuhr.

Der weitere Verlauf im Eltern- und Familiensetting

Neben den anfangs zweiwöchentlich stattfindenden Terminen mit dem Jungen fanden regelmäßige Termine gemeinsam mit beiden

5 Die Idee bekam ich, als wir über eines seiner Lieblingsbücher sprachen, in dem der Held ein Tagebuch verfasst.

Eltern statt. Etwa in der Mitte des Prozesses sowie am Ende lud ich alle Familienmitglieder gemeinsam zum Termin ein. Mit den Eltern orientierte ich mich im Gespräch an den Zielen, die ich mit der Mutter erarbeitet hatte und die der Vater teilte. Der Vater schien mir emotional und in seiner direkten Fürsorge sowie Erziehung etwas weiter entfernt von Jonathan als die Mutter, gleichsam aber sehr besorgt und verunsichert, was mit dem Jungen los sei. Er bestätigte insgesamt viele Einschätzungen seiner Frau und war ähnlich ratlos, warum Jonathan die Ängste und Unsicherheiten entwickelt habe. In einem unserer ersten Gespräche merkte er an, dass es zu Hause, wenn er von der Arbeit komme, häufig nur um Konfliktthemen mit Jonathan gehe und sie als Familie momentan kaum noch schöne gemeinsame Zeiten erleben würden.

Mit beiden Eltern arbeitete ich in der folgenden Zeit daran, die Ressourcen von Jonathan (nach deren Angaben: intelligent, sozial, ausdauernd, fantasievoll, kann toll spielen, guter Turner – dort sehr selbstsicher, kann sich durchbeißen) wieder deutlicher wahrzunehmen und die Aufmerksamkeit und vor allem den Druck von den Situationen zu nehmen, in denen er sich unsicher fühlt oder sogar ängstigt. Dabei wurde deutlich, dass es bei beiden Eltern selbst häufig Unsicherheiten gab und gibt und beide oft nicht einschätzen konnten, was sie ihrem Sohn zutrauen konnten und wollten (Beispiele aus der Vergangenheit: die Eingewöhnung in eine Kindertagesstätte, eine Klassenfahrt in ein Schullandheim). Mit den Metaphern der »sicheren Basis« und des »sicheren Hafens« (vgl. z. B. König 2018) arbeitete ich mit den Eltern daran, die Dynamik der wechselseitigen Verunsicherung zu verlassen und neue Reaktionsweisen auf problematische Situationen wie das abendliche Einschlafen zu finden und auszuprobieren. Als Aufgabe bis zu einer nächsten Sitzung besprach ich z. B. mit den Eltern, dass diese in der Zwischenzeit mindestens zwei Situationen beobachten sollten, in denen Jonathan sich sicher oder gar mutig gezeigt hat.

Schon nach wenigen Wochen berichteten die Eltern mir, dass die Einschlafsituation sich deutlich entspannt habe und es maximal noch an ein bis zwei Tagen dazu komme, dass Jonathan aufstehe. Er würde dann aber meist nicht klagen, sondern sich zu den Eltern ins Wohnzimmer setzen. Dies würden sie dann meist auch für eine abgesprochene Zeit tolerieren. Neu sei, dass sie dann den Fernseher ausschalten und mit Jonathan über schöne Dinge des Tages sprechen würden. Insgesamt habe sich auch das Familienklima deutlich verbessert. Darüber waren sich beide Eltern einig.

Bei den Familiensitzungen erzählte Jonathan vor allem von Shaolin-Mönchen und Profiturnern und was dies mit Kampfkunst, Konzentration und Entspannung zu tun habe. Die Eltern waren dabei überaus beeindruckt vom Wissen ihres Sohnes, jedoch auch davon, welche Lösungen er gefunden hatte, mit seinen Ängsten umzugehen. Im letzten Familiengespräch äußerte Jonathan den Wunsch in Richtung seiner Eltern, Kung-Fu in einer Kampfschule zu lernen. Er war mittlerweile zehn Jahre alt, in der fünften Klasse der weiterführenden Schule angekommen und erklärte sich bereit, eine halbe Stunde alleine zu Hause zu sein, während seine Eltern einkaufen waren. Alle Beteiligten waren zufrieden und stimmten für eine Beendigung der Therapie.

3 Kritische Reflexion des Fallverlaufs

*Wie gestaltete sich der **Erstkontakt**? Worin bestand die Herausforderung, und wie haben Sie der zu begegnen versucht?*

Der Erstkontakt fand mit der Mutter statt ohne den eigentlichen Indexklienten, weil das Erstgespräch vormittags in einer offenen Sprechstunde stattfand und der Junge zur Schule ging. Der Erstkontakt mit Jonathan war bedeutsam, da es darum ging, ihn kennenzulernen und eine gute Beziehung zu ihm aufzubauen. Bei einem eher schüchternen oder ängstlichen Klienten kann dies einige Zeit in Anspruch nehmen, und so versuchte ich möglichst gelassen zu sein und bei den Gesprächsthemen vor allem Ausnahmen vom Problem, Ressourcen und Themen, die Jonathan interessierten, zu fokussieren.

*Welche **Überlegungen** haben Sie bei der Gestaltung des weiteren Verlaufs geleitet?*

Leitend war vor allem die Überlegung, dass es nicht darum gehen kann, dem Jungen die Angst zu nehmen (ursprüngliches Anliegen der Mutter), sondern darum, das »stattdessen« in den Vordergrund zu rücken. Weiterhin war für mich die Hypothese einer unsicheren Bindungsbeziehung und der daraus entstandenen Familiendynamik sehr hilfreich. Diese Hypothese hat viele der weiteren Vorgehensweisen im Fall beeinflusst und sich auch in den Gesprächen mehrfach als stimmig erwiesen.

*Welche **Vorgehensweisen** Ihrerseits haben den Verlauf wesentlich bestimmt?*

Im Verlauf der Therapie waren aus meiner Sicht die systemisch-lösungsorientierten und die hypnosystemischen Vorgehensweisen am deutlichsten ausgeprägt. Mit dem Jungen wie mit seinen Eltern ging es vor allem um die Bewusstmachung der eigenen Stärken und Möglichkeiten. Mit Jonathan waren die Vorgehensweisen vor allem durch positive Suggestion und bewusste Imagination geprägt. Dabei war hilfreich, dass es gelang, die Methoden an die Fähigkeiten, Erfahrungen und Präferenzen des Klienten anzukoppeln.

*Was waren die **Schlüsselereignisse**/Kippsituationen für den Verlauf?*

Für mich bestand das Schlüsselereignis darin, dass ich eine gute Arbeitsbeziehung zu allen, insbesondere einen guten Rapport zu Jonathan aufbauen konnte. In der Stunde, als ich seine Motivation für eine mögliche Veränderung mit ihm skalierte, konnte ich den Jungen auch für viele weitere therapeutische Ideen gewinnen. Wie so häufig stellte sich die Beziehungsarbeit nicht nur als eine gute Basis, sondern hier auch als Motor für die nachfolgenden Therapieschritte heraus.

*Was waren für Sie die größten **Herausforderungen** in diesem Therapieprozess?*

Als herausfordernd empfand ich es, den Eltern aus ihrer Verunsicherung nicht dadurch herauszuhelfen, dass ich ihnen sagte, wie sie mit Jonathan umgehen und was sie tun sollten. Beide Eltern zeigten sich in den Stunden bei mir zurückhaltend, bisweilen hilflos. Auch die Perspektive des Kindes einzunehmen, fiel ihnen zunächst schwer, vor allem bei der Beschäftigung mit emotionalen Themen. Es kam mir vor, als suchten Mutter und Vater die Orientierung und Beruhigung (verständlicherweise) bei mir, die Jonathan von seinen Eltern erhoffte.

*Was macht Sie im Rückblick **zufrieden**? Was sehen Sie eher **kritisch**?*

Zufriedenheit schafft bei mir die äußerst schnelle Besserung der Symptomatik. Schon in wenigen Wochen konnten große Themen wie das allabendliche Einschlafen »entschärft« werden, und im Weiteren besserte sich auch das familiäre Miteinander. Die Therapie mit Jonathan war sehr angepasst an seine Themen und an seine verbal wie nonverbal geäußerten Bedürfnisse. Gelegentlich habe ich mich aber auch gefragt, ob ich bei manchen Aspekten hätte konfrontativer sein und Themen von Selbstunsicherheit und Angst noch klarer benennen sollen. Ebenso habe ich mich kritisch gefragt, ob die Eltern sich ebenfalls genügend ko-entwickelt haben, um neu auftretenden Schwierigkeiten angemessener begegnen zu können.

Haben Sie ***Supervision*** *eingeholt und in welcher Weise hat die Ihnen ggf. geholfen?*

Ich hatte während des Therapieverlaufs eine hypnosystemisch geprägte Supervision, die mir im ersten Drittel des Prozesses sehr dabei geholfen hat, die Stärken und Fähigkeiten von Jonathan zu sehen und mit ihm zusammen auf die Suche zu gehen, wie er diese nutzen kann, um sich stark und sicher zu fühlen.

Wie haben das Kind oder die/der Jugendliche und wie die Angehörigen das ***Ergebnis*** *beurteilt? Wie beurteilen Sie Verlauf und Ergebnis?*

Insgesamt waren sowohl der Junge als auch seine Familie sehr zufrieden mit dem Ergebnis der Stunden. Gemessen an der Skalierung, die ich mit Jonathan zu Beginn und am Ende gemacht habe, hat er sein erwartetes Ziel sogar noch übertroffen. Auch ich selbst kann bei diesem Fall von einem sehr erfolgreichen und eher unkomplizierten Therapieverlauf sprechen. Viele Interventionen erwiesen sich für die Familie als anschlussfähig, und ich hatte zu keinem Zeitpunkt das Gefühl, dass der Prozess in einer Sackgasse steckt oder ins Negative kippt. Da das Abschlussgespräch als Familiengespräch etwa zehn Wochen nach der letzten Therapiestunde des Jungen stattfand und die individuelle und die familiäre Situation sich zu diesem Zeitpunkt noch gebessert hatten, gehe ich von weiteren positiven Effekten in der Familie und für die Entwicklung von Jonathan aus.

Literatur

Berg, M. (2017): Die Anwendung des Geschichtenergänzungsverfahrens zur Bindung (GEV-B) in der Beratungspraxis. In: G. Götting, C. Bromann, M. Müller, M. Piorunek, M. Schattanik u. A. Werner (Hrsg.): Zeit geben – Bindung stärken. Konzepte der Beratung. Weinheim, Basel (Beltz Juventa), S. 104-126.

Berg, M. (2020): Erziehungs- und Familienberatung – Schnittmengen Sozialer Arbeit und Psychotherapie. In: M. Bösel u. S. B. Gahleitner (Hrsg.): Soziale Interventionen in der Psychotherapie. Interdisziplinär und interprofessionell denken und handeln. Stuttgart (Kohlhammer).

Holtz, K. L. u. S. Mrochen (2005): Einführung in der Hypnotherapie mit Kindern und Jugendlichen. Heidelberg (Carl-Auer), 2. Aufl. 2009.

König, L. (2018): Bindung in Therapie und Beratung. Ein ressourcenorientierter Ansatz für die Arbeit mit Kindern. Weinheim (Beltz).

Kuhnert, T. u. M. Berg (2020): Systemische Therapie jenseits des Heilauftrags. Systemtherapeutische Perspektiven in der Sozialen Arbeit und verwandten Kontexten. Göttingen (Vandenhoeck & Ruprecht).

Reddemann, L. (2016): Imagination als heilsame Kraft. Ressourcen und Mitgefühl in der Behandlung von Traumafolgen. Stuttgart (Klett-Cotta), 19. Aufl.

Retzlaff, R. (2008): Spiel-Räume. Lehrbuch der systemischen Therapie mit Kindern und Jugendlichen. Stuttgart (Klett-Cotta).

Retzlaff, R. u. K. von Sydow (2015): Systemische Therapie mit Kindern und Jugendlichen. *Psychotherapeut* 60 (4): 295–301. DOI:10.1007/s00278–015–0043–6.

Rotthaus, W. (2015): Ängste von Kindern und Jugendlichen. Störungen systemisch behandeln. Heidelberg (Carl-Auer).

Schmidt, G. (2005): Einführung in die hypnosystemische Therapie und Beratung. Heidelberg (Carl-Auer), 8. Aufl. 2018.

Schweitzer, J. u. A. von Schlippe (2006): Lehrbuch der systemischen Therapie und Beratung II. Das störungsspezifische Wissen. Göttingen (Vandenhoeck & Ruprecht).

von Schlippe, A. u. J. Schweitzer (2012): Lehrbuch der systemischen Therapie und Beratung I. Das Grundlagenwissen. Göttingen (Vandenhoeck & Ruprecht).

Trost, A. (2018): Bindungswissen für die systemische Praxis. Ein Handbuch. Göttingen (Vandenhoeck & Ruprecht).

Vogt-Hillmann, M. u. W. Burr (Hrsg.) (2009): Kinderleichte Lösungen. Lösungsorientierte Kreative Kindertherapie. Dortmund (modernes lernen), 6. Aufl.

Anders sein

Maren Krüger, Claudia Wach und Michael Buscher

Atypischer Autismus, motorische Einschränkungen

Indexpatient: Anders (13 Jahre)

Familie: Frau B., Herr B., Lukas (16 Jahre), Anders

Diagnose: Atypischer Autismus, leichte Intelligenzminderung, Gendefekt, massive motorische Einschränkungen, starke Sehbehinderung

Therapiekontext: Integrative Jugendlichenstation einer Kinder- und Jugendpsychiatrie

Therapiedauer: 6 ½ Wochen (ohne Vor- und Nachgespräche)

1 Gedanken zur Auswahl des Falles

Die dargestellte Geschichte eines 13-jährigen Jungen, seiner Familie und eines kinder- und jugendpsychiatrischen Behandlungsteams findet statt auf der Erzählbühne eines stationären Therapieangebots, das sich besonders psychischen Nöten von Kindern und Jugendlichen mit Intelligenzminderungen und anderen Einschränkungen widmet. Als multidisziplinäres Mannschaftsspiel mit allen Optionen für Kreativität und auch Humor selbst in schwierigen Problemlagen muss die Therapie sich als anschlussfähig an die Anliegen der Familien erweisen, respektvoll, neugierig und immer wieder auch geduldig und selbstreflexiv. Weiterentwicklung gelingt vor allem dann, wenn die Kinder und Jugendlichen als aktive Mitgestalter der Prozesse einbezogen bleiben. Dabei geht es wie immer in der Systemischen Therapie um die (Wieder-)Entdeckung von Ressourcen, gleichwohl aber auch um Akzeptanz von Einschränkung und Besonderheit, die Teilhabe jenseits von Überforderung erst ermöglicht.

Psychiatrische Kliniken sind gehalten, diagnostische Etikettierungen vorzunehmen. Und dennoch benennen diese Zuschreibungen – wenn überhaupt – nur Facetten von Menschen, die in ihrem Leben mit defizitorientierten Annahmen ihre liebe Not haben. Bei Anders wären das: atypischer Autismus, leichte Intelligenzminderung, Gendefekt, massive motorische Einschränkungen, starke Sehbehinderung.

2 Fallverlauf

Kleine Vorstellung des 13-Jährigen

Anders ist anders und kämpft einerseits vehement gegen das Anderssein bzw. gegen insbesondere männliche Menschen, die in seinen Augen als »Normalos« (O-Ton) »Halunken« sind und denen er sich unterlegen fühlt. Andererseits zelebriert er mit großer Begeisterung seine »Welt«, die er sich nicht nehmen lassen will. Er hat ein markantes Äußeres mit Hochwuchs und Schlankheit, dabei eine deutliche motorische Beeinträchtigung, die zu einem schwankenden, unsicheren Gang und oft ausladenden Bewegungen, aber auch sozialen Beeinträchtigungen wie erschwerter Selbstständigkeit und »unappetitlichem« Essen führt. Anders wurde zum wiederholten Male wegen seines fremdaggressiven Verhaltens gegenüber Lehrern, (Autismus-)Therapeuten oder Integrationshelfern vorgestellt. Der Auftrag der Eltern lautete wie bei den vorangegangenen Aufenthalten, alternative Handlungsstrategien beim Auftreten der Wut zu entwickeln und durch Medikamente eine Verhaltensanpassung zu erreichen – eine »typische« Auftragslage innerhalb des vollstationären integrativen Bereiches der Klinik.

Und doch ist Anders anders: Mit großer Kraft zeigt er sich »resistent« gegenüber therapeutischen und pädagogischen Interventionen, lässt Therapeuten abblitzen und seine Eltern staunen. Er hängt in seiner dauernden Suche nach »Schonräumen« seine Helfer ab, und seine Familie begleitet ihn auf seinem Weg und sucht mit – bislang. Sein Selbstkonzept scheint das des »Helfers« zu sein, der nur auf die Gelegenheit wartet, in der Welt der Normalos seine »Nützlichkeit« zu beweisen, manchmal übergriffig (»Gib mal her, das kann ich besser«) und oft voller Charme (»Das musst du doch nicht, dafür bin ich da«). Dabei ist er ausgestattet mit einer riesigen Neugierde auf die Welt, auch auf kleinste Kleinigkeiten, die er eigentlich kaum sehen kann (»Guck mal unter den Fuß von der Spinne«) und die er zu Geschichten zusammenbastelt, mit denen er in Kontakt treten will (»Ich erzähle dir, wo die Spinne überall war, die hat Spuren hinterlassen«). Über diese Geschichten kann man auch in traurigen oder wütenden Momenten einen Zugang zu ihm finden (»Wenn das die Spinne sehen könnte, wie wütend dein Gesicht aussieht«).

Vorstellungsanlass und präsentierte Problematik

Anders hatte bereits zwei stationäre Aufenthalte auf der integrativen Kinderstation sowie längere ambulante Nachbehandlungszeiträume wegen Fremdaggressivität hinter sich, bevor ihn seine Eltern mit der dringenden Bitte um erneute stationäre Therapie vorstellten. Die Eltern berichteten, dass sich die Situation im Vergleich zum letzten ambulanten Nachsorgegespräch erneut verschlechtert habe: Vor allem in der Schule gebe es immer häufiger wieder eskalative Situationen. So habe Anders während einer Skifreizeit einen Lehrer heftig körperlich attackiert. Das sei seit Langem nicht mehr vorgekommen. Neulich allerdings habe er auch den Integrationshelfer gekratzt. Auch zu Hause sei er häufig oppositionell und sehr angespannt, wirke aber auch eingeengt und bedrückt. Die Mutter vermisste sein Lachen. Der Vater, der in den Jahren zuvor die Nische bedient hatte (»Wir fahren gern zu Autohäusern, Audis gucken«), gab an, sein Sohn habe diese Vorliebe nicht mehr, und er finde für sich keinen Platz innerhalb der neuen Interessen des Jungen, was das Zusammenleben erschwere.

Anliegen von Vater und Mutter

Besonders schlimm fand der Vater, dass Anders in Situationen offensichtlich großer Not und des »Sich-in-Frage-gestellt-Fühlens« massive Drohungen ausspreche, indem er Attacken mit einer Motorsäge und Ähnlichem androhe und von »Amoklaufen« spreche. Seine Mutter belastete besonders, dass Anders in solchen Momenten zuerst sehr wütend und dann aber sehr traurig wirke. Er gebe sich für vieles, was in seinen Augen nicht gut laufe, die Schuld, oft ganz unzusammenhängend wirkend. Auch zu Hause zeigten sich wieder vermehrt Schwierigkeiten: häufige Unmutsäußerungen, starke Unruhe, widerständiges Verhalten, Schimpfen, aber auch vermehrtes In-sich-gekehrt-Sein. Mit dem von der Kinderstation übernommenen »Ampelsystem« einer optischen Rückmeldung lasse sich Anders noch einigermaßen regulieren. Doch machten sich die Eltern gleichermaßen um beides Sorgen: die wieder zunehmende Aggressivität, aber auch sein großes Unglücklichsein.

Es war ein großer Schritt für beide Elternteile, Anders erneut in die Klinik zu bringen. »Wer scheitert schon gerne mal wieder«, meinte der Vater nur halbironisch. Doch hatten beide Eltern – so wie ihr Sohn Anders ja auch – eine bemerkenswerte Kraft, einen klaren Schlussstrich zu setzen, wenn etwas so nicht weiterging. »Wir wissen nicht wie, aber so nicht«, äußerte die Mutter. »Den Rest machen wir zusammen.«

Anliegen von Anders

Eigentlich hatte Anders nur ein einziges Anliegen: Wenn schon der dringende Wunsch der Eltern nach stationärer Aufnahme nicht zu umgehen sei, so solle er »so kurz wie möglich« sein. An den Therapeuten gerichtet: »Dafür bist du zuständig.«

Aufträge

Wiederaufnahmen in Kliniken, die unter dem nicht unerheblichen Druck eskalativen Verhaltens erfolgen, führen nicht unbedingt zu einem gelassenen kreativen Dialog zwischen allen Beteiligten, aus dem sich dann wie von selbst die neuen Lösungen ergeben. In unserem Fall führte die akute Not, obwohl irgendwie »Veränderung« in der Luft lag, auf der Station zunächst noch einmal zu einer Schleife der Wiederholung von Strategien, die sich in den Voraufenthalten als hilfreich erwiesen hatten. Wir gerieten – auch wenn der Therapeutin etwas mulmig war – in ein vorläufiges Miteinander des »Mehr-desselben«, in dem wir uns gemeinsam eingerichtet hatten: Irgendwie war es ja auch eine ganze Zeitlang gut gegangen, vielleicht würde ja ein »Boostern« reichen.

So gestaltete sich die Wiederaufnahme zunächst als ein zwar irgendwie vertrauensvolles, aber etwas ideenarmes gemeinsames Loslaufen. (Anmerkung: Wir sind zwar alle systemisch beflügelt, landen aber dann doch schon mal in den Alltagstiefen und machen Fehler, erleben das aber – wenn wir daraus lernen – durchaus als Bereicherung.) Das Gefühl »diesmal kreativ anders mit Anders« war anfangs ein sehr zartes Pflänzchen. Noch waren alle Beteiligten in ihrer Not im Mehr-desselben-Modus, im Safety First des scheinbar Bewährten. Anders war – eigentlich nachvollziehbar – wenig fasziniert und beugte sich nur widerwillig der Aufnahmeentscheidung der Eltern.

Schritt für Schritt ergaben sich dann erste Perspektiverweiterungen: Für die Eltern war zunehmend das Verlassen der »Lebensphase Kind« und das Ankommen als Jugendlicher spürbar – für die Mutter eher wehmütig besetzt (»Ist auch schön, wenn du mein kleiner Großer bist«). Der Vater war deutlich genervt von der langen »Kleinkindphase« und zunehmender Wirkungslosigkeit der bisherigen Strategien im Umgang mit Anders (»Also nur mit roten Ampeln kommen wir hier nicht weiter«). Anders selbst ließ sich schließlich in noch deutlich reduzierter Freiwilligkeit dazu bewegen, als mögliches Ziel in den Blick zu nehmen, er wolle lernen, nicht zu schlagen, wenn er wütend sei (»Ich will nicht so schnell ›zu‹ sein«). Erst im Verlauf der Behandlung konnte er dann erstaunlich konkret und an seinem Alltag orientiert dem Bezugsbetreuer gegenüber formulieren, er wolle lernen, den Hosenknopf selbst zu schließen: »Ich brauche sonst immer Hilfe wie ein Baby.«

Angaben zur Vorgeschichte (Anamnese, familiärer Kontext)

Die leiblichen Eltern leben zusammen, zeitweise mehr schlecht als recht, aber doch an der Seite des Jungen und seines Bruders, jeder für sich mit der herausfordernden familiären Situation ringend. Beide sorgen für Anders und seinen Bruder. Beide sind berufstätig, die Mutter halbtags, der Vater mit längeren Zeiten im Außendienst, in denen er nicht nach Hause kommt. Auch Anders' Bruder ist von Behinderung betroffen. Als die Diagnose beim Bruder gestellt wurde, war die Mutter bereits mit Anders schwanger (»Aber wir haben keine Sekunde daran gedacht …«). Während der Bruder seine Einschränkungen in der sozialen Interaktion und im Erleben eher in Verweigerung und Rückzug ausdrücke, so die Eltern, sei Anders an einem bestimmten Punkt nicht mehr in der Lage, Fremdaggressionen zu vermeiden. Dadurch falle Anders in seinem Verhalten wesentlich stärker auf, was alle gleichermaßen belaste. Während es der Mutter dann oft noch gelinge, über »Geschichten« auszulenken, sehe der Vater seine Rolle eher im »Standhalten bei unvermeidlichen Anforderungen«. Er entlaste seine Frau dadurch, dass er zeitweise »die Grenze« darstelle und dann warte, wie sich seine Frau und Anders – manchmal scheinbar verbündet – in einem neuen Anlauf vielleicht besser einlassen könnten.

Dabei zeigte sich, dass diese Rollenaufteilung auch gewisse Risiken barg: zum einen für die väterliche Beziehung zu Anders, zum anderen für die elterliche Beziehung. Denn den Eltern schien es nicht immer zu gelingen, bei der »gespielten« Unterschiedlichkeit auch sichere nahe Momente zu erleben. Zum Zeitpunkt der Aufnahme vermittelten die Eltern den Eindruck, nicht mehr an dem Punkt so weitermachen zu können oder zu wollen wie bisher. Beide verband aber offenbar genug miteinander, um erneut schauen zu wollen, was man vereinbaren könne, um zusammenzubleiben.

Therapieverlauf

Anders blieb in der Klinik zunächst sehr fixiert auf von ihm als wichtig und sicher erkanntem Terrain. Gerade zu Beginn schien er sich selbst in innerklinischen Außenkontakten als Versager zu erleben.

Am liebsten wäre er auf der Station geblieben, damit niemand den erneut »gescheiterten« Anders sehen konnte (»Die denken, da kommt schon wieder Anders, der kann nix«). Zeitweise setzte Anders diesen Rückzug und die Selbstbeschreibung auch provokativ ein, um Hilfe oder Kontakt einzufordern.

Hilfreich erschien jetzt, dass Eltern und Bezugspflege gemeinsam sehr konkret die Anforderung formulierten, dass der älter werdende Anders jetzt auch lernen solle, im sozialen Miteinander besser zurechtzukommen. Anders gefiel dies zunächst wenig. Er schien jedoch die Halt gebende Vorgabe und das Miteinander seiner Bezugspersonen als angstreduzierend zu erleben. Schritt für Schritt gewann er an Selbstständigkeit und Selbstwirksamkeit, auch wenn er sich immer mal wieder Rückgriffe auf bewährte Muster erlaubte. Wie von Anders selbst schließlich als Ziel formuliert, erlernte er mit dem Bezugsbetreuer, Hosen selbstständig zu öffnen und zu schließen. Er hatte eine eigene »Knopf- und Reißverschlussleiste«, um auch »neue« Systeme auszuprobieren. Dabei wirkte er deutlich fröhlicher und entlasteter. Da er sich jetzt eher als »Großen« sah (»Ich frage jetzt nicht mehr vor und nach der Toilette Frau Krüger. Ist doch puppenleicht.«), erreichte er für sich, aber auch in der Gruppe eine andere »Stellung«.

Schon in den Voraufenthalten hatte Anders sich sehr gerne als »Helfer« betätigt. Eine Begrenzung dieser »Helfertätigkeit« hatte Anlass zu Anspannung und damals auch zu Fremdaggressivität gegeben. Aus der Schule und der Familie war dies ebenso bekannt. Anspannung entstand oft aus Begrenzung: Begrenzung von Helferzeit, Angst vor Ausgrenzung, Erfahren körperlicher Grenzen oder Erleben, dass andere fitter sind (»die Halunken«). Während des jetzigen Aufenthaltes konnte Anders im hochstrukturierten vollstationären Rahmen annehmen, dass es Raum und Zeit geben konnte für helfendes Verhalten (Anders-Zeit, mit Timer), aber eben auch Zeiten, in denen das nicht ging oder vom Gegenüber nicht gewünscht war.

Anders zeigte sich sehr daran interessiert, in Kontakt zu kommen, jeden zu begrüßen und Anerkennung zu finden. Er schien dies sehr zu brauchen, um sich selbst »wertvoll« zu fühlen. Zudem benötigte er viel Unterstützung, auch eigene positive und wertschätzende Ideen zu sich selbst zu entwickeln. So baute er

1. eine »Monsterkiste«, in die er alles steckte, was ihn wütend oder traurig machte: »Behinderung«, »Hilfe brauchen«, »keine Hilfe kriegen«, »Wut haben auf Angeber (Menschen, die etwas können, was ich nicht kann)«; und
2. eine »Schatzkiste«, in die er stecken konnte, was er als »Schönes am Tag« empfand (unter anderem einen Timer, damit er wusste, wann 5 Minuten vorbei waren oder wann er sich nach 10 Minuten »draußen« wieder melden sollte, aber auch das »Schleifdiplom«, das ihn nach langsamem Heranführen an die Schleifmaschine schließlich in die Lage versetzte, diese »wie die anderen« zu bedienen).

Es brauchte einige Zeit, bis Anders entdeckte, was er »Schönes am Tag« hatte. Meistens beschrieb er Begegnungen mit Menschen (»mit Justin gut gekickert«) oder auch Helfersituationen. Die Monsterkiste dagegen war sehr schnell voll: Anders brauchte dabei Halt gebende Begrenzung und externe Steuerung. Denn sehr schnell wurde deutlich, wie unwohl und »hässlich« er sich fühlte, dass er »Wut« auf nicht gut funktionierende Körperteile hatte und große Trauer darüber, dass andere beim Vergleich in seinen Augen besser abschnitten, was offenbar bislang zu den bekannten Attacken auf »funktionierende Normalos, die Halunken« geführt hatte.

Währenddessen wurde mit Anders daran gearbeitet, in der Jugendlichengruppe in dem Maß anzukommen, wie er sich das wünschte. Gerade vermeintlich »fitteren« Jugendlichen, insbesondere Jungen gegenüber reagierte er eher angespannt. Jugendliche, die er als »besonders« empfand, konnten viel schneller angenommen werden, und hier zeigte sich Anders von seiner sehr freundlichen und hilfsbereiten Seite. Es war oft schwierig, ihn auf der einen Seite für das »Fittere« zu begeistern, das er vorschnell ablehnte und verweigerte, um nicht wieder Scheitern zu erleben, auf der anderen Seite aber das sehr sehnsüchtig erwartete »Selbständiger-Werden« auch zu ermöglichen und vor allem nach Rückschlägen weiterzumachen. Während Anders anfangs starke Rückzugstendenzen zeigte, sich wenig in der Jugendlichengruppe öffnen konnte und sich möglichst kindlich eng an Erwachsenen orientierte, gelang es ihm kleinschrittig und zunehmend, sich auch in der Gleichaltrigengruppe als selbstwirksam zu erleben und als »Freund von« zu begreifen. Zunächst jedoch suchte er Selbstbewusstsein und Selbstwirksamkeit nahezu ausschließlich über Helferthemen, war schnell zu erschüttern, wenn ihm etwas nicht gelang, und nahm vorschnell Hilfe an oder forderte sie ein. Er zeigte große Scham und Angst davor, sich zu »blamieren«, gerade im Kontakt mit Männern.

Deutlich besser als Eingrenzung half Anders in diesen Momenten, Eigenschaften und Fähigkeiten an sich zu formulieren, die er gut fand und als »Schatz« verwahren wollte (»Das Schleifdiplom tu ich in die Schatzkiste«). »Und dann begraben wir die Monsterkiste heute endlich mal im Wald!« Es war ein Highlight für ihn, den richtigen Platz im Wald zu suchen (»Das soll keiner finden«) und die übervolle Kiste tief einzugraben (»Jetzt gib mir aber eine neue, die kann ruhig kleiner sein«).

Im häuslichen Rahmen schienen Mutter und Vater trotz aller Belastung wieder näher zusammenzufinden. Wir einigten uns unter diesem Eindruck auf freitägliche Familiengespräche, denen das gemeinsame kreativtherapeutische Angebot vorausging, zu dem die Eltern anreisten. Sie übernachteten in einem Hotel in der Nähe und nahmen ihren Sohn am Samstagmorgen in die Wochenenderprobung mit. Nicht vergessen werden wir ihr Strahlen, als sie vom Bezugsbetreuer mit den Worten: »Sie sind ein schönes Paar« begrüßt wurden.

Auch für Anders schienen entspannte Situationen häufiger möglich. Besonders am Wochenende begannen Vater und Sohn (Vater: »Wir zwei Halunken« – Anders: schweigt) gemeinsam zu kochen, was nicht immer reibungslos, aber immer besser möglich wurde. Gemeinsam beschlossen die Eltern, Anders so lange wie möglich ein beschützendes und unterstützendes Zuhause zu bieten, in dem er gut gefördert werden konnte. Gleichzeitig wurde deutlich, dass es der Familie leichter fiel, ihren weniger expansiv auftretenden Sohn Lukas zu begleiten als den phasenweise distanzlos wirkenden und lautstärker auftretenden Anders.

Die Traurigkeit von Anders war bei Therapieende deutlich geringer. Er war weiterhin leicht kränkbar, hatte aber an Kraft gewonnen und konnte viel besser benennen und wohl auch erfahren, dass etwas »gut« war, ohne dass es ein »Erfolg« sein musste. In diesem Aufenthalt in der integrativen Jugendlichengruppe war er viel deutlicher »mitbeteiligter Verhandlungspartner« als früher in der Kindergruppe. Ihn zum »Verbündeten« zu haben, war der größte Erfolg.

3 Kritische Reflexion des Fallverlaufs

Wie gestaltete sich der ***Erstkontakt****? Worin bestand die Herausforderung, und wie haben Sie der zu begegnen versucht?*

Bereits am Aufnahmetag zeigte sich, welche Herausforderung dieser Aufenthalt werden würde. Anders als bei den vorangegangenen stationären Behandlungen auf der Kinderstation zeigte sich Anders trotz zwischenzeitlicher Zustimmung zur stationären Aufnahme sehr ablehnend regulierenden Interventionen gegenüber (»Scheißampel«). Unmittelbar deutlich wurde das hohe Maß an Anspannung und Verzweiflung, das Anders mit dem erneuten Aufgenommen-Werden im kinder- und jugendlich-psychiatrischen Kontext empfand. Offensichtlich erlebte er einen Prozess des Gescheitertseins, mündend in der neuerlichen Aufnahme. So mochte er sich zunächst nur schwer darauf einlassen, mögliche Verhaltensänderungen im stationären Kontext auszuprobieren und zu trainieren. Schließlich konnte ihn die Mutter mit ins Boot holen: Trainieren müssten doch alle, auch die Guten. Dies war die bekannte Strategie der Mutter, Anders nicht zu anders aussehen zu lassen, auf die er sich »fragil« einlassen konnte.

Den Eltern war bewusst, dass auch ihr eigenes Verhalten auf dem Prüfstand stand (Mutter: »Wir machen auch nicht alles richtig«). Für den Vater stand sogar die Entscheidung im Raum, »in welcher Zusammensetzung die Familie überhaupt weiter zusammenleben« kann. Als er diese Frage stellte, rückte die Mutter näher an ihren Ehemann heran, hellwach. Es gab zunächst keine Antwort oder Reaktion von ihr. Allen Beteiligten war klar, das würde Zeit brauchen: Zeit mit Anders auf der Station und Zeit für die Eltern zu Hause. Vielleicht war Zeit geben und Zeit lassen zunächst die tragfähigste Lösung.

Welche ***Überlegungen*** *haben Sie bei der Gestaltung des weiteren Verlaufes geleitet, und welche* ***Vorgehensweisen*** *haben diesen wesentlich bestimmt?*

Die Veränderung der Ziel-Ideen war für alle Beteiligten ein erheblicher Kraftakt, insbesondere auch für die alltägliche Bezugsbetreuung. Neues alternatives Verhalten musste schrittweise angebahnt und eingeübt werde, bevor Anders sich beispielsweise beim Hosezumachen oder anderen feinmotorischen Aufgaben sicher und erfolgreich erleben konnte. Unterstützt wurde der Prozess durch wiederholte Ermutigung, die verschiedensten »Diplome« und verbindliche »Helferzeiten«.

Ergänzend wurde in der Jugendlichengruppe zur Belastungserprobung am Wochenende erarbeitet, dass Anders auch beim gemeinsamen Kochen mit dem Vater eine positive Verstärkung für neue Kompetenzen erhalten könnte. Dieser Vorschlag eines anderen Jugendlichen wurde von Anders sehr geschätzt, besonders als sich erste Erfolge (»Lob vom Vater«) einstellten (Urkunde nach erfolgreichem Kräuterhackkurs).

*Was waren die **Schlüsselereignisse**/Kippsituationen für den Verlauf?*

Die Eltern taten sich anfangs sehr schwer, Anders »anders« zu sehen als ein behindertes Kind, das Hilfe, aber auch Regulierung braucht. Therapeutin und Bezugsteam schienen anfangs hin- und herzuhetzen zwischen den Erwartungen einer erneuten »Regulierung« und dem Erkennen, dass der inzwischen jugendliche Anders Akzeptanz wünschte und brauchte, auch bei manchmal »unsinnigen« Entscheidungen, die Verläufe verzögerten, aber Ausdruck einer »eigenen Entscheidungsfindung« waren und nicht nur Ausdruck von Verweigerung, Ungehorsam oder Behinderung. Auch schien das Ausmaß von Anders' doch deutlich spürbarer Behinderung das Stationsteam zu spalten in »Zutrauer« (»Warum Ausgang mit telefonischer Rückmeldung? Der geht wie ein Uhrwerk zu seinem Ziel! Der braucht nicht anzurufen«) und »Abnehmer« (»Ich bin lieber mal mitgegangen, er wollte auch Gesellschaft«). Diese »Spaltung« des Stationsteams wurde mit den Eltern reflektiert, die sich wiederfanden in ihren eigenen Haltungen. Sie kamen darüber in den Austausch, aber auch zu einer eher pragmatischen »Lösungsidee« (»Lasst ihn Dinge bringen oder holen, über Aufgaben kann er gut ›beauftragt‹ werden«).

Letztendlich erwies sich der lange gemeinsame Weg der Familie mit der Station, der am Anfang eher ausschließlich als gefahrlose Ressource (»Die kennen wir schon, die sind nett«) gesehen wurde, als deutlich irritierbar und als zunächst hinderlich, um in neuen Lebensphasen neue Wege zu suchen. Eltern und Therapieteam schienen durchaus in Gefahr, allein auf früher vielleicht sinnvoll erscheinende regulierende mechanistische Reparaturstrategien (unter anderem die »Ampeln«) zurückzugreifen. Die Schwere der Symptomatik und die wahrgenommene Ausweglosigkeit bei Unsicherheiten in der eigenen Positionierung ließen die Eltern sehr klare Erwartungen an das Therapeutenteam formulieren, das deutlich unter Druck geriet, schnell die Veränderung »zu machen«, damit es »wieder« laufen konnte.

Als alle bei dem Gefühl angekommen waren, vor lauter »roten Ampeln« zu stehen, in einem »Mehr-desselben«, ließen sich die Therapeuten beraten. Ergebnis war, den Eltern die eigene Hilflosigkeit mitzuteilen und zu einer neuen Auftragsformulierung im Sinne eines gemeinsamen Handelns (weg von der Idee, dass die Experten reparieren) zu finden. Zur Überraschung des Behandlungsteams schien die Mitteilung der Ratlosigkeit verbunden mit der Notwendigkeit, sich vertieft auf Augenhöhe zu beraten, die Eltern deutlich zu entlasten. Die Mutter erklärte: »Wie schön, dann können wir nicht allzu viel falsch gemacht haben, wenn sie gar nicht genau wissen, was richtig ist.« Und der anfangs eher spröde wirkende Vater versuchte sich in kreativen Lösungen (»Wie damals mit dem Audis-Zählen im Audi-Haus, wenn er sich aufgeregt hatte«). Insgesamt schienen die Eltern jetzt deutlich zugänglicher für »neue Wege«. Und auf der Station konnte nun – ganz anders als in den bisherigen stationären Verläufen – die Einengung auf Grenzen auf ein sinnvolles Maß reduziert werden, um jetzt mit dem entwicklungsfördernden »Rückenwind« der Eltern eher neue »Möglichkeiten« für den der Kinderrolle entwachsenden Anders zu erproben und einzuüben.

*Was waren die größten **Herausforderungen** in diesem Therapieprozess?*

Verantwortungsdruck ließ uns gerade zu Beginn – gut gemeint – schnell in einen Prozess schlittern, der uns vertraut schien, dessen Schemata in einer doch recht unsicheren Gesamtsituation für alle den Rückgriff auf Vertrautes nahelegten, was dann allerdings zumindest partiell zur einer Einengung des Therapieprozesses führte. Das Umdenken war für alle Beteiligten schwer: für die Mutter ähnlich und doch anders als für den Vater, für die Therapeuten ähnlich und doch anders als für die Bezugspflege, und für Anders, der sich mal so und mal so verhielt. Diesen Unsicherheiten und Divergenzen einen Verhandlungsrahmen zu geben, war vielleicht die herausforderndste Aufgabe – gerade für die Therapeuten. Dabei ging es zentral um die Sicherheit aller Beteiligten: Schwieriges ohne Gesichtsverlust ansprechen und Neues wagen zu können, aber auch dem Druck und den Erwartungshaltungen (hinter dem Team stehen, für die Eltern da sein, verantwortlich sein für den »Patienten«) standhalten zu können.

Die Eltern schienen sich anfangs in der Rolle der zu Coachenden häuslich einzurichten und abzuwarten – Zeit war ihnen ja auch zugestanden worden für die eigene Bestandsaufnahe. Sie nahmen dann aber Fahrt auf, um aus der Rolle als Regulierer von defizitärem Verhalten ihres Sohnes herauszukommen und sich selbst wieder deutlich stärker als Menschen mit eigenen, oft ganz anderen Interessen und als Paar, das vieles zurückgestellt hatte, zu erleben. Mutter und Vater nahmen die Einladung zu Terminen in der Kreativtherapie an, zunächst gemeinsam mit ihrem Sohn (»dialogisches Malen«). Später schien der Sohn eher bei dem zuzusehen, was Mutter und Vater zunehmend selbstvergessen gestalteten. Er machte oft in der Zeit etwas ganz anderes, Eigenes und war damit zufrieden.

Auf der Grundlage sehr unterschiedlicher Entwürfe von Familie (Mutter: »Wir gehören ganz eng zusammen«, Vater: »Du, vielleicht! Ich nicht«) musste nicht nur mit Anders neu verhandelt werden. Auch untereinander wurden seitens der Eltern Wünsche nach Freiräumen angesprochen (Vater: »Dann muss ich nicht lügen«). Es kamen ernste Themen auf den Tisch (Mutter: »Du lügst aber oft!«), bei denen klarer wurde, warum für Anders fittere männliche Menschen »Halunken« waren und wütend in ihre Grenzen gesetzt werden mussten (»Das sind Lügner«). Als Balanceakt erwies sich dieses Ansprechen des ehelichen Miteinanders, wobei der Respekt für das in schweren Zeiten gemeinsam Erreichte es möglich machte, Wünsche und Zukunftsperspektiven auszuformulieren.

Was macht Sie im Rückblick ***zufrieden****? Was sehen Sie eher* ***kritisch****?*

Wir erlebten die Familie im Rahmen der Behandlung trotz anfänglicher Irritationen motiviert für Anregungen und Modifikationen im Umgang mit Anders, der sich selbst zunächst als noch sehr kindlich gebunden an seine Mutter erlebte und seinen Vater eher als Konkurrenten zu begreifen schien. Die Balance zu finden zwischen »Hilfe geben« und »Autonomie zulassen« erwies sich gerade im Hinblick auf die Familiengeschichte von Anders und seinem Bruder für alle Beteiligten als schwer. Andererseits gelang es den Eltern mit therapeutischer Unterstützung, trotz der hohen Herausforderungen an das gesamte Familiensystem die Bedürfnisse und Erfordernisse im Umgang mit Anders besser zu erkennen und auch für sich selbst eine lebbare und veränderte Alltagsgestaltung zu erreichen. Hier konnten Eltern und Therapeuten ihre Zusammenarbeit tragfähig nachverhandeln.

Was hätten Sie im Rückblick ***anders machen*** *sollen bzw. würden Sie in zukünftigen Situationen anders machen?*

Trotz der Entfernung zum Herkunftsort der Familie wäre eine aufsuchende Arbeit vermutlich schneller hilfreich gewesen, da dann alle relevanten Bezugspersonen vor Ort (inklusive des auch von Behinderung betroffenen älteren Bruders oder beispielsweise der Schule) hätten einbezogen werden können. Rückblickend hätten wir sicher achtsamer sein können bezüglich unserer vertrauten Muster und uns noch mehr von Beginn an auf die neuen Entwicklungsaufgaben für Anders und seine Familie zentrieren sollen. Vielleicht hätten wir uns anfangs etwas mehr an Humor und Verrücktheit erlauben können, die uns ansonsten nicht ganz fremd sind. Und natürlich wären gerade bei krisenhaften Zuspitzungen geistige Liegestühle und Sandstrände gut.

Haben Sie ***Supervision*** *eingeholt, und in welcher Weise hat sie Ihnen geholfen?*

Letztendlich hat eine Skulptur in der Balintgruppe am meisten weitergeholfen: Hier stellte bzw. setzte sich »Anders« zunächst auf den Schoß der »Mutter«, die liebevoll und zugewandt war. Der »Vater« schien eher in der beobachtenden Position, der »Bruder« abgewandt am Rand. Nachdem Bewegung in die Familie gekommen war, formulierte der »Vater« seinen Wunsch, sich weiter zu entfernen. Er werde nicht gebraucht, wünsche sich aber ebenso einen liebevollen Blick, am ehesten von seiner Frau, den er aber (gekränkt) auch woanders suchen wolle. Woraufhin die »Mutter« »Anders« rasch vom Schoß schubste und sich schnell auf ihren Mann zubewegte.

Wir haben dann im nächsten Familiengespräch die Eltern zeichnen lassen – sich selbst, den Partner sowie Anders und seinen Bruder Lukas als Kreise. Die Eltern kannten uns ja schon lange und konnten sich auf das Angebot einlassen. Die Mutter zeichnete sich und den Ehemann als verschränkte Kreise mit kleiner Schnittmenge, wie Eheringe, und die Kinder als kleine Kreise drumherum. Der Vater malte einen großen Kreis, das war seine Frau, mit zwei kleineren Kreisen im Inneren, den Kindern, und sich selber weiter entfernt und ohne Kontakt zu seiner Frau. Davon war die Mutter sehr betroffen.

Wir haben dann den Eltern von der in der Balintgruppe gestellten Skulptur erzählt. Das hat für Bewegung gesorgt. Die Eheleute haben lange darüber gesprochen, wie alleingelassen sie sich jeweils fühlen. In der Folge haben wir die gemeinsamen kreativtherapeutischen Angebote als »Freitagsgespräche« angeboten. Auf die Übernachtung in der Nähe, damit man Anders am Samstag besser abholen konnte, sind die Eltern dann von selbst gekommen.

Wie haben der Jugendliche und die Angehörigen das ***Ergebnis*** *beurteilt? Wie Sie selbst? Gab es* ***Rückmeldungen****?*

Anders war sehr zufrieden, als er mit gefüllter Schatzkiste, Kochen mit Vater am Wochenende und einer vergrabenen Monsterkiste wieder entlassen wurde (»Endlich. Jetzt muss ich aber nicht noch mal. Beim nächsten Mal kommt Lukas«). Er wirkte deutlich weniger traurig und in geringem Maße auf seine »Begrenzungen« und Behinderungen fixiert.

Die Eltern waren zufrieden, aber auch skeptisch, wie »haltbar« die Verbesserungen sein könnten. Sie haben eine Paartherapie begonnen und sind bislang zusammengeblieben. Anders profitierte in seinem Bestreben nach Selbstständigkeit von einer integrativen Stationsgruppe, innerhalb derer er nicht schamhaft seine Besonderheiten verbergen musste und zunehmend auf eskalatives Verhalten verzichten konnte. Einmal im Quartal besuchen die Eltern nun eine zur Klinik gehörende Wohngruppe, damit man sich kennt, »wenn es so weit ist« und der nächste Schritt in die Selbstständigkeit von Anders erfolgen kann. In den ambulanten Nachgesprächen zeichnet sich bislang ein Verlauf ab, der nicht frei ist von Konfrontationen, die die Familie allerdings bislang allein bewältigen kann.

Von den Eltern konnten wir lernen, wie viel »Regenerationskraft« in dieser Familie steckte, die zunächst viele eingefahrene und ritualisierte Wege, aber auch sehr feste Rollenzuschreibungen hatte, sicher aus guten Gründen, aber offensichtlich nicht mehr stabil gegründet. Immer wieder an den Rand kommend mit zwei genetisch besonderen Kindern, die ihr Anderssein trotz gleicher Erkrankung ganz anders zeigten, wollten die Eltern letztlich die Veränderung. Und das war eine Entscheidung, kein Schicksal.

Von Anders zu lernen, von seinem Charme, seiner kindlichen Neugierde, seinem jugendlichen Protest, dem zähen Verhandeln, dem Festhalten am Alten (»Was willst du, klappt doch!«), aber auch von dem Potenzial, Angst, Furcht und Wut immer wieder hinter sich zu lassen und Lebensfreude aufblitzen zu lassen, hat uns bewegt.

Systemisch über Grenzen gehen

Simone Lamerz und Ingo Spitczok von Brisinski

Borderline-Störung

Indexpatientin: Maren (14 Jahre)

Familie: Frau P., Herr P., Maren (zuletzt wohnhaft: therapeutische Wohngruppe der Jugendhilfe)

Diagnose: Borderline-Störung

Therapiekontext: Jugendhilfewohngruppe einer Kinder- und Jugendpsychiatrie

Therapiedauer: Noch nicht beendet

1 Gedanken zur Auswahl des Falles

Wir stellen die Behandlung einer Minderjährigen mit diagnostizierter Borderline-Persönlichkeitsstörung vor, da solche Therapien oftmals herausfordernd sind und eine große Nachfrage nach hilfreichen Interventionskonzepten besteht. Bei Maren sahen wir uns zusätzlich noch mit weiteren Fragestellungen konfrontiert:

- Wenn wir vieles anders machen als die vorige Jugendhilfeeinrichtung: Sind wir dann noch anschlussfähig (de Shazer 1999; Spitczok von Brisinski 2012)?
- Müssen wir von systemischen Grundprinzipien (Schiepek 1999) abweichen?
- Ist Strukturelle Familientherapie (Minuchin 2015), die auf klassischen Familienbildern fußt, auch heute noch ein vertretbarer Ansatz?
- Wann ist es sinnvoll und Erfolg versprechend, die vordergründigen Erwartungen von Indexpatienten nicht zu erfüllen und stattdessen primär mit den anderen Systemmitgliedern zu arbeiten?

2 Fallverlauf

Vorstellungsanlass und Vorgeschichte

Anlass zur Vorstellung bei uns war ein lange währender Hilfeprozess, der bisher weder für die Eltern noch für das Jugendamt zufriedenstellend verlaufen war. Maren war erstmalig mit 13 Jahren stationär kinder- und jugendpsychiatrisch wegen massiver Ängste, imperativer Stimmen und Mobbing in der Schule behandelt worden. Nach zwei Monaten war sie emotional stabil ohne Fremd- oder Eigengefährdung entlassen worden. Zwei Monate später erfolgte eine erneute stationäre Behandlung für vier Monate. In dieser Zeit begann Maren, sich selbst zu verletzen. Nach der Behandlung zog Maren auf eigenes Drängen hin in eine therapeutische Wohngruppe (WG) der Jugendhilfe. Das Jugendamt stellte auf Empfehlung der Kinder- und Jugendpsychiatrie (KJP) einen Antrag auf Entzug der elterlichen Sorge mit der Begründung, dass sich Maren allen Therapiebemühungen widersetze, um in Opposition gegen ihre Eltern zu gehen. Ein Sorgerechtsentzug erfolgte nicht, da vom Gericht keine gravierenden Anhaltspunkte für Kindeswohlgefährdung gesehen wurden.

Laut bisheriger WG konnte Maren sich in den Kreis der viel älteren Jugendlichen integrieren, genoss offenbar als »Nesthäkchen« eine besondere Rolle. Jedoch häuften sich massive Selbstverletzungen sowie suizidale Gedanken und Äußerungen. Mehrfach wurden stationäre Krisenaufenthalte in der KJP notwendig. Kontakte zu den Eltern hatten Selbstverletzungen zur Folge, sodass sie als kontraindiziert bewertet wurden. Maren entwickelte eine ausgeprägte Ablehnungshaltung gegenüber den Eltern, verweigerte schließlich hartnäckig den Kontakt zu ihnen, lehnte Gespräche und Besuche ab. Es schien so, als schmiede sie Koalitionen mit pädagogischen Bezugspersonen gegen die Eltern. Sie war anscheinend ständig bemüht, die Entscheidungsautorität der Sorgeberechtigten (möglichst mit Unterstützung der professionellen Helfer) zu unterlaufen und die Kontrolle in Fragen, die ihre eigenen Bedürfnisse betreffen, zu behalten. Gleichzeitig pochte sie auf Einhaltung der Schweigepflicht gegenüber ihren Eltern. Es gelang ihr während der 10 Monate in der bisherigen WG nicht, zur Schule zu gehen oder an tagesstrukturierenden Maßnahmen der WG teilzunehmen. Zuletzt hatte die zunehmende Entfremdung von den Eltern, vor allem aber die dramatische Verschlimmerung der Symptomatik das Jugendamt veranlasst, den Aufenthalt in der bisherigen WG zu beenden und nach anderen Angeboten zu suchen.

Maren kam zu unserer Jugendhilfeintensivwohngruppe zum Vorgespräch in Begleitung der Bezugsbetreuerin der bisherigen WG. Außerdem nahmen eine Jugendamtsmitarbeiterin, beide Eltern sowie zwei Mitarbeitende unserer Einrichtung teil. Maren saß eng neben ihrer Betreuerin und nahm keinen Kontakt zu den Eltern auf. Sie machte deutlich, nicht hier sein zu wollen, ihre Eltern nicht ansehen zu wollen. Immer wieder weinte sie, zitterte, schien kaum in der Lage, dem Gespräch zu folgen. Die Betreuerin saß zwischen Maren und den Eltern, als wolle sie sie vor deren Zugriff schützen. Immer wieder nahm sie Maren in den Arm, gab ihr im Verlauf ein beruhigendes Medikament. Es entstand das Bild, dass ein direktes Gespräch mit Maren aufgrund emotionaler Instabilität und Vermeidung kontraindiziert ist. Uns war aber wichtig, dass Maren alle Vereinbarungen, Zielformulierungen und Bedenken hörte. Daher pausierten wir stets, wenn die Betreuerin mit Maren den Raum verließ. Den Eltern fiel es sehr schwer, ihre Tochter so leiden zu sehen und nichts tun zu können bzw. zu dürfen. Das Jugendamt unterstützte den Wunsch der Eltern, dass zügig ein Wechsel in unsere WG erfolgen sollte. Maren zeigte sich sichtlich erschüttert, dass ihr die Entscheidung über die weiteren Schritte entzogen und in die Hände der Eltern gegeben wurde.

Anliegen, Therapieziele, Auftrag

Wir wurden aufgrund unseres systemischen Konzepts mit enger Einbindung elterlicher Verantwortung in Verbindung mit vertieften kinder- und jugendpsychiatrischen Kompetenzen als Jugendhilfewohngruppe einer KJP angefragt. Der Auftrag der Eltern und des Jugendamtes fokussierte auf den Abbau der massiven Selbstverletzungen und den Wiederaufbau einer angemessenen Eltern-Kind-Beziehung, die geeignet ist, einen heilsamen Entwicklungsrahmen zu stellen. Die Eltern wünschten sich dringend, in den Behandlungsprozess einbezogen zu werden. Sie hatten bislang das Gefühl, dass ihre Tochter sich von ihnen entfremdet hatte oder von ihnen entfremdet worden war, wünschten sich zurück in eine verantwortungsvolle Elternrolle.

Der Entscheidungsprozess für die Aufnahme war von lebhaften Diskussionen und Zweifeln im Team begleitet. Maren war zu dem Zeitpunkt fast 14 Jahre alt, ein Alter, in dem wir sonst einen expliziten Behandlungsauftrag vom Jugendlichen einfordern. Wir gehen nicht davon aus, dass Jugendliche freiwillig und gerne zu uns kommen. Elternhaus und Familie verlassen zu müssen, ist selten freiwillig, sondern Folge einer komplexen Problemkumulation und somit einer Zwangslage. In diesem Fall hielt Maren jedoch nicht an ihrem elterlichen Zuhause fest, sondern an der bisherigen Wohngruppe, die ihr sicher und vertraut war. Ein Wechsel schien ihr nicht nur unnötig, sondern äußerst schmerzhaft. Wir befürchteten eine passagere Verschlechterung ihrer psychischen Stabilität mit der Folge massiver Selbstverletzungen. Jugendamt und Eltern prognostizierten jedoch eine Verbesserung durch den Wechsel des Behandlungssettings und den Neuaufbau der Eltern-Kind-Beziehung bei erhöhter elterlicher Präsenz.

Beobachtungen und Hypothesen

- Misshandlung im Sinne einer massiven Kindeswohlgefährdung durch die Eltern erscheint unwahrscheinlich.
- Die Eltern sind hochbesorgt, um eine gute Beziehung zum Kind bemüht, jedoch nicht in der Lage, dies mit eigenen Mitteln zu bewerkstelligen.
- Das Kind leidet.
- Vorangegangene Hypothesen, die die Indikation begründet hatten, das Kind von den Eltern zu separieren, haben sich als nicht (mehr) zielführend erwiesen. Möglicherweise hat die Unterstützung der professionellen Helfer, eine Trennung des Kindes von seinen Eltern zu forcieren, zu einer eskalierenden Symptomatik beigetragen.
- Angesichts des Alters von Maren liegt offenbar eine Überindividuation vor (Unabhängigkeit wird zu Isolation, der Austausch miteinander erstirbt). Wir entscheiden uns daher, nicht »mehr desselben« (Watzlawick 2009) zu tun, uns nicht für die Separierung von Kind und Eltern und die Ausgrenzung der Eltern zu engagieren, sondern gemeinsam mit der Familie an der Optimierung der »Ko-Individuation« (Simon u. Stierlin 1984) von Kind und Eltern zu arbeiten (Spitczok von Brisinski 2017).

Wir sahen in der Aufnahme in unsere WG einen ersten Schritt, elterliche Verantwortung und Entscheidung in den Vordergrund zu stellen und als Grundlage unseres Handelns zu machen (»Die Eltern sind die Auftraggeber [...] und ihr Auftrag lautet: Helft uns dabei, mit diesem Kind besser fertigzuwerden«, Rotthaus 1990, S. 96). Den Willen der Eltern stellten wir über den von Maren und setzten uns über ihre Bedenken hinweg. Eine vorübergehende Verschlechterung des ohnehin besorgniserregenden Zustandes von Maren in Kauf nehmend, entschieden wir uns, besser zu wissen, was jetzt für sie gut sei. Unsere Vorstellung von Respekt vor Jugendlichen und dem Ernstnehmen ihrer Aufträge wurde dabei auf den Prüfstand gestellt. Sollte sich herausstellen, dass Maren die Arbeit mit uns ablehnt, müssten wir dennoch nicht zwangsläufig aufgeben, da auch Systemische Therapie ohne Indexpatienten erfolgreich sein kann (Spitczok von Brisinski u. Lüttger 2007).

Wichtig war uns, die Eltern, von denen Jugendliche entwicklungsbedingt noch abhängig sind, so zu stärken, dass sie ihren Kindern angemessen Halt und Orientierung geben können für ihren Weg in ein selbstverantwortliches Erwachsenenleben. Integraler Teil unserer Arbeit ist die Stärkung elterlichen Wirksamkeitserlebens, ihrer Bereitschaft, sich zu positionieren und Verantwortung zu übernehmen, Konflikte mit ihren Kindern angemessen zu gestalten und die Intentionen ihres Kindes einfühlsam und treffend wahrzunehmen.

Familientherapeutische und Einzelgespräche werden bei uns, bis auf wenige Ausnahmen, von derselben Therapeutin geführt. Eine Trennlinie durch das therapeutische System zu ziehen, wie auch immer die Konstellation verläuft, hat sich unserer Erfahrung nach als oftmals nicht hilfreich erwiesen. Allparteilichkeit ist zwar ein wesentliches Grundprinzip unseres therapeutischen Arbeitens, kann auch je nach Problemkonstellation zu Rollenkonflikten führen, darf und muss aber durchaus je nach Therapiekontext hinterfragt und modifiziert werden.

Wir entschieden uns, zunächst die Arbeit mit den Eltern in den Vordergrund zu stellen. Von Anfang an wurden Maren jedoch auch Einzelgespräche angeboten. Davon machte sie wider Erwarten sofort Gebrauch. Im ersten Gespräch bat sie vehement, Schweigepflicht gegenüber den Eltern zu wahren. Diese Bitte erinnerte an einen zentralen Punkt: In der Vorbehandlung hatte Maren um Verschwiegenheit gegenüber den Eltern gebeten, und in der Folge wurde ein Antrag auf Sorgerechtsentzug gestellt, um Maren die Chance zu geben, sich zu öffnen. Um einen Unterschied zu machen, der »einen Unterschied macht« (Bateson 1995), gaben wir dieser Bitte nicht nach, sondern erklärten Maren, dass alles, was wir besprechen, mit den Eltern erörtert werden kann. Wir waren uns dabei der Gefahr bewusst, die kaum vorhandene Kooperation Marens noch weiter zu vermindern. Uns ging es nicht darum, die Privatsphäre des Mädchens zu missachten, sondern die Präsenz der Eltern (Omer u. von Schlippe 2016) überall dort, wo es alters- und entwicklungsmäßig angemessen ist, deutlich und spürbar zu machen (Minuchin 2015).

Maren war nachvollziehbar empört über die Ablehnung der Schweigepflicht. Doch noch im selben Gespräch schien dies nicht mehr wichtig. Sie nutzte die Einzelgespräche zum Äußern ihres Unmuts, hier sein zu müssen, begab sich aber auch mehr und mehr in eine Reflexion ihres Verhaltens und ihrer Emotionen. Maren zeigte noch keine Wünsche nach Veränderung; Schwierigkeiten wurden weiterhin durch Selbstverletzungen signalisiert. Sie fokussierte in den Gesprächen sehr auf Vorwürfe gegenüber den Eltern und belegte dies mit vielen Beispielen. Dabei war sie sehr geschickt in der Auswahl der Geschichten, in denen sie immer wieder die Opferrolle einnahm (»*complainant*« bzw. »Beschwerdeführer« in der Interaktionsmustertypologie von de Shazer 1999). Wir begleiteten dies mit dem Anspruch, die für Maren schwierigen Themen zu verstehen, jedoch ohne Drängen auf Veränderung oder Überprüfung von Wahrheit oder Wirklichkeit.

Alle Familiengespräche und ein Teil der Einzelgespräche wurden von den Mitarbeitenden des Erziehungsdienstes begleitet. Größtmögliche Transparenz war uns mit Blick auf die Vorgeschichte wesentliches Anliegen. Maren zeigte sich in den Familiengesprächen unwillig, ängstlich. Nicht teilzunehmen kam für sie aber nicht infrage. Wir wussten nicht, ob ein Interesse am Prozess und/oder der Wunsch nach Kontrolle im Vordergrund standen. Zustände mit Weinen, Zittern und Schwierigkeiten, dem Gespräch zu folgen – wie im Erstgespräch –, sahen wir wiederkehrend. Um möglichst viel Transparenz herzustellen, machten wir immer wieder Pausen, gaben ihr die Gelegenheit, sich mit erlernten Strategien und unserer Unterstützung zu regulieren. Wichtig war uns, Maren in den Prozess mit den Eltern zu integrieren. Ihr Interesse wuchs stetig. So schweigsam sie war, so interessiert beobachtete sie das Geschehen.

Im Verlauf diagnostizierten wir eine Borderline-Persönlichkeitsentwicklungsstörung. In der ICD-10 (DIMDI 2020) sind Persönlichkeitsstörungen definiert als »Ausdruck des charakteristischen, individuellen Lebensstils, des Verhältnisses zur eigenen Person und zu anderen Menschen. Einige dieser Zustandsbilder und Verhaltensmuster entstehen als Folge konstitutioneller Faktoren und sozialer Erfahrungen schon früh im Verlauf der individuellen Entwicklung, während andere erst später im Leben erworben werden« und als »tief verwurzelte, anhaltende Verhaltensmuster, die sich in starren Reaktionen auf unterschiedliche persönliche und soziale Lebenslagen zeigen.

Sie verkörpern gegenüber der Mehrheit der betreffenden Bevölkerung deutliche Abweichungen im Wahrnehmen, Denken, Fühlen und in den Beziehungen zu anderen. Solche Verhaltensmuster sind meistens stabil und beziehen sich auf vielfältige Bereiche des Verhaltens und der psychologischen Funktionen. Häufig gehen sie mit einem unterschiedlichen Ausmaß persönlichen Leidens und gestörter sozialer Funktionsfähigkeit einher.« Als emotional instabile Persönlichkeitsstörung Borderline-Typ (F60.31) wird beschrieben: »Eine Persönlichkeitsstörung mit deutlicher Tendenz, Impulse ohne Berücksichtigung von Konsequenzen auszuagieren, verbunden mit unvorhersehbarer und launenhafter Stimmung. Es besteht eine Neigung zu emotionalen Ausbrüchen und eine Unfähigkeit, impulshaftes Verhalten zu kontrollieren. Ferner besteht eine Tendenz zu streitsüchtigem Verhalten und zu Konflikten mit anderen, insbesondere, wenn impulsive Handlungen durchkreuzt oder behindert werden.« Während der impulsive Typus vorwiegend gekennzeichnet ist durch emotionale Instabilität und mangelnde Impulskontrolle, ist der Borderline-Typ zusätzlich gekennzeichnet durch Störungen des Selbstbildes, der Ziele und der inneren Präferenzen, durch ein chronisches Gefühl von Leere, durch intensive, aber unbeständige Beziehungen und eine Neigung zu selbstdestruktivem Verhalten mit parasuizidalen Handlungen und Suizidversuchen.

»Tief verwurzelte, anhaltende Verhaltensmuster« kann so gedeutet werden, dass der therapeutische Veränderungsprozess entschleunigt werden muss und damit eine gewisse Gelassenheit bezüglich der Erwartung starker Veränderungen in kurzer Zeit einkehren darf (Spitczok von Brisinski 1999). Die Bereitschaft, dem Jugendlichen ausreichend Zeit für größere, nachhaltige Veränderungen zu lassen und gegebenenfalls auch Mehrfachaufenthalte in der Kinder- und Jugendpsychiatrie nicht als Versagen, sondern als »Intervalltraining und/oder bedarfsorientierte [...] Konsultationen« (Spitczok von Brisinski 2017, S. 73) zu interpretieren, ist bei diesem Störungsbild wichtige Voraussetzung, anschlussfähig zu bleiben (Spitczok von Brisinski 2012). Von Sydow (2018, S. 487) schreibt dazu: »Notwendig sind ein langer Atem (Jahre) und hohe Therapiekontingente (50–100 Stunden sind nicht immer genug).«

Wir sahen eine schwierige Krankengeschichte in den ersten Lebensjahren des Mädchens, begleitet von einer hohen Schon- und Schutzhaltung der Eltern. In der Biografiearbeit mit den Eltern stießen wir auf frühe Missbrauchserfahrungen der Mutter, wiederkehrende Depressionen bis heute. In der väterlichen Biografie wurde eine Angststörung der Mutter des Vaters beschrieben mit viel Sorge und hoher Verantwortung seinerseits. Um den Entwicklungsprozess in den Auswirkungen auf Maren deutlich zu machen, wurde eine Familien-Timeline (Nicolai 2018) erarbeitet:

> Maren wird von den Eltern angeboten, mitzuarbeiten oder teilnehmende Beobachterin zu sein. Sie entscheidet sich für Beobachtung. Die Timeline umfasst in Absprache mit den Eltern die Vergangenheit, beginnend mit der Geburt Marens, die Gegenwart als vorübergehenden Zustand und die Zukunft in 2 Jahren. Die Eltern berichten von der ersten Zeit mit Maren. Wesentlich sind für sie die Depression der Mutter nach der Geburt und Marens frühe somatische Erkrankungen. Diese Zeit scheint geprägt von hoher Zuwendung der Eltern bei Unwohlsein und Schmerzen Marens sowie großer Distanz bei emotionalen Einbrüchen der Mutter und beruflicher Abwesenheit des Vaters. Maren wird in dieser Sequenz als innerlich beteiligt, hoch aufmerksam und mitschwingend empfunden. Wir bekommen erstmalig ein Gefühl für Marens großes Bedürfnis, zu verstehen und einzuordnen. Im Verlauf kann Maren sehen, welche Stärken und Ressourcen ihre Eltern in den schwierigen Zeiten entwickelt haben. Beide Eltern setzen sich intensiv mit dieser anstrengenden Zeit auseinander, wobei wir den Schwerpunkt sukzessive auf die durch diese Krisen entwickelten Stärken und Ressourcen lenken. Die Eltern benennen spontan, wie eng sie in dieser Zeit zusammengerückt sind und wie gut sie gegenseitig Schwächen und Ausfälle zu kompensieren wussten. Der den Prozess beobachtende Kollege schreibt alle Ressourcen auf, sodass wir in den folgenden Krisen darauf zurückgreifen können. Maren nutzt immer wieder die Möglichkeit, diese Zettel an sich zu nehmen, zu lesen, festzuhalten.
>
> Das Abschreiten der vergangenen Krisen mit den Eltern dreht sich wiederholt um frühe und häufige Erkrankungen Marens, dann auch um die Geburt der jüngeren Schwester. Maren hört den Sorgen der Eltern aufmerksam zu. Beide schildern ihre Angst um Maren, als sie sich die Aufmerksamkeit, die sie bislang in hohem Maße genoss, mit der Schwester teilen musste. Sie berichten viele Situationen, in denen sie sich der Schwester zuwenden mussten

und immer im Blick hatten, was Maren braucht, damit sie sich nicht zu kurz gekommen fühlt. Im Rückblick sehen die Eltern, wie sehr sie unter Druck standen und ihre Bemühungen unter dieser Anspannung kaum mehr bei Maren ankommen konnten. Maren kann, wie sie später berichtet, kurzzeitig aussteigen aus der Idee, ihre Eltern hätten sich nicht ausreichend um sie gekümmert, ihre Schwester habe immer im Vordergrund gestanden.

Die Gegenwart lassen wir in dieser Timeline »links liegen«, da sie hinreichend bekannt ist. Die Zuwendung zur Zukunft fällt beiden Eltern schwer, sie gehen immer wieder zurück in die Vergangenheit und die Gegenwart, in bekanntes Terrain. Wir achten darauf, auch sprachlich Zukunft als »fiktive Gegenwart« zu betrachten, nicht im Konjunktiv darüber zu sprechen, sondern im »aramäischen Konjunktiv«. Der aramäische Modus ist die »teilweise Verwirklichung zukünftiger Ereignisse in der Gegenwart [...] als Nachweis dafür, dass etwas wirklich möglich ist« (Sparrer 2014, S. 48). So gelingt es nach und nach, die Eltern in den Zustand zu versetzen, den sie sich in der näheren und weiteren Zukunft vorstellen. Immer wieder verlassen die Eltern die Zukunft und diskutieren im Hier und Jetzt ihre Wünsche und Vorstellungen. Für den Vater ist klar, dass Maren in überschaubarer Zeit in den elterlichen Haushalt zurückkehren wird. Das entspricht auch den Wünschen der Mutter, die jedoch viel skeptischer ist. Mit den Möglichkeiten des aramäischen Konjunktivs einschließlich eines »alles ist möglich« und eines »so tun, als ob« finden beide eine Sprache für die Zukunft, eine Vorstellung des Zusammenlebens mit beiden Kindern, eine Ausgestaltung des Alltags, die greifbar, realistisch und erstrebenswert wird.

Nach dieser Sitzung wünschte sich Maren erstmals längere Beurlaubungen nach Hause. Im weiteren Verlauf gelang es Maren dann sukzessive, emotionale Stabilität und Absprachefähigkeit zu erlangen. Sie reduzierte ihre Selbstverletzungen signifikant. In emotional krisenhaften Zuständen ging sie immer mehr in Kontakt zu den Eltern.

Auch wenn eine Rückkehr in den elterlichen Haushalt noch nicht abzusehen ist, sehen wir mittlerweile eine Stabilität bietende elterliche Beziehung und eine Jugendliche, die die komplexen Faktoren dieser Beziehung differenziert beobachtet und beschreibt.

3 Kritische Reflexion des Fallverlaufs

*Wie gestaltete sich der **Erstkontakt**? Worin bestand die Herausforderung, und wie haben Sie der zu begegnen versucht?*

»Eine Haltung von Allparteilichkeit und Neutralität ist therapeutische Kernkompetenz im Mehrpersonensetting. Jeder Partner will sich verstanden und angenommen fühlen«, schreibt Bruchhaus Steinert (2018, S. 107), und Borst (2018, S. 70) formuliert: »Systemische Therapeuten legen eine [...] immer allparteiliche Haltung an den Tag.« Wie passt das dazu, dass wir zunächst mehr Wert darauf legten, den Wünschen der Eltern und des Jugendamts zu folgen als Marens?

Die Eltern litten unter der großen emotionalen Distanz zu Maren und kämpften darum, eine verantwortungsvolle Elternrolle einzunehmen. Dies war für uns erster Anknüpfungspunkt, und wir sorgten dafür, dass Maren in unseren Gesprächen mit den Eltern anwesend war. Maren erweckte aber den Anschein, nicht in der Lage zu sein, am Gespräch teilzunehmen. Wir bezogen die Betreuerin mit ein. In diesen Gesprächen versuchten wir, Marens Schweigen zu übersetzen. Ihre Reaktion darauf – an manchen Stellen zustimmend, an anderen heftig verneinend – nahmen wir ernst. Wir deuteten ihr Verhalten und ihre Äußerungen als konstruktiven (wenn auch bisher untauglichen) Lösungsversuch, der auf der Absicht beruhte, die als schwach erlebten Eltern zu kompetentem Reagieren herauszufordern. So konnten wir beispielsweise ihr Schweigen im Familiengespräch als implizite Aussage (um)deuten, nicht die Verantwortung für den Lösungsprozess übernehmen zu wollen und zu können, also die Lösungssuche auf der Ebene der Erwachsenen zu belassen. Dadurch konnten wir Vertrauen in ihre Art des Auftretens signalisieren und sie sukzessive in die aktive Beteiligung bringen. Durch die oben schon genannten Pausen erreichten wir, dass Maren nicht vom Prozess ausgeschlossen wurde.

*Welche **Überlegungen** haben Sie bei der Gestaltung des weiteren Verlaufs geleitet?*

Wir arbeiten mit den Hypothesen,

- dass die beobachtbaren Lösungsstrategien der Eltern und des Kindes gute Gründe in einer nachvollziehbaren Entstehungsgeschichte haben,

- dass die anscheinende Inkompetenz der Eltern nicht auf grundlegender Erziehungs- oder Beziehungsunfähigkeit beruht, sondern auf früher erworbenen angstgesteuerten Blockaden, die therapeutisch behebbar sind (»Parentale Hilflosigkeit«, Pleyer 2003),
- dass Maren die Eltern in ihrer Hilflosigkeit richtig einschätzt, aber bisher keine wirksame Therapie gefunden hat,
- dass Maren die erlebte Hilflosigkeit und Schwäche der Eltern ablehnt, nicht aber die Eltern selbst.

Welche ***Vorgehensweisen*** *Ihrerseits haben den Verlauf wesentlich bestimmt?*

- Positionierung an der Seite der Eltern, die offensichtlich große Angst hatten, ihre Tochter zu verlieren, und hohes Interesse zeigten, erzieherische Wirksamkeit zurückzugewinnen.
- Die Stimme des Kindes ernst zu nehmen, die oppositionelle Haltung als Ressource und konstruktiven Beitrag zu verstehen, um Autonomie als Heranwachsende zu gewinnen, und die Bindungsbeziehung auf eine erwachsene Ebene zu heben.
- Kein »Entweder-oder« zu sehen zwischen den Distanzwünschen des Kindes und den Wünschen der Eltern nach Nähe zum Kind.

Was waren die ***Schlüsselereignisse****/Kippsituationen für den Verlauf?*

Zum einen die Erstellung der Familien-Timeline und zum anderen unsere Entschiedenheit, die Pausen, die Maren in Anspruch nahm, nicht mit Gesprächen zu füllen, sondern auf sie zu warten, sie in ihren Regulationsstrategien zu unterstützen und ihr damit zu zeigen, dass der Prozess letztlich auf sie und ihre Bedürfnisse abgestimmt wird.

Was waren für Sie die größten ***Herausforderungen*** *in diesem Therapieprozess?*

Maren nicht zu verlieren, anfangs nicht vorhandene Compliance aufzubauen.

Was hätten Sie im Rückblick gesehen ***anders machen*** *sollen bzw. würden Sie in ähnlichen Situationen zukünftig anders machen?*

Die Wichtigkeit, die wir der Arbeit mit den Eltern zumaßen, erforderte über lange Phasen, eng an die Seite der Eltern zu gehen, deren Entscheidungen zu unterstützen und sie in ihrem Selbstwirksamkeitserleben zu stärken. In der Rückschau haben wir einige Male Marens

Position zu wenig gesehen, zu wenig darauf geachtet, dass ihre Anliegen berücksichtigt wurden. Maren wandte sich mit ihren Beschwerden an uns (»Immer stehen Sie auf der Seite meiner Eltern«) und setzte damit einen Veränderungsprozess in Gang.

*Gab es einschränkende oder begünstigende **formale Faktoren**?*

Maren forderte anfangs die Einhaltung der Schweigepflicht gegenüber ihren Eltern ein. Dies hätte jedoch nach unserer Einschätzung eine Kindeswohlgefährdung als höheres Rechtsgut dargestellt, da es unter der zuvor unzureichenden Information der Eltern zu einer ernsthaften Verschlimmerung von Marens Symptomatik einschließlich des selbstverletzenden Verhaltens gekommen war.

*Haben Sie **Supervision** eingeholt und in welcher Weise hat die Ihnen ggf. geholfen?*

Während der Biografiearbeit mit den Eltern konnten wir in der Supervision Aspekte erkennen, die es den Eltern schwer machten, verantwortungsvoll in ihre Rolle zu gehen. Hier konnten wir immer wieder Anknüpfungspunkte finden, die Hürden der Eltern gemeinsam mit ihnen zu erkennen und zu verringern.

*Wie haben die Jugendliche und ihre Eltern das **Ergebnis** beurteilt? Wie beurteilen Sie Verlauf und Ergebnis?*

Die Rückmeldung der Eltern ist sehr positiv. Sie übernehmen inzwischen elterliche Verantwortung und sehen, wie wichtig sie für Marens Entwicklung sind. Maren sucht aktiv den Kontakt zu den Eltern und wendet sich in Krisen, die immer wieder auftreten, an sie. Anfangs schienen die Eltern starr unseren Empfehlungen zu folgen bzw. sich nicht zu trauen, uns zu widersprechen. Heute gelingt es den Eltern gut, auch unsere Entscheidungen oder Empfehlungen infrage zu stellen und eigene Ideen zu entwickeln.

Maren meldete zurück, dass sie die neue Nähe zu ihren Eltern sehr schätzt. Durch Reflexion früherer Handlungen, die oft gegen die Eltern gerichtet waren, erkannte sie die Sinnhaftigkeit ihres Tuns und ging mit den Eltern darüber ins Gespräch. Dieses Vorgehen scheint sie nachdrücklich zu entschulden. Erst im späten Verlauf der Behandlung wurde offenbar, wie sehr sie unter den frühen Anschuldigungen litt. In den Einzelgesprächen, die sich um ihre Vorwürfe gegen die Eltern drehten, war wesentliches Anliegen, mit Maren die Sinnhaftigkeit ihres Handelns zu erarbeiten. So konnte sie erkennen, dass sie in ihrer damaligen Hilflosigkeit wenig Alternativen zur Verfügung hatte, auf ihre hohe emotionale Belastung aufmerksam zu machen. Die schnelle Reaktion der angesprochenen Fachleute, sich gegen die Eltern zu stellen, hat sie offenbar über lange Zeit ermutigt, daran festzuhalten. Maren hat sich hier stellenweise entlasten können, sieht aber auch ihre Verantwortung und plant als nächstes Ziel, dies mit den Eltern zu besprechen.

Literatur

Bateson, G. (1995): Geist und Natur: Eine notwendige Einheit. Frankfurt/M. (Suhrkamp), 4. Aufl.

Borst, U. (2018): Grundhaltung und Rahmung. In: K. von Sydow u. U. Borst (Hrsg.): Systemische Therapie in der Praxis. Weinheim/Basel (Beltz), S. 70–83.

Bruchhaus Steinert, H. (2018): Das Erstgespräch mit Paaren und Familien. In: K. von Sydow u. U. Borst (Hrsg.): Systemische Therapie in der Praxis. Weinheim/Basel (Beltz), S. 107–114.

de Shazer, S. (1999): Der Dreh. Überraschende Wendungen und Lösungen in der Kurzzeittherapie. Heidelberg (Carl-Auer).

DIMDI (2020) ICD-10-GM Version 2020. Emotional instabile Persönlichkeitsstörung. Verfügbar unter: https://www.dimdi.de/static/de/klassifikationen/icd/icd-10-gm/kode-suche/htmlgm2020/block-f60-f69.htm [02.06.2020].

Minuchin, S. (2015): Familie und Familientherapie: Theorie und Praxis struktureller Familientherapie. Freiburg im Breisgau (Lambertus), 11. Aufl.

Nicolai, L. (2018): Zeitlinienarbeit. In: K. von Sydow u. U. Borst (Hrsg.): Systemische Therapie in der Praxis. Weinheim/Basel (Beltz), S. 245–253.

Omer, H. u. A. von Schlippe (2016): Autorität ohne Gewalt: Coaching für Eltern von Kindern mit Verhaltensproblemen. »Elterliche Präsenz« als systemisches Konzept. Göttingen (Vandenhoeck & Ruprecht), 11. Aufl.

Pleyer, K. H. (2003): »Parentale Hilflosigkeit«, ein systemisches Konstrukt für die therapeutische und pädagogische Arbeit mit Kindern. *Familiendynamik* 28 (4): 467–491.

Rotthaus, W. (1990): Stationäre systemische Kinder- und Jugendpsychiatrie. Dortmund (modernes lernen), Nachdruck 2015 (Carl-Auer).

Schiepek, G. (1999): Die Grundlagen der Systemischen Therapie. Göttingen (Vandenhoeck & Ruprecht).

Simon, F. B. u. H. Stierlin (1984): Die Sprache der Familientherapie. Stuttgart (Klett-Cotta).

Sparrer, I. (2014): Wunder, Lösung und System: Lösungsfokussierte Systemische Strukturaufstellungen für Therapie und Organisationsberatung. Heidelberg (Carl-Auer), 6. überarb. Aufl.

Spitczok von Brisinski, I. (1999): Zur Nützlichkeit psychiatrischer Klassifikationen in der systemischen Therapie – DSM, ICD und MAS als Hypothesenkataloge dynamischer Systemkonstellationen. *Zeitschrift für systemische Therapie* 17: 43–51.

Spitczok von Brisinski, I. (2012): Selbstorganisation. In: J. V. Wirth u. H. Kleve (Hrsg.): Lexikon des Systemischen Arbeitens. Grundbegriffe der systemischen Praxis, Methodik & Theorie. Heidelberg (Carl-Auer), S. 363–366.

Spitczok von Brisinski, I. (2017): Familie und Individuation. Systemische Perspektiven in der psychotherapeutisch-psychiatrischen Behandlung. *Psychotherapie im Dialog* 18 (2): 70–73.

Spitczok von Brisinski, I. u. F. Lüttger (2007): Familientherapie bei Enkopresis. *Praxis der Kinderpsychologie und Kinderpsychiatrie* 56: 549–564.

von Sydow, K. (2018): Komplexe Traumafolgestörungen und Borderline-Persönlichkeitsstörungen. In: K. von Sydow u. U. Borst (Hrsg.): Systemische Therapie in der Praxis. Weinheim/Basel (Beltz), S. 472–487.

Watzlawick, P. (2009): Anleitung zum Unglücklichsein. München (Piper), 15. Aufl.

Auch wenn die Mittel unterschiedlich sind, der Kampf um das Kümmern ist der Gleiche

Filip Caby

Anorexia nervosa

Indexpatientin: Pia (14 Jahre)

Familie: Frau S., seit 4 Jahren geschieden von Herrn S., Halbbruder mütterlicherseits (30 Jahre), Schwester (15 Jahre), Pia

Diagnose: Anorexia nervosa

Therapiekontext: Pädiatrie und Kinder- und Jugendpsychiatrie

Therapiedauer: Noch nicht beendet

1 Gedanken zur Auswahl des Falles

Als ich als ärztlicher Leiter der Kinder- und Jugendpsychiatrie in die Therapie von Pia einstieg, waren »Demarkationslinien« schon gezogen, die Kampfansagen gemacht und die Krise in vollem Gange. Eine ganze Klinik war einbezogen: die Ambulanz, die psychosomatische Station, die Tagesklinik, die Krisenstation und eine der offenen Stationen auf der kinder- und jugendpsychiatrischen Seite sowie die Intensivstation und die Pädiatrie auf der somatischen Seite. Der Name des Vaters »Herr S.« elektrisierte alle in dem Sinne, dass es den Beteiligten darum ging, mit dem »Fall« möglichst nichts oder wenn, dann nur sehr vorübergehend zu tun zu haben. Das Motto schien zu sein: »Lass diesen Kelch an mir vorbeigehen!« Wenn es für klinische Fälle Organigramme gäbe, wäre das hier ein ganz besonderes.

Der Grund dafür war, dass der Vater der Patientin nicht mit Kritik sparte, den Mitarbeiterinnen und Mitarbeitern gegenüber distanzlos, grenzüberschreitend, laut, beleidigend und verletzend auftrat. Die Mutter hingegen litt verständnisvoll und fühlte sich durch das Verhalten ihres geschiedenen Mannes in ihrer Meinung bestätigt, dass er mitverantwortlich sei für den miserablen Zustand der 14-jährigen Tochter, die mit ihrem Untergewicht ständig auf der Grenze zwischen Leben und Tod hin- und herschwankte.

Die Brisanz und der Verlauf des »Falles« einerseits, der Impact des elterlichen Mikrokontextes auf den Gesamtkontext der Klinik andererseits sowie die Wirkung »einfacher« Interventionen haben mich dazu veranlasst, die Geschichte von Pia für dieses Buch auszuwählen.

2 Fallverlauf

Anlass der Aufnahme

Pia kommt im späten Herbst 2018 in Begleitung ihrer Eltern zur Aufnahme auf der pädiatrischen Abteilung des Hauses. Pia habe seit Sommer 2018 deutlich an Gewicht verloren und zeige »magersucht-typische« Verhaltensweisen. Darunter wurden Kalorienzählen, Bewegungszunahme und sehr selektives Essen verstanden. Sie wird nach der – notwendigen – Behandlung in der Pädiatrie und einer entsprechenden Stabilisierung auf unsere psychosomatische Station verlegt.

Mit einem Gewicht von 31,6 kg bei 1,60 m Körperlänge liegt ihr Gewicht in einem aus pädiatrischer Sicht nach wie vor lebensbedrohlichen Bereich. Die Kollegen sehen sich aber außerstande, eine ausreichende Aufsicht auf der Kinderstation sicherzustellen. Der BMI beträgt bei der Verlegung zu uns 12,5. Sie verweigert zu diesem Zeitpunkt die Nahrungs- und Flüssigkeitsaufnahme in erheblichem Maße, sodass sie sich selber weiter gefährdet. Sie sagt, dass sie gesund werden wolle, es aber alleine nicht schaffe. Pia zeigt sich emotional instabil und ist nach wie vor somatisch überwachungspflichtig. Vom Antrieb her wirkt sie gehemmt, ihre Stimmungslage ist eher depressiv. Sie wirkt belastet und ist motorisch unruhig. Von einer akuten Eigengefährdung durch geringe Nahrungsaufnahme ist auszugehen. Pia berichtet bei Aufnahme, folgende Therapieziele zu haben: so schnell wie möglich nach Hause zu kommen und frei und glücklich zu sein, ohne konkret benennen zu können, was das bedeutet. Sie wird vor der Verlegung bereits mit Benzodiazepinen und künstlicher Ernährung unterstützt.

Eigen- und Familienanamnese

Pia wohnt zum Zeitpunkt der Aufnahme seit einigen Monaten zusammen mit ihrem Vater in dessen Haus. Dort habe sie ein eigenes Zimmer. Als Haustier habe sie ein Meerschweinchen. Sie sei im Alter von 3 Jahren in den Kindergarten gekommen und mit 6 Jahren eingeschult worden. Auf der weiterführenden Schule (Gesamtschule) sei sie bis vor den Sommerferien Klassensprecherin gewesen. Aktuell sei sie in der 8. Klasse. Sie habe ausreichend viele und gute Freundschaften.

Bis zum Sommer 2018 – laut Pia bis vor der Magersucht – habe sie einen festen Freund gehabt.

Die Kindsmutter (*1967) sei Philippinin und lebe seit mehreren Jahren in Deutschland. Sie arbeite als Reinigungskraft. Zum Großvater mütterlicherseits (*1933) habe Pia keinen Kontakt. Zur Großmutter mütterlicherseits (*1936) habe sie zuletzt 2014 Kontakt gehabt. Die Großeltern mütterlicherseits hätten sich getrennt, als die Kindsmutter ein Jahr alt gewesen sei. Die Kindsmutter habe sechs Geschwister. Der Kindsvater (*1967) arbeite als IT-Administrator. Der Großmutter väterlicherseits (*1939) gehe es gesundheitlich nicht gut, sie sei seit sechs Wochen im Krankenhaus. Der Großvater väterlicherseits sei vor 25 Jahren gestorben. Der Kindsvater habe eine Schwester.

Die Kindseltern lernten sich 1999 während eines Auslandsaufenthaltes des Vaters auf den Philippinen kennen und heirateten ein Jahr später. Die Trennung sei 2013 erfolgt, die Scheidung 2014. Neue Partner gebe es jeweils nicht. Der Kontakt zwischen Pia und der Kindsmutter sei zuletzt gering gewesen, vor dem Umzug zum Vater habe es viel Stress gegeben. Pia habe eine 15-jährige Schwester, die weiterhin bei der Kindsmutter wohne. Das Verhältnis zu ihr sei »mal so, mal so«. Außerdem habe Pia mütterlicherseits noch einen Halbbruder (30). Dieser wohne auf Mallorca. Kontakt zu ihm gebe es sehr selten. Das Sorgerecht für Pia liege bei beiden Eltern. Es bestehe Kontakt zum Jugendamt. Diesen Kontakt haben die Eltern von sich aus gesucht.

Monate im ständigen Auf- und Ab-Modus

Drei Wochen nach der Aufnahme muss Pia wegen weiterer Gewichtsabnahme und Androhung weiterer Nahrungsverweigerung unter geschützten Bedingungen und per Gerichtsbeschluss auf Antrag der Eltern weiterbehandelt werden. Ein wirklicher Kontakt ist in den Therapiegesprächen kaum möglich. Sie ist darauf fixiert, ihren Alltag stark zu strukturieren, die Gewichtsgrenzen und ihre Nahrungsaufnahme zu verhandeln.

Pia selbst hält sowohl die geschlossene Unterbringung wie auch die Gewichtszunahme für nicht notwendig. Sie gibt sich im Kontakt teilweise verweigernd und missmutig. Sie boykottiert Angebote der Mitarbeiter und ist für die pädagogische Seite der Behandlung nicht empfänglich. Dies zeigt sich beispielsweise im Umgang mit ihrer Kleidung. Sie möchte nur sehr dünne Kleidung tragen und muss mehrfach darauf hingewiesen werden, dass insbesondere bei niedrigen Temperaturen wärmere Kleidung wichtig ist. Pia verwendet weiterhin viel Energie darauf, über alltägliche Abläufe zu diskutieren und das Regelwerk der Station infrage zu stellen.

In Familiengesprächen mit den sehr unterschiedlich besorgten Eltern zeigt sich zu Beginn der Behandlung, dass die Eltern kaum in der Lage sind, adäquat gemeinsame Gespräche zu führen. Es entsteht der Eindruck, dass viele Themen auf der Paarebene ungeklärt sind und deshalb eine Kommunikation auf Elternebene nur schwer möglich ist. Gespräche mit beiden Eltern enden häufig mit einem »Patt«. Beide haben ihre Einstellung und sind der Meinung, dass die eigene Vorstellung von »Lösung« die richtige sei, wenn der »Andere« nur mitziehen würde. Beide Eltern haben den Eindruck, von dem anderen Elternteil ausgebootet zu werden.

In Bezug auf Pias Krankheit sind beide Elternteile gleichermaßen, aber in unterschiedlicher Weise voller Sorge um ihre Tochter. Dabei ist die Mutter eher mütterlich leidend und zurückhaltend besorgt, der Vater dagegen der »Macher« und offensiv bis aggressiv agierend. Pia nutzt diese Sorge geschickt, um eigene Interessen durchzusetzen. Soweit die klassischen Hypothesen, die entstehen, wenn man das System »Familie S.« mit der Brille des eher linear denkenden Beobachters betrachtet. Allerdings waren die Eltern, die beide berufstätig sind, in der Lage, die notorisch personell unterbesetzte pädiatrische Abteilung bei der »Überwachung« ihrer Tochter rund um die Uhr zu unterstützen. Sie haben über mehrere Tage die »Sitzwache« sichergestellt und standen so ihrer Tochter zur Verfügung. Dazu war ein Höchstmaß an Absprache und Kommunikationsbereitschaft erforderlich.

Pia nutzt aber jede Gelegenheit, ihre Eltern davon zu überzeugen, sie gegen ärztlichen Rat aus der Behandlung zu entlassen. Sie stellt den Stufenplan infrage und versucht das vorgegebene Zielgewicht von 40 kg noch weiter »herunterzuhandeln«. Sie erhält im weiteren Verlauf zusätzlich zu ihren festen Mahlzeiten Zwischenmahlzeiten mit hochkalorischer Nahrung. Im Zuge der weiteren Behandlung nimmt Pia daraufhin zunächst kontinuierlich an Gewicht zu. Während der Begleitung auf der Krisenstation kann Pia benennen, dass sie durch die Zunahme ihres Gewichts mehr Energie zur Verfügung habe. Sie sei nicht mehr nur müde und habe eine gesündere Gesichtsfarbe.

Anfang 2019 finden die ersten Helferkonferenzen mit dem zuständigen Jugendamt und den Kindseltern statt. Erst ab dieser Zeit kann perspektivisch gearbeitet werden, weil Pia sich allmählich auf eine »Perspektiv-Perspektive« einlassen kann. Damit ist gemeint, dass sie sich immer besser auf die Erörterung ihrer Lebensperspektive einlässt und die Perspektivfragen »Wo lebe ich in Zukunft?« oder »Mit wem lebe ich dann zusammen?« schließlich aufgreift.

Der Sachbearbeiter des Jugendamtes steht der Planung des Vaters, eine Entlassung in den väterlichen Haushalt anzustreben, skeptisch gegenüber und empfiehlt eine Fremdunterbringung in eine geeignete Wohngruppe. Der Hintergrund dafür ist, dass alle Beobachter der Meinung sind, dass Pia und ihr Vater eine ungute Koalition miteinander eingehen, die von Pia genutzt wird, um den Weg des geringsten Widerstandes zu gehen und so die elterliche Autorität auszuhebeln. Der Vater meint es immer wieder gut und lässt sich auf Kompromisse mit Pia ein, ohne mitzubekommen, dass sie sich selbst immer mehr gefährdet, indem sie seine Zustimmung nutzt, um mehr dessen zu tun, was ihre Erkrankung ihr vorschreibt. Dafür geht er in Konfrontation mit seiner Ex-Frau und den Mitarbeitern, moniert etwaige Unwägbarkeiten und »poltert los«. Wir empfehlen eine weitere stationäre Behandlung auf einer unserer offenen Stationen, um losgelöst vom Zwangskontext gemeinsam mit der Familie Lösungen erarbeiten zu können.

Anfang Februar wird Pia mit einem Gewicht von 40 kg auf eine offene Station verlegt. Dort macht sie aber schnell deutlich, dass sie entlassen werden möchte. Sie sei nach eigener Einschätzung so weit stabil, dass sie nach Hause gehen könne. Gemeinsam mit den Eltern wird sodann erarbeitet, dass Pia entlassen werden kann, wenn eine ausreichende häusliche Betreuung und ein stabiles Körpergewicht vorhanden sind. Daraufhin entscheidet sich die Familie – auch Pia –, die Behandlung zunächst in der Tagesklinik fortzusetzen.

In Familiengesprächen bleibt es allerdings schwierig, eine zufriedenstellende Kommunikation zwischen den Eltern zu etablieren, die es Pia ermöglicht, weiterhin an ihrer Gesundung zu arbeiten. Im Gegenteil zeigt Pia plötzlich ein sehr zwanghaftes Verhalten, indem sie sich mehrfach die Hände sehr gründlich waschen muss. Nach wie vor kreisen ihre Gedanken und Diskussionen um dieselben Themen: Wie viel muss ich wiegen, um entlassen zu werden? – Haben Sie schon mit meinen Eltern über ... gesprochen? – Kann ich mich darauf verlassen? – Aber meine Therapeutin hat gesagt, dass ich zweimal täglich mit meinem Vater telefonieren darf! Die niedrig dosierte medikamentöse

Behandlung mittels atypischer Neuroleptika ist inzwischen schrittweise abgesetzt worden, da sie aus unserer Sicht nicht erforderlich ist. Auch Pia und ihre Eltern sehen das so. Die Gabe von Zusatznahrung ist allerdings weiterhin notwendig.

Pia gelingt es aber nicht, ihr Gewicht zu halten, sie ist schnell wieder bei 38 kg. Da sie die Nahrungsaufnahme erneut gänzlich verweigert, muss eine Magensonde gelegt und Pia wieder auf die Krisenstation verlegt werden. Die Magensonde kann dort nach einigen Tagen entfernt werden. Sie übernimmt wieder Verantwortung für ihre Nahrungsaufnahme, spielt die Eltern aber umso mehr gegeneinander aus. Im weiteren Verlauf dekompensiert sie somatisch aber doch und verliert weiter an Gewicht. Auch die Laborwerte geraten wieder aus dem Gleichgewicht, sodass wir erneut die Kollegen der Pädiatrie einschalten, ohne sie dorthin zu verlegen.

Ein selbstkritisches Innehalten von der Metaebene aus betrachtet bietet schließlich folgendes Bild

- Wenn es um Leben und Tod geht, sind die Eltern zur konstruktiven Kooperation in der Lage.
- Gesunde Anteile von Pia haben zurzeit keine Chance. Mit ihr wird verbalisiert, dass ihre kranke Seite im Moment das Sagen hat und die Gesunde verstummt ist.
- Die Hypothese drängt sich auf, dass die Erkrankung dazu da ist, Einigkeit zwischen den Eltern herzustellen.
- Alle spielen ihre Rolle:
  - Der Vater ist die bullige, sich sorgende Elternfigur, die sich in Endlos-Diskussionen verliert und in ihrer Hilflosigkeit alles aus dem Weg räumt, was ihr in die Quere kommt. Er scheint krampfhaft an seiner alleinigen Verantwortung für die kranke Tochter festzuhalten und geht dafür viele Kompromisse ein.
  - Die Mutter zieht sich hinter diese Vaterfigur zurück und hat in dem Zuge zugelassen, dass ihre Tochter zum Vater zieht, was sie inzwischen bedauert, aber nicht zum Thema macht.
  - Die unterschiedlichen Teams fangen immer wieder von vorne an mit Maßnahmen, die schon auf einer vorigen Station nicht gewirkt haben (gewichtgestaffelte Stufenpläne, pädagogische Besuchsregelungen, schonende Gespräche mit viel

Empathie). Es gibt letztendlich lediglich leichte Variationen zum gleichen Thema. Das Familiensystem ist meisterhaft im Aufgreifen dieser eher zur Stagnation dienenden Angebote.

- Niemand traut sich, mit Achtsamkeit Klarheit zu schaffen, und keiner sieht, dass das Problem nicht in den Personen, sondern in den Beziehungen lokalisiert ist.

Der strategische Wechsel

Magersucht-Konstellationen leben meistens von der Chronizität. Alle Beteiligten scheinen sich stillschweigend auf einen Status quo geeinigt zu haben, der schwerpunktmäßig aus dem »Tanz um das Gewicht« besteht. Das Lebensbedrohliche daran ist ein weiterer Stabilisator.

Zwei Ideen entstehen: Strategisch kommt es möglicherweise darauf an, eine Verstörung an einer »verstörungsempfänglichen Stelle« zu setzen. Nach einiger Betrachtung und Reflexion mit dem Team der Akutstation lade ich deshalb den Vater zu einem Gespräch »unter Männern« ein. Er willigt ein.

Andererseits könnte es Sinn ergeben, die Position der Patientin etwas genauer zu betrachten und ihr strategisch anders als bisher zu begegnen.

Die wichtigsten Aspekte des Gespräches mit dem Vater: Im Sinne eines Pacings berichte ich, dass ich als Chef nur peripher den Verlauf mitbekommen hätte, und bitte um Erlaubnis, meine Beobachtungen mitzuteilen. Herr S. simmt zu. »Ich habe gehört, dass die Mitarbeiter den Umgang mit Ihnen schwierig finden und dass alle das Weite suchen, wenn Sie auftauchen. Bei dem, was die Mitarbeiter mir schildern, ist mir der Gedanke gekommen, dass Sie möglicherweise jemand sind, der eine sehr deutliche Sprache bevorzugt. Dabei stoßen Sie auf so viel Ablehnung, dass nicht mehr auffällt, wie sehr Sie sich um Ihre Tochter sorgen.« Herr S. wird ganz nachdenklich und nickt. Er berichtet anschließend, wie ratlos er sei und wie viel Angst er um seine Tochter habe. Er sei auch manchmal zu nachgiebig und versuche es ihr nur recht zu machen. »Wäre es für Sie in Ordnung, wenn ich Ihnen sofort mitteile, wenn mir etwas auffällt?« Herr S.: »Ich bitte darum!«

Die veränderte Strategie im Umgang mit der Tochter: Es soll nicht mehr das Gewicht im Vordergrund stehen, sondern das, was sie tut. Im Folgenden das Wichtigste aus dem Gespräch mit Pia (in Anwesenheit der zuständigen Therapeutin):

THERAPEUTIN »Hallo Pia, wir kriegen mit, dass du ziemlich unter Druck stehst und es dir sehr wichtig ist, dass alle informiert sind über das, was abgesprochen wird. Einerseits bewundere ich deine Ausdauer. Du scheinst des Kämpfens nicht müde zu werden. Andererseits sieht es so aus, als ob es auch nicht wirklich besser wird. Da habe ich mich gefragt, ob es das darf? Darf es besser werden?«

PIA weint und schluchzt trotzig: »Natürlich! Was denn sonst?«

THERAPEUTIN »Darf ich einen Vorschlag machen?«

PIA nickt.

THERAPEUTIN »Ich schlage vor, dass wir uns nicht mehr über dein Gewicht unterhalten und dass du alles tust, damit du stetig zunimmst, aber nach deiner Geschwindigkeit. Wir kontrollieren nur, dass du zunimmst. Auch am Wochenende! Und solange du zunimmst, ist alles gut.«

PIA »Wie? Was meinen Sie?«

THERAPEUTIN »Ich gehe davon aus, dass du das weißt, und ich garantiere, dass es dann auch wirklich besser wird, wenn du das schaffst.«

In der Folge gibt es keine Diskussionen mehr über Gewichtsgrenzen, und Pia nimmt stetig zu.

Der skurrile, weitere Verlauf

Kurz nach diesen Interventionen findet eine Helferkonferenz statt, die an Skurrilität nicht zu überbieten ist. Das Jugendamt hat dazu eingeladen, weil es klären will, ob ein weiterer Aufenthalt Pias im väterlichen Haushalt sinnvoll sei und zur Gesundung beitragen könne. Der Vater hat schon angekündigt, dass er Hilfskräfte organisiert habe, um die Rund-um-die-Uhr-Versorgung seiner Tochter sicherzustellen. Vor dem Gespräch stellt er zwei Damen vor, wobei sich herausstellt, dass eine der Hilfskräfte die Mutter einer Klassenkameradin von Pia ist. Die zweite Hilfskraft entpuppt sich als eine »erfahrene Pflegerin«, deren Erfahrung sich auf »Babysitten« beschränkt. Auf meine Frage, ob sie sich der Brisanz der Aufgabe bewusst seien, wirken die Damen verunsichert, teilen aber mit, gerne helfen zu wollen. Danach gefragt, wie ihre Tochter damit umgehen werde, wenn ihre Klassenkameradin quasi plötzlich bei ihr einziehen und alle Aufmerksamkeit auf sich lenken würde, wirkt die erste Helferin nicht sonderlich beunruhigt.

Ich bitte daraufhin darum, mit Herrn S. alleine sprechen zu dürfen, und erläutere ihm, dass ich seinen Einfallsreichtum und seine Hartnäckigkeit einerseits, aber auch seine Hilflosigkeit andererseits sehr beeindruckend fände, dass ich aber nicht glauben würde, dass die Damen ohne professionelle Hilfe in der Lage seien, sowohl seine Abwesenheit zu kompensieren als auch noch ausreichend auf seine schwer kranke Tochter aufzupassen.

Es gelingt, in dem Einzelgespräch die Einsicht zu wecken, dass Pia zwar von der Lösung begeistert ist, er sich aber sehr von dem Druck seiner Tochter hat beeinflussen lassen, um die Entlassung herbeizuzwingen. Im weiteren Gespräch schafft es der Vater, seine Verantwortung neu zu überdenken. Danach gefragt, was er nun zu tun gedenke, um für seine Tochter hilfreich zu sein, erklärt er, dass es darauf ankomme, gemeinsam mit der Mutter über Lösungen nachzudenken und sich nicht von Pia leiten zu lassen.

Herrn S. teilt daraufhin in dem restlichen Gespräch den Beteiligten seine veränderte Sicht mit und erläutert anschließend seiner Tochter, dass das mit den Hilfskräften eine »Schnapsidee« von ihm gewesen sei und er sich wieder mit der Mama zusammensetzen werde, um den weiteren Weg zu gestalten. Pia weint still und leise vor sich hin, reagiert aber nicht – wie erwartet – mit einem Wutanfall. Die Mitarbeiterin des Jugendamts wirkt etwas verwirrt und kündigt an, das Kindeswohl in Zukunft im Blick zu haben. Man halte von der Lösung des Vaters nichts und mache sich eher über die Sorgerechtsfrage Gedanken.

Das nächste Familiengespräch im Rahmen der stationären Therapie findet zwei Wochen später statt, teilweise als normales Familiengespräch, aber auch als »Geschwistergespräch«. Pias ältere Schwester nimmt teil, und die beiden Schwestern wirken plötzlich sehr reif und zeigen eine nüchterne Sicht auf die Beziehung der Eltern. Sie bedauern sehr, dass »das wohl nicht mehr zu kitten« sei. Sie würden sich wundern, dass kein Elternteil eine neue Beziehung eingegangen sei. Beide betonen, füreinander wichtig zu sein. Pia zweifelt inzwischen daran, ob es noch eine gute Idee sei, zum Papa zu ziehen. Mama habe inzwischen aufgehört zu arbeiten und wäre daher fast immer zu Hause.

Die Fortsetzung

Kurz nach diesen Gesprächssequenzen verändert sich die Perspektive. Beide Eltern einigen sich darauf, dass Pia wieder zur Mutter ziehen soll. Pia ist dadurch sehr entlastet und konzentriert sich auf das Zunehmen, was ihr gut, wenn auch langsam gelingt. Ihre Tendenz, »um alles und noch was« zu verhandeln, lässt in dem Maße nach, wie ihr Humor und das Lächeln zurückkommen.

Die Therapie ist damit zwar noch lange nicht abgeschlossen. Es ist aber gelungen, die Eltern dazu zu motivieren, wieder im Sinne des Kindes zu handeln. Der Vater kann auf seinen Druck, »alles regeln zu müssen«, verzichten, und Pia gelingt es immer besser, sich auf so etwas wie »Normalität« einzulassen. Es kann wieder über Perspektiven nachgedacht werden. Pia selbst schlägt vor, die Therapie in der Tagesklinik fortzusetzen, zur Mutter zu ziehen und wieder in ihre Stammschule zurückzukehren. Medikation bei Entlassung: keine.

3 Kritische Reflexion des Fallverlaufs

Wie gestaltete sich der ***Erstkontakt****? Worin bestand die Herausforderung, und wie haben Sie der zu begegnen versucht?*

Der Erstkontakt gestaltete sich so, dass ich als Leiter der Klinik hinzugezogen wurde, weil die Mitarbeiter sich zunehmend unwohl fühlten im Kontakt zum Vater, der als besondere Herausforderung empfunden wurde. Dazu kam der immer bedrohlichere Zustand der sehr kranken magersüchtigen Tochter. Das Team wirkte gelähmt, weil die Hypothese im Raum stand, dass die Patientin den Vater steuern würde. Die erste Entschärfung gelang durch eine Reflexion mit dem Vater über seine Wirkung auf die Mitarbeiter.

Welche ***Überlegungen*** *haben Sie bei der Gestaltung des weiteren Verlaufs geleitet?*

Es ging vor allem darum zu registrieren, wann wer was wie macht und diese Beobachtung dem »System« zu spiegeln, sich nur auf die Symptome zu konzentrieren und diese ernst zu nehmen. Hinzu kamen Gespräche mit dem System, aber auch mit den unterschiedlichen Subsystemen und ein Hinterfragen, welchen Sinn die beobachteten Abläufe machten.

Was waren die ***Schlüsselereignisse****/Kippsituationen für den Verlauf?*

Vermutlich das erste Gespräch mit dem Vater über sein »Wirken« und das Aufgeben der gewichtsabhängigen Therapiestrategie.

*Was waren für Sie die größten **Herausforderungen** in diesem Therapieprozess?*

Die Eltern immer wieder an ihre gemeinsame Verantwortung für eine gute Lösung für die Tochter zu erinnern und sie gleichzeitig in ihrer großen Hilflosigkeit ernst zu nehmen, sie darin zu bestärken, sich gegenseitig in der neuen Strategie zu unterstützen und für andere Lösungen offen zu bleiben.

*Was macht Sie im Rückblick **zufrieden**? Was sehen Sie eher **kritisch**?*

Zufrieden bin ich mit dem emotionalen Zugang, den ich zu beiden Eltern finden konnte, wodurch neue Perspektiven möglich wurden. Aber auch die Beobachtung war wichtig, dass beide Eltern eine hohe Bereitschaft mitbringen, für ihre Tochter da zu sein. Das gab eine Sicherheit, dass Interventionen zuversichtlich eingesetzt werden konnten. Kritisch war manchmal die etwas rabiate Art, die Patientin konsequent aus der Verhandlungsmacht herauszunehmen. Rückblickend war auch die Rückmeldung des Teams über das grenzüberschreitende Verhalten des Vaters sehr wichtig. Damit wurde die Trumpfkarte »Hierarchie« gezogen. Der Vater war in der Lage, das zu honorieren.

*Was hätten Sie im Rückblick gesehen **anders machen** sollen bzw. würden Sie in ähnlichen Situationen zukünftig anders machen?*

Der Einbezug der großen Schwester war ein wichtiger Schritt, der auch schon früher Sinn ergeben hätte.

*Wie haben die Jugendliche und wie die Angehörigen das **Ergebnis** beurteilt? Wie beurteilen Sie Verlauf und Ergebnis? Gab es **Rückmeldungen** von fremder Seite (z. B. der Schule)? Gab es noch Rückmeldungen einige Monate nach Abschluss der Therapie?*

Die Therapie läuft noch, wenn auch mit langsamer, aber stetiger Gewichtszunahme und emotionaler Stabilität auf Pias Seite sowie einer guten und konstruktiven Zusammenarbeit mit den Eltern.

»167 + 1« – Malte macht seine Hausaufgaben und legt sich trocken

Manfred Vogt

Enuresis nocturna

Indexpatient: Malte (15 Jahre)

Familie: Frau D., Lebensgefährte von Frau D., Malte, Emma (14 Jahre); getrennt lebend Herr D.

Diagnose: Enuresis nocturna

Therapiekontext: Psychotherapiepraxis

Therapietermine: 9

Therapiedauer: 11 Monate

1 Gedanken zur Auswahl des Falles

Der hier dargestellte Behandlungsverlauf ist wesentlich von der lösungsfokussierten Idee bestimmt, dass erfolgreiche Therapie auf dem Prinzip des »Learning by Doing« beruht. »167 + 1« ist eine bewährte therapeutische Strategie, die wir seit Jahrzehnten in der systemisch-lösungsfokussierten Kurzzeittherapie der NIK-Ambulanz in Bremen anwenden. In der NIK-Ambulanz, einem ambulanten Behandlungsnetzwerk am Norddeutschen Institut für Kurzzeittherapie (NIK), arbeiten mehrere psychotherapeutische Praxen zusammen. Dort findet für unsere Klienten maximal eine Therapiestunde pro Woche statt, die ihnen für die restlichen 167 Stunden der Woche nützlich sein soll. Damit dies gelingt, arbeiten wir mit Aufgaben, Experimenten und Empfehlungen, die unsere Klienten in ihren Alltag integrieren, die sie ausüben, erweitern oder individuell anpassen (Vogt 2007, 2016).

2 Fallverlauf

Anamnestische Daten

Malte ist 15 Jahre alt, als seine Mutter ihn telefonisch zu einem Erstgespräch anmeldet. Sie habe die Adresse der Praxis von einer Freundin erhalten, deren Sohn bereits zur Psychotherapie, bei uns gewesen sei. Die Kurzanamnese am Telefon ergibt, dass Malte sehr motiviert ist, eine Therapie zu beginnen, nachdem eine frühere Behandlung erfolglos war. Eine medizinische Abklärung habe bereits vor drei Jahren beim Kinderarzt ohne Befund stattgefunden.

Malte erscheint zusammen mit seiner Mutter zum vereinbarten Gesprächstermin. Er ist ein groß gewachsener Jugendlicher mit kräftiger Stimme und selbstbewusstem Auftreten. Das anamnestische Interview in den ersten Minuten ergibt, dass Malte zusammen mit seiner 14-jährigen Schwester und seiner Mutter sowie deren Freund in einem kleinen Haus wohnt. Beide Kinder besuchen das Gymnasium. Die Mutter und ihr Freund sind in pflegerischen Berufen tätig. Zum leiblichen Vater besteht wenig Kontakt. Erwähnenswert ist, dass sich beide Kinder bis vor wenigen Wochen ein Kinderzimmer geteilt haben. Aktuell darf Malte den ausgebauten Dachboden bewohnen. Das neue eigene Zimmer entlastet ihn sehr, da seine Schwester nun nicht mitbekommt, wenn er sein Bett am Morgen abziehen und reinigen muss. Auf die Häufigkeit der Symptomatik hat das neue Zimmer jedoch keinen Einfluss gehabt. Malte nässt ungefähr drei- bis fünfmal in der Woche ein.

Nachdem er als frühes Schulkind trocken geworden war, begann das nächtliche Einnässen, als sich seine Eltern für ihn überraschend trennten. Seit Malte 11 Jahre alt ist, leidet er mal mehr und mal weniger unter der Symptomatik. Eine Landheim-Fahrt mit der Schule hat er vermieden. Zu Hause geht er sehr selbstständig mit seiner Symptomatik um. Malte ist ein guter Schüler und ein sehr guter Sportler. Er spielt regelmäßig Basketball und inzwischen in zwei Vereinen gleichzeitig sehr erfolgreich Handball. Seine gesamte Freizeit widmet er dem Sport. Sein Ehrgeiz war jedoch bisher von einer latenten Anspannung begleitet und führte schließlich dazu, dass er vor einigen Monaten von seinen Trainern einem Profispieler-Scout vorgestellt wurde, der ihn in ein dreiwöchiges Trainingsinternat zur Spielerbeobachtung einlud. In einem Familiengespräch stimmten die Eltern zu. Malte verspürt seitdem großen Druck mit seiner Symptomatik und bat seine Mutter, einen neuen therapeutischen Versuch zum »Trockenwerden« zu starten. So ist er in meiner Praxis gelandet.

Das erste Gespräch: Ziel- und Auftragsklärung

Als ich ihn frage, ob er weiß, dass es in Deutschland viele Tausend Jungen in seinem Alter gibt, die ebenfalls unter der Symptomatik leiden, ist er sichtbar erleichtert und fühlt sich weniger sonderbar. Im Erstgespräch frage ich zunächst nach seinen Hoffnungen sowie nach den damit verbundenen Ergebnissen und Perspektiven. Das Wort »Hoffnung« ziehe ich oftmals dem Begriff »Ziel« vor, da es mehr Möglichkeiten zulässt. Werden Jugendliche mit dem Ziel-Begriff konfrontiert, werden damit häufig indirekte Handlungsaufforderungen assoziiert. Ziele hat man, um sie zu erreichen – Hoffnungen können sich erfüllen und erscheinen sprachlich zunächst weniger handlungsorientiert. Bei Symptomen wie der Enuresis, bei der wenig Selbstwirksamkeit erlebt wird, ist dies oftmals ein nützlicher Zugang in der anfänglichen Phase der Beziehungsgestaltung im Erstgespräch.

Zum Ende des Erstgesprächs formuliert Malte klar seine Hoffnungen an die Therapie:

MALTE »Ich möchte möglichst schnell nicht mehr einnässen!«

THERAPEUT »Was möchtest du stattdessen?«

MALTE »Hä, wie meinen Sie das, habe ich doch gesagt.«

THERAPEUT »Na, wenn das Symptom weg ist, was ist dann stattdessen da?«

MALTE »Dann mache ich nachts nicht mehr ins Bett!«

THERAPEUT »Was machst du dann stattdessen?«

MALTE »Gar nichts, dann schlafe ich einfach …«

THERAPEUT »… und bist am Morgen …«

MALTE »… trocken im Bett!«

THERAPEUT »Du möchtest also trocken werden!«

MALTE »Ja, genau. Und zwar bald, damit ich in das Internat gehen kann. Da will ich unbedingt hin!«

THERAPEUT »Okay, und ich helfe dir, das zu lernen, ist das gut so?«

MALTE »Ja, deshalb bin ich hier!«

Ein erster Schritt besteht nun darin zu schauen, wann er seinem Ziel schon recht nahe ist, und zu beobachten, wie oft und an welchen Tagen er schon jetzt morgens in einem trockenen Bett aufwacht. Malte erinnert sich dabei an einen früheren Therapieversuch, bei dem er jeden Morgen in einen Kalender eine Wolke mit Regentropfen als Symbol für ein nasses Bett und eine Sonne für ein trockenes Bett eintragen sollte.

MALTE »Da waren immer viele Wolken. Das hat nichts gebracht.«

THERAPEUT »Bist du denn bereit, etwas anderes auszuprobieren?«

MALTE »Ja, kommt darauf an, was!«

THERAPEUT »Und es kommt darauf an, dass du es probierst. Also, stell dir mal eine Skala von 1 bis 10 vor, bei der die 10 dafür steht, dass du bereit bist, alles auszuprobieren, was ich dir vorschlage, und die 1 bedeutet, erst mal abzuwarten, was passiert. Wo auf der Skala bist du heute, wenn du daran denkst, in das Internat zu wollen?«

MALTE »Bei 10. Ich will alles probieren. Bitte sagen Sie mir, was ich tun soll.«

Als ich ihm vorschlage, zunächst eine reine Selbstbeobachtung auszuprobieren, damit wir uns ein Bild von seiner konkreten Situation machen können, erscheint er etwas enttäuscht. Er sagt, er sehe den Sinn darin nicht so ganz, schließlich habe er das ja schon gemacht.

MALTE »Soll ich wieder Wolken und Sonnen malen?«

THERAPEUT »Nein, uns interessieren ab jetzt besonders die ›trockenen‹ Tage, da du ja genau diese öfter erleben möchtest. Ein großes T für »trocken« wäre in einer Selbstbeobachtung also der Beginn unseres Trainings. Wir wollen keine schlechte Angewohnheit abschaffen, sondern eine neue Gewohnheit finden, die für deinen Körper und für dich eine bessere Alternative darstellt. Wie beim Sporttraining: Wir wollen nicht Muskelschwäche abbauen, sondern Muskeln aufbauen.«

Ich sage ihm, dass ich ihm einige Übungen anbieten kann, die er wie im Sporttraining probieren kann, um voranzukommen. Dazu gibt es jeweils am Sitzungsende ein kleines Experiment oder eine Hausaufgabe bis zum nächsten Praxistermin. Um ein Bild von seiner Situation zu erhalten, schlage ich ihm einen weiteren Termin in drei Wochen vor, denn dann haben wir ausreichend Daten gesammelt. Malte stimmt dem Vorschlag zu und geht.

Das zweite Gespräch: Ausnahmen erklären, Anatomie visualisieren und Ressourcen analysieren

Nach der Ziel- und Auftragsklärung geht es einerseits darum, die psychosoziale Lebenssituation zu analysieren, und andererseits darum, die Körperfunktionen beim »Trockenwerden« zu modellieren und zu visualisieren. Dazu gehören Körperschema- und Funktionsschemazeichnungen sowie Informationen zu neuronalen Reizleitungssystemen und Muskelvorgängen, insbesondere das Unterscheiden von willkürlichen und unwillkürlichen Prozessen.

Zum zweiten Termin bringt Malte ein abgerissenes Kalenderblatt mit, auf dem pro Woche zwei- bis dreimal der Buchstabe T eingetragen ist. Er eröffnet das Gespräch, indem er sein Papier unaufgefordert offen auf den Tisch legt. Ich frage ihn nach den Tagen mit dem T und vor allem nach möglichen Erklärungen für diese trockenen Nächte.

Ausnahmen erklären

Mich interessiert, wie sich Malte die Ausnahme-vom-Symptom-Nächte erklärt. Malte hat jedoch lediglich vage Vermutungen: Einmal sei er spät ins Bett gegangen, ein anderes Mal dafür früh, und einmal habe er wenig getrunken. Bei der Suche nach weiteren Erklärungen sprechen wir über mögliche familiäre Spannungen und andere Themen, die ihn beeinflussen. Dabei stellt sich heraus, dass er sich in der Familie sehr wohlfühlt, mit dem Freund der Mutter inzwischen sehr gut auskommt und auch sein Verhältnis zum Vater, den er aufgrund des weit entfernten Wohnorts nur selten sieht, stabil und verbindlich ist. In der Schule erlebt er sich als integriert, und sein Leistungsniveau ist zufriedenstellend. Gemeinsam kommen wir überein, dass sein sportlicher Ehrgeiz ihn manchmal sehr fordert und auch ein wenig stresst. Dies bestätigt, was seine Mutter bei der telefonischen Vorstellung beschrieben hat. Schließlich frage ich Malte, ob er weiß, was in seinem Körper überhaupt los ist und wie er rein physiologisch trocken werden kann. Aus lösungsfokussierter Perspektive besteht das weitere Vorgehen darin, diesen Ehrgeiz für das Erreichen der therapeutischen Ziele zu nutzen. Die Idee ist, die Psychotherapie als sportliches Trainings- und Lernprogramm zu konzipieren und die Bedeutung der physiologischen Parameter zu betonen.

Anatomie visualisieren

Malte hat keine Vorstellung davon, was in seinem Unterbauch passiert. Also erkläre ich ihm die Harnleiter- und Blasenfunktion, das Zusammenspiel von willkürlichen und unwillkürlichen Schließmuskeln, die Funktion von Ringmuskeln und die notwendigen neuronalen Netzwerkverbindungen zu seinem »PC« im Gehirn, den wir hier stellvertretend als »Pinkel-Computer« bezeichnen. Wir malen das Ganze gemeinsam auf ein großes Blatt Papier, und als wir fertig sind, schaut mich Malte mit großen Augen an.

> Malte »Und das da funktioniert bei mir nicht richtig, oder?«
>
> Therapeut »Doch, das funktioniert bei dir alles sehr gut. Am Tag bist du doch trocken. Da kannst du alles kontrollieren. Du kannst deinen Harndrang anhalten, wenn du weißt, dass du noch 5 Minuten Unterricht hast oder dein Spiel noch 5 Minuten dauert, bevor du dann auf die Toilette gehst. Am Tag funktioniert alles bestens.«
>
> Malte »Und was ist nachts los?«
>
> Therapeut »Eine sehr gute Frage. Was ist nachts los? Möglicherweise schläfst du so fest, dass die Stand-by-Funktion deines PC ebenfalls runterfährt und schläft.«
>
> Malte (lacht) »Und was kann man da machen?«
>
> Therapeut »Da gibt es verschiedene Sachen. Manche üben ein Stop-and-go-Pinkeln als Training für die Schließmuskeln, immer wenn sie auf der Toilette sind. Andere – und das ist wichtig – trinken abends vor dem Zubettgehen noch 0,3 bis 0,5 Liter Wasser, damit die Blase möglichst zu einem Zeitpunkt, wenn sie noch nicht ganz so tief schlafen, voll wird. Sie gehen dann noch mal auf die Toilette.«

Diese physiologischen Aspekte interessieren den Sportler Malte, denn Muskeltraining und Anspannungs- und Erholungsphasen sind ihm vertraut. Dies führt auch zum nächsten Schritt.

Ressourcen identifizieren und aktivieren

Um die offenen und verdeckten Talente des Klienten zu erforschen und seine Stärken und Fähigkeiten zu benennen, spielen wir das Memo-Spiel »Ich-KannHasenHühnerHunde« (Vogt u. Vogt-Sitzler 2004). Dabei stellt sich heraus, dass Malte neben seinem Ehrgeiz sehr zielstrebig und kooperativ ist und ein besonderes Durchhaltevermögen hat. In seinem Mannschaftssport ist er ein guter Teamplayer. Er kann das Verhalten anderer antizipieren und sein Verhalten danach ausrichten. Das ist eine seiner großen Stärken. Außerdem ist er mutig, z. B. beim Turmspringen im Freibad. Beiläufig erzählt er, wie er sich Mut zugesprochen hat, um sich einen Kopfsprung aus 10 Metern Höhe zuzutrauen. Diese Form der Selbstinstruktion könnte auch für die weitere Therapie nützlich sein.

Am Ende der Sitzung, in der abschließenden Denkpause und Sitzungsunterbrechung, in der eine weitere Hausaufgabe konzipiert wird, liegt der Fokus darauf, dass Malte die erste Aufgabe, Ausnahmen zu beobachten und auf Papier zu dokumentieren, zuverlässig erledigt hat. Ganz im Sinne der lösungsorientierten Handlungsregel »Mach mehr von dem, was gut funktioniert!« entscheide ich daher, die Selbstbeobachtung fortzuführen, allerdings ergänzt um eine wichtige Perspektive: die Antizipation der Zukunft. Denn dies ist eine von Maltes herausragenden Fähigkeiten im Sport. Schnell kommen wir darin überein, dass wir die Therapie bis zur nächsten Sitzung mit einer Selbstinstruktion und der klassischen Vorhersage-Aufgabe fortführen. Dann schließen wir die Sitzung folgendermaßen ab:

> THERAPEUT »Malte, das war eine gute 2. Sitzung, du hast die Beobachtungsaufgabe mitgebracht, du hast viel und offen von deiner Familie und deiner Schule erzählt, du warst sehr aufmerksam, als wir uns mit der Anatomie beschäftigt haben, und du bist tagsüber trocken. Du hast viele Fähigkeiten und Talente, auf denen du aufbauen kannst und die auch hier in der Therapie nützlich sein können. Das sieht alles wirklich gut aus, sodass du es bald schaffen kannst, wieder trocken zu sein. Aus diesem Grund schlage ich dir nun etwas vor.« (Ich zeichne eine vierspaltige Tabelle auf, die aussieht wie eine Punktetabelle aus dem Sport.)
>
> »Du setzt dich abends auf deine Bettkante und sagst dann zu dir selbst: ›Heute Nacht halte ich meinen Schließmuskel zu, und wenn ich Blasendruck spüre, wache ich auf und gehe auf die Toilette.‹ Dann erinnerst du dich an den Tag und schätzt ein, ob du in der Nacht, die nun vor dir liegt, eher trocken (T) oder eher nass (N) sein wirst. Am nächsten Abend vergleichst du deine Vorhersage vom Vorabend mit dem, was tatsächlich passiert ist. Und dann denkst du wieder an den zurückliegenden Tag und schätzt die nächste Nacht ein. Das geht immer so weiter: die Vorhersage vom Vorabend mit dem Ergebnis am Morgen vergleichen, dann die nächste Nacht einschätzen. In der rechten Spalte notierst du mögliche Erklärungen oder Gründe dafür, dass deine Vorhersagen und deine Beobachtungen übereingestimmt oder nicht übereingestimmt haben.«

Gemeinsam fertigen wir eine Vorhersagetabelle an. In der Spalte am linken Rand sind die Wochentage gelistet. In der nächsten Spalte werden die Vorhersagen am Abend vor dem Zubettgehen eingetragen: »Werde ich heute Nacht trocken (t) oder nass (n) sein?« In der dritten Spalte wird am Folgeabend das tatsächliche Ergebnis eingetragen: »War die Nacht trocken (t) oder nass (n)?«

So entsteht eine Übersicht der Vorhersagen und tatsächlichen Erfahrungen, die in der Folgesitzung miteinander verglichen werden. Das Besondere an dieser Intervention besteht darin, dass die Aufmerksamkeit weg vom symptomatischen Verhalten und hin zu verlässlicher Selbsteinschätzung, erlebter Selbstkontrolle und Selbstwirksamkeit geführt wird.

Das dritte Gespräch: Erfolgsdokumentation

Malte kommt nach drei Wochen zur dritten Sitzung. Wieder legt er unaufgefordert seine ausgefüllte Tabelle vor (Tab. 1). Ohne langes einleitendes Gespräch kommt er zur Sache. »Habe ich das so richtig gemacht? Guck mal, da sind ein paar ›trockene‹ Nächte.«

trocken **(t)** oder nass **(n)**			
Wochentag	*Vorhersage*	*Tatsächlich*	*Erklärung*
Montag	*n*	*n*	
Dienstag	*n*	*n*	
Mittwoch	*n*	*t*	*War sehr müde*
Donnerstag	*n*	*n*	
Freitag	*t*	*t*	*Film geguckt*
Samstag	*t*	*t*	*Zu Hause war ein schöner Abend*
Sonntag	*t*	*n*	*Spiel verloren*
Montag	*n*	*n*	
Dienstag	*n*	*n*	
Mittwoch	*n*	*t*	*Sport*
Donnerstag	*n*	*t*	
Freitag	*t*	*t*	*Bei Tim übernachtet*
Samstag	*t*	*n*	*Bei Peter übernachtet*
Sonntag	*n*	*t*	
Montag	*t*	*n*	
Dienstag	*n*	*n*	
Mittwoch	*t*	*n*	*2 in Mathe bekommen*
Donnerstag	*n*	*t*	
Freitag	*t*	*t*	*Aufs Wochenende gefreut*
Samstag	*t*	*n*	
Sonntag	*n*	*n*	*Spiel verloren*

Abb. 1: Maltes Vorhersagetabelle

Gemeinsam analysieren wir die Tabelle und fassen das Ergebnis zusammen: Malte hat neun trockene Nächte dokumentiert, von denen er vier vorhergesagt hat. Generell ist es bei der Vorhersage-Aufgabe wichtig, nicht die symptombelasteten Tage als solche zu fokussieren, sondern die entsprechende Vorhersage. Malte hat von zwölf »nassen« Nächten immerhin sechs »nasse« Nächte vorhergesagt. Insgesamt hat er also zehn Nächte richtig vorhergesagt und zusätzlich vier »trockene« Nächte erlebt. Das sind 14 »Treffer« sowie einige Vorannahmen, in denen sich eine optimistische Zuversicht gezeigt hat. Mit dieser Interpretation der Daten rückt das eigentliche Symptom in den Hintergrund und die Selbsteinschätzung in den Vordergrund. Und Maltes sportlicher Ehrgeiz ist erwacht.

Ein wesentlicher Aspekt der Vorhersage-Aufgabe ist – unabhängig davon, ob das Ergebnis positiv oder negativ ist – die richtige Selbsteinschätzung darüber, wie es werden kann: Malte hat geahnt, dass er in einigen Nächten »nass« sein würde, und hat sich somit korrekt eingeschätzt. Bei jeder Übereinstimmung von Vorhersage und tatsächlichem Geschehen erhält er ein Kompliment für seine »richtige Einschätzung«. Bezüglich der Nächte, die er als »trocken« vorhergesehen hat, kann ich als Therapeut mit ihm darüber sprechen, was ihn zu dieser Voraussage veranlasst und woher er seine Zuversicht genommen hat, auch wenn es anders ausgegangen ist. Und zu den Nächten, die er als »nass« vorhergesagt hat und die dann doch »trocken« waren, können wir nachträglich Erklärungen für die »trockene« Nacht suchen.

Grundsätzlich schafft die Vorhersage-Aufgabe einen neuen Deutungsraum, in dem über das Gelingen und nicht über das Versagen gesprochen wird. Für Malte ist diese Intervention eine gute Möglichkeit, an einem schwierigen Thema zu arbeiten und sich dabei als »Gewinner« zu fühlen, auch wenn ihm (noch) nicht klar ist, wie ihm sein Erfolg gelungen ist.

Nachdem wir die Tabelle interpretiert haben, ist es mir wichtig, Malte darauf hinzuweisen, dass Rückfälle möglich sind. Wir wollen sie jedoch künftig als Vorfälle deuten, die zu einem Training dazugehören. Auch im Basketball wird schließlich immer wieder der Kreiswurf geübt, und trotzdem kann es sein, dass er im entscheidenden Augenblick misslingt.

Malte hat danach keinen weiteren Gesprächsbedarf und will lediglich den nächsten Termin vereinbaren. Wir wiederholen die Idee der

Selbstinstruktion, die er oft vergessen hatte. Nach 30 Minuten beenden wir das Gespräch. Die nächste Hausaufgabe ist klar: »Mach mehr von dem, was gut funktioniert!«

Das vierte Gespräch

Wieder kommt Malte mit seiner schriftlichen Dokumentation zur Stunde und will nichts weiter, als sie gemeinsam zu analysieren. Mit großer Freude stellen wir fest, dass er fast die Hälfte der Zeit »trockene« Nächte erlebt hat, auch dann, wenn er sie gar nicht vorausgesagt hatte. Er ist stolz und bekommt ein großes Kompliment für sein Durchhaltevermögen. Auch wenn die auffallend identische Handschrift darauf hindeutet, dass er die letzten Tage vor unserer Sitzung kurz zuvor noch schnell nachgetragen hat, lobe ich ihn explizit für sein engagiertes Mitwirken, was auf eine weiterhin gute Prognose schließen lässt.

Unser Gespräch endet nach 35 Minuten. Erneut erhält er den Auftrag, die Hausaufgabe fortzuführen. Die Übung scheint gut zu funktionieren – nun muss er einfach weitermachen und durchhalten. Wegen der bevorstehenden Sommerferien legen wir für die nächste Sitzung einen Termin danach fest – in 70 Tagen. Im Hinausgehen sagt Malte: »Ich wette, dass ich nach den Sommerferien an mehr als der Hälfte der Trainingsnächte trocken bin.« Ich lasse mich darauf ein. Wir überlegen uns einen Wetteinsatz: eine Tafel Schokolade? Schließlich einigen wir uns jedoch darauf, dass es einfach ums Gewinnen geht.

Das fünfte bis achte Gespräch

Die weiteren Gespräche folgen dem bisherigen Muster: Malte stellt seine Dokumentation vor, die wir gemeinsam analysieren. Weiteren Gesprächsbedarf hat er nicht. Hin und wieder erzählt er von einem Spiel oder einem Turnier. Seine Situation zu Hause ist stabil, und der Besuch im Sportinternat, den wir in der siebten Stunde ausführlich vorbesprochen haben, verläuft erfolgreich. Er ist dort in den zwei Wochen größtenteils »trocken«. Dreimal gelingt es ihm recht unauffällig, sein Bett neu zu beziehen, ohne angesprochen zu werden. »Ich habe mir immer wieder gesagt: Das schaffst du!«

Zum Ende der Therapie nach etwa elf Monaten ist Malte zu 85 % »trocken«. Er ist stolz auf sich und hat inzwischen genug von der Therapie. Er ist überzeugt, dass er den Rest allein schafft. Zum Therapieabschluss will er noch ein letztes Mal die Aufgabe machen und dann gern die Therapie beenden. Seine Mutter will beim letzten Gespräch unbedingt dabei sein.

Das neunte Gespräch

Zum letzten Termin erscheint Malte mit seiner Mutter, beide gut gelaunt und mit einem großen Dankeschön – Malte ist »trockengelegt«. Es gibt nur noch wenige Vorfälle, und beide sind überzeugt davon, dass auch diese bald ausbleiben. Malte ist ein zweites Mal mit Erfolg zu einer zweiwöchigen Trainingsbeobachtung gereist. Die Mutter möchte wissen, ob ich Malte zu einer sportlichen Profikarriere rate. Sie und Malte sind unsicher, ob er die Schule wechseln und auf das Internat gehen soll, da er in seinem Heimatort viele gute Kontakte hat und eine sehr gute Schule besucht. Es liegt für mich auf der Hand, beide in ihrer bereits getroffenen Vorentscheidung zu bestärken: Ich empfehle ihm einen Schulabschluss an der aktuellen Schule mit der Option, danach den Wunsch nach einer sportlichen Profikarriere mit allen möglichen Konsequenzen erneut und mit weniger Druck abzuwägen. Malte und seine Mutter sind froh über ihre bis dahin unausgesprochene Einigkeit in dieser wichtigen Entscheidung.

3 Kritische Reflexion des Fallverlaufs

*Wie gestaltete sich der **Erstkontakt**? Worin bestand die Herausforderung, und wie sind Sie dieser begegnet?*

In meiner psychotherapeutischen Praxis im Institut für Kurzzeittherapie begegnen mir immer wieder Klienten, die das Wort »Kurzzeittherapie« mit der Idee von einer schnellen Therapie verbinden (während das »kurz« mehr auf die geringe Zahl an Therapiestunden verweisen soll). Auch im Fall von Malte bestand Termindruck, da der Therapieerfolg mit einem wichtigen Lebensabschnitt verbunden war: der möglichen Aufnahme in ein Profi-Sportkader. Die Klienten kamen auf persönliche Empfehlung und waren offen für das vorgeschlagene Therapieangebot mit den Hausaufgaben. Somit war es ein »alltäglicher« Zugangsmodus, der keine besonderen Interventionen erforderte.

*Welche **Überlegungen** haben Sie bei der Gestaltung des weiteren Verlaufs geleitet?*

Bei der Diagnose Enuresis gilt es, diagnostisch präzise zu sein, eine primäre von einer sekundären Enuresis zu unterscheiden und mögliche Lebensereignisse anamnestisch zu erfassen, um das Therapiethema im Lichte des möglichen psycho- oder familiendynamischen Kontextes einzuordnen und entsprechend das Setting und die Interventionen zu wählen.

*Welche Ihrer **Vorgehensweisen** haben den Verlauf wesentlich bestimmt?*

Ich habe den Fall ausgewählt, um zu zeigen, wie hilfreich Hausaufgaben sein können, insbesondere bei Jugendlichen, die nicht viel zu besprechen haben und dennoch etwas Neues lernen wollen. Hausaufgaben sind eine gute Möglichkeit, um die Therapie eng mit dem Alltagsleben der Klienten zu verknüpfen. Gleichzeitig zeigt der Fall, wie sparsam therapeutische Praxis sein kann. Auch halbstündige therapeutische Kontakte können für Klienten nützlich oder hilfreich sein.

*Was waren die **Schlüsselereignisse** bzw. Kippsituationen für den Verlauf?*

Ein Schlüsselmoment war Maltes Wette, dass er in der nächsten Sitzung die »50 % trocken«-Quote knackt. Da war sein Commitment komplett. Für mich war es ein Zeichen dafür, dass meine Methoden alters- und themengerecht und damit genau richtig waren. Seien wir ehrlich: Es ist doch eines der größten Komplimente, wenn ein Jugendlicher die Interventionsideen des Therapeuten bejaht.

*Was waren Ihre größten **Herausforderungen** in diesem Therapieprozess?*

In einer Kurzzeittherapie mit Jugendlichen, bei der die Sitzungen in großen Abständen von drei bis acht Wochen stattfinden, besteht die Herausforderung darin, dem Klienten Vertrauen zu schenken, Geduld zu bewahren und kritische Momente gelassen hinzunehmen. Dem Klienten etwas zuzutrauen und zuzumuten, das stand hier im Vordergrund.

*Was macht Sie im Rückblick **zufrieden**? Was sehen Sie eher **kritisch**?*

Das gute Ergebnis innerhalb von etwa einem Jahr mit nur neun Therapiesitzungen zeigt einmal mehr die Effektivität von Kurzeitherapie – und das ist gut.

*Was hätten Sie rückblickend **anders gemacht** bzw. was würden Sie in ähnlichen Situationen künftig anders machen?*

Vor allem, was die Vorhersage-Aufgabe betrifft, würde ich rückblickend ähnlich vorgehen und habe das auch schon mit anderen Klienten mit dieser Diagnose gemacht. Wichtig ist bei der Einzelarbeit mit Jugendlichen, dass das familiäre Umfeld therapeutischen Maßnahmen wohlwollend und vertrauensvoll gegenübersteht und kooperiert.

Gab es einschränkende oder begünstigende ***formale Faktoren****?*

Als günstig würde ich die Passung der Interventionsidee mit den Ressourcen des Klienten und seinem sportlichen Ehrgeiz sehen. Der Austausch kleiner Anekdoten aus meinen früheren sportlichen Erfahrungen und aus den Erlebnissen des Klienten hat eine tragfähige bindende Beziehung zwischen den Sitzungsabständen hergestellt.

Gab es ***Rückmeldungen*** *nach Abschluss der Therapie?*

Ein Jahr später erhielt ich eine Postkarte aus einem Trainingscamp mit den netten Worten: »Sie haben mir toll geholfen.« Schön, oder?

Literatur

Vogt, M. (Hrsg.) (2007): Wenn Lösungen Gestalt annehmen. Externalisieren in der kreativen Kindertherapie. Dortmund (Borgmann).

Vogt, M. (2016): Lösungsfokussierte Therapie mit Kindern und Jugendlichen. Weinheim (Beltz).

Vogt, M. u. F. Vogt-Sitzler (2004): Die Ich-Kann-HasenHühnerHunde – Das Ressourcen-Memospiel. Bremen (Manfred Vogt Spieleverlag).

Einfach mal aussteigen – ein (ohn)mächtiger Lösungsversuch

Björn Enno Hermans

Psychogene Synkopen

Indexpatientin: Gina (16 Jahre)
Familie: Frau P., Herr P., Gina, Jenny (13 Jahre)
Diagnose: Psychogene Synkopen
Therapiekontext: Psychotherapiepraxis
Therapietermine: 8
Therapiedauer: 10 Monate

1 Gedanken zur Auswahl des Falles

Fallvorstellungen sind oft spannend und interessant, neigen aber auch dazu, sehr spezifische und individuelle Aspekte zu betonen und manchmal unspezifisch zu generalisieren. Bei der Auswahl des folgenden Falls fand ich einerseits die schillernde und besondere Symptomatik interessant, andererseits die guten Reflexionsmöglichkeiten des Mädchens und des Familiensystems.

2 Fallverlauf

Informationen zum Anlass und zum Familiensystem

Gina ist ein 16 Jahre altes Mädchen. Zu ihrer Familie gehören der 49-jährige Vater, der als Ingenieur im Außendienst tätig ist, und ihre 46 Jahre alte Mutter, die ein Hospiz leitet. Die Eltern sind seit 19 Jahren verheiratet. Ginas Schwester Jenny ist eine 13-jährige Gymnasiastin, die derzeit die 7. Klasse besucht. Auch Gina selbst besucht diese Schule in der Jahrgangsstufe 11 (Q1). Die Familie wohnt in einer Doppelhaushälfte, in der jedes Kind ein eigenes Zimmer hat. Gina stellte sich in meiner Praxis auf Anraten ihrer Lehrerin vor, die zeitgleich auch als Trainerin in einem Sportverein mit ihr Kontakt hatte. Die Klientin und ihre Eltern begrüßten die Idee, und so kam es zum Erstkontakt.

Anlass war, dass Gina in den Monaten vor dieser Erstvorstellung in der Schule wiederholt ohnmächtig zusammengesackt war. Das hatte zu mehreren Einsätzen des Rettungswagens und anschließenden Untersuchungen in einem nahe gelegenen Krankenhaus geführt. Sämtliche internistische und neurologische Untersuchungen blieben jedoch ohne somatischen Befund, sodass psychogene Synkopen als Verdachtsdiagnose benannt wurden. Auch die Schulpsychologin war zwischenzeitlich hinzugezogen worden, zu der Gina allerdings keine positive Beziehung aufbauen konnte, sodass sie keine weiteren Termine dort in Anspruch nahm. Der Auftrag seitens der Lehrerin war klar als Hilferuf formuliert: »So kann es ja nicht weitergehen!« Im Rahmen des Trainings im Sportverein hatte Gina benannt, mit ihren Eltern über viele Themen nicht reden zu können, und die Lehrerin hatte angeboten, Kontakt zu mir herzustellen.

In der Regel führe ich Erstgespräche nur in Anwesenheit der Eltern bzw. der Familie. Da es hier den expliziten Wunsch der Indexklientin gab, zunächst allein zu kommen, habe ich dies für einen Erstkontakt zugestanden und die Familie erst danach kennengelernt. Die Familie war einerseits in Sorge, hatte andererseits wenig Ideen zu möglicher psychischer Beteiligung an der Symptomatik. Sowohl das Mädchen als auch die Eltern verfügten über keine Therapieerfahrung. Die Mutter hat eine Beratungs-Weiterbildung absolviert und in ihrem beruflichen Kontext auch mit Therapeuten zu tun.

Erstgespräch mit Gina

Gina kam allein zum Erstgespräch, wirkte aufgeregt und nervös und folgte mir etwas unsicher in den Therapieraum. Als ich meine Wahrnehmung ansprach, veränderte sich ihre Mimik. Sie zeigte sich lockerer und konnte über ihre anfängliche Anspannung ins Gespräch kommen. Sie beschrieb, dass sie erstmals Ende letzten Jahres in der Schule ohnmächtig geworden und mitten in einer Mathestunde vom Stuhl gefallen sei. Sie sei wohl kurzfristig auch nicht ansprechbar gewesen. Nach etwa zwei Wochen sei die gleiche Situation im Englisch-Unterricht aufgetreten. Sie sei dann drei Tage lang stationär im Krankenhaus untersucht worden – ohne somatischen Befund. Danach sei wieder eine Ohnmacht in der Schule aufgetreten. Diesmal sei aber lediglich ihre Mutter informiert worden, die sie dann von der Schule abgeholt habe. In der Folgezeit habe es dann im Abstand von 1 bis 5 Wochen wiederholt entsprechende Ereignisse gegeben, immer in der Schule und ausschließlich im

Unterricht. Etwa vier Wochen nach dem Krankenhausaufenthalt sei auch noch eine MRT-Untersuchung erfolgt, die ebenfalls keine Erkenntnisse geliefert habe. Bei Ginas Berichten fiel auf, dass sie sehr vielen Aktivitäten nachgeht.

Als ihre Ziele formulierte Gina vor allem die Reduktion der Ohnmachtssymptomatik und die Verbesserung ihrer Stimmung. Im Hinblick auf ihren Wunsch nach weiteren Einzelgesprächen erklärte ich ihr, dass sie gern auch wieder allein kommen könne. Beim nächsten Mal sei jedoch ein Familiengespräch sinnvoll, in dem ich über die Ideen ihrer Familienmitglieder zur Symptomatik sprechen wolle.

Zweiter Termin

Gina kam dann zum zweiten Termin gemeinsam mit dem Vater, der Mutter und ihrer Schwester. Sie wirkte deutlich sicherer als beim ersten Termin, jedoch angespannt im Hinblick auf die anwesenden Familienmitglieder. Die Schwester verhielt sich sehr ruhig, vermied nach der Begrüßung zunächst den Blickkontakt. Die Eltern waren aufgeschlossen. Sie hatten noch keinen der Ohnmachts-Anfälle miterlebt und beschrieben die Problematik eher aus der Distanz. Vor allem der Vater stand der Erklärungsidee einer Psychogenese der Ohnmacht zumindest kritisch fragend gegenüber. Die Eltern zeigten sich beide dennoch nicht allzu besorgt. Insbesondere die Mutter machte gegenüber Gina einen unterschwellig fordernden Eindruck.

Zur Entwicklung und aktuellen Familiensituation hörte ich von einer unproblematischen erwünschten Schwangerschaft, spontaner Geburt und regelgerechter frühkindlicher Entwicklung. Im Alter von 2 Jahren sei Gina in den Kindergarten gekommen. Nach der anschließenden Grundschulzeit sei sie auf ein Gymnasium in kirchlicher Trägerschaft gewechselt, wo sie die 11. Klasse (Q1) besucht. Die Familie wohnt in einem kleinen, ländlich geprägten Stadtteil und ist dort vielfältig eingebunden und aktiv, vor allem in der Kirchengemeinde. Dort leitet Gina Jugendgruppen und führt viele Aktivitäten verantwortlich durch, bereitet unter anderem auch die Ferienfreizeit vor. Schulisch habe es nie Probleme gegeben. Auch sonst sei Gina ein vielseitig interessiertes Kind mit vielen Freunden und Hobbys. Lediglich normale »pubertäre Streitigkeiten« seien aufgetreten.

Folgende Ziele konnten mit den Familienmitgliedern erarbeitet werden:

Indexpatientin:

- Ich möchte, dass diese Ohnmachtsanfälle aufhören.
- Ich möchte mich als weniger gestresst erleben, das heißt: nicht so oft das Gefühl haben, die Dinge in meinem Alltag gar nicht schaffen zu können.
- Ich möchte mich selbstbewusster erleben, möchte nicht, dass mir viele Situationen so schnell unangenehm sind, und möchte mich weniger an den Bewertungen anderer orientieren.
- Ich möchte mich fröhlicher und ausgeglichener fühlen.

Mutter:

- Ich möchte, dass die Ohnmachtsanfälle aufhören, und verstehen, was dahintersteckt. Außerdem möchte ich wissen, was ich tun kann, damit es sich verändert.
- Ich möchte G. wieder fröhlicher erleben und mich als Mutter ihr gegenüber präsenter fühlen.
- Ich möchte, dass G. sich nicht überfordert, und eine Idee bekommen, wie es mir besser gelingen kann, ihr dies so mitzuteilen, dass sie es auch annehmen kann.

Vater:

- Ich möchte mehr Zeit mit meiner Familie verbringen.
- Ich möchte, dass es den Familienmitgliedern gut geht, und ich möchte wissen, was ich dazu beitragen kann.
- Ich möchte wissen, ob wirklich etwas Psychisches hinter der Ohnmacht steckt.

Schwester:

- Ich mache mir Sorgen um meine Schwester und möchte, dass sie nicht mehr ohnmächtig wird.

Und gemeinsam:

- Wir wollen uns wieder mehr als Familie erleben und wollen, dass die Ohnmachtsanfälle aufhören.

Erwartungen und Wünsche zum Setting: Die Klientin wünschte, dass ich vorrangig mit ihr alleine und weniger mit der ganzen Familie arbeite. Zu Beginn wolle sie gerne alleine kommen, später am liebsten auch nur mit der Mutter. Methodisch sagten ihr sowohl Gespräche als auch Interventionen auf der Handlungsebene zu. Die Mutter erklärte, sie könne sich gemeinsame Gespräche und auch Interventionen auf der Handlungsebene vorstellen, wenn diese zieldienlich seien. Der Vater wünschte, an den Gesprächen beteiligt zu werden, wobei er sich auch vorstellen konnte, dass ohne ihn gearbeitet wird. Vom Therapeuten wünschte er sich Moderation und Expertise bei der Ursachenfindung. Die jüngere Schwester wollte nicht unbedingt an der Therapie teilnehmen, war aber zu gemeinsamen Gesprächen bereit.

Nach diesen beiden ersten Kontakten vereinbarten Gina und die Familie mit mir regelmäßige Termine in einem Zeitabstand von etwa 3 bis 6 Wochen. Diese sollten folgendermaßen gestaltet werden: vorrangig Termine für Gina alleine, in der sie ihren eigenen Auftrag weiter klären und ihre Themen ohne Eltern bearbeiten kann, im Übrigen Termine mit der Familie, in der die Familie gemeinsam an Lösungsideen arbeitet.

Erster diagnostischer Eindruck

Gina ist ein reflektiertes, hübsches und intelligentes Mädchen, das vielfältige Interessen hat, sehr sozial eingestellt und leistungsbereit ist. Die Schwester wirkt etwas ruhiger und zurückhaltender, scheint ansonsten aber über ähnliche Ressourcen zu verfügen. Die Familie ist finanziell gut gestellt, und beide Elternteile sind beruflich erfolgreich. Auch die Eltern engagieren sich ehrenamtlich, und es gelingt ihnen, nicht panisch auf die Symptomatik zu reagieren. In ihren Berichten nehme ich eine Dominanz der zu bewältigenden Herausforderungen wahr sowie eine geringe Selbstfürsorge im Umgang mit Stressoren. Im Hinblick auf Ginas Symptom wirkten die Eltern etwas ratlos, da keine somatischen Erklärungsmuster angeboten wurden.

Es scheint in der Familie einen grundsätzlichen Zusammenhalt zu geben. Alle wirkten aber deutlich auf sich bezogen und individualisiert. Wenig spürbar wurde eine echte Sorge oder Empathie. Vielmehr standen Anforderungen und Erwartungen im Vordergrund, die zu erfüllen waren. Gina schien eine Erlaubnis zu brauchen, um sich »den Luxus einer Therapie« leisten zu dürfen und dabei auch ernst genommen zu werden. Ich stellte mir die Frage, wie G. sich im System wahrnimmt und ob meine Beobachtungen mit ihrem Empfinden übereinstimmen. Wie erlebt sie wohl die einzelnen Familienmitglieder? Können in einer Erörterung darüber erste Veränderungswünsche deutlich werden?

Erste Hypothese

Welchen Nutzen oder welchen Sinn ergibt dieses Symptom im System? Es liegt nahe, den Aspekt des kurzfristigen Verlassens von schulischen Situationen näher zu betrachten und das Symptom individuumzentriert als mögliche Überforderungsreaktion zu verstehen. Eine Entstörung könnte daher in der Identifikation und Veränderung von Stressoren liegen bzw. in der Möglichkeit, eine andere Handlung an die Stelle dieser Lösung 1. Ordnung treten zu lassen.

Dritter Termin

Gina kam alleine zu diesem dritten Termin, wirkte still und fast etwas gehemmt. Auf die Frage, was ihr heute wichtig sei, sagte sie, dass sie über die Familie reden wolle und dass sie die letzte Stunde nicht so gut gefunden habe. Auf die Frage, was genau, sprach sie zunächst über die eher ablehnende Haltung des Vaters und nicht über die Mutter. Außerdem nerve ihre kleine Schwester sie. Als ich ihr vorschlug, dass wir uns das doch mal angucken könnten, indem wir die aktuelle Familiensituation mit Klötzchen auf dem Familienbrett aufstellen, wirkte Gina deutlich zögerlich. Auf Nachfrage sagte sie, dass sie es etwas komisch finde, mit Klötzchen zu spielen. Ich bot ihr alternativ die Aufstellung im Raum mit Schuhen an und zeigte ihr die Schuhkiste, was sie gleich interessanter fand. Der Vater wurde mit schwarzen Lederschuhen dargestellt, die Mutter mit Wanderschuhen und die Schwester mit geblümten Gummistiefeln. Für sich selbst suchte Gina Flip-Flops aus. Wir stellten die Ist-Situation, eine frühere Situation vor etwa zwei Jahren und die primären Veränderungswünsche. Gina sprach viel über das jeweilige Bild und erzählte Geschichten aus der Familie. Später externalisierten wir noch die »Ohnmacht«, die durch ein schwarzes Tuch repräsentiert wurde. Sie kommt laut Gina in bestimmten Situationen über sie, und das Tuch bedeckte in der Aufstellung dann die Flip-Flops.

Das Arbeiten mit der Aufstellung im Raum brachte die Klientin nicht nur äußerlich, sondern auch innerlich in Bewegung. Deutlich wurde, dass sie alle Familienmitglieder recht unverbunden aufstellte und dabei viel über die Familie berichtete. Nach Wünschen gefragt, gab es nur sehr kleine Veränderungen. Sie selbst wünschte sich, den Blick etwas mehr von der Seite auf die Familienmitglieder, vor allem ihre Mutter, zu richten. Mutter und Vater sollten mehr auf sie als auf ihre Schwester schauen und vor allem die Mutter solle sich ihr zuwenden. Gina benannte auch Gründe, wozu das jetzige Bild nützlich sein könnte: »Papa ist eh gestresst« und »Mama muss sich auf ihre Arbeit konzentrieren und möchte hören, dass zu Hause alles funktioniert. Vielleicht ist es da besser, wenn sich nicht alle so direkt im Blick haben«. Auf meine Frage, ob dies irgendwas mit dem schwarzen Tuch (Ohnmacht) zu tun haben könne, verneinte Gina dies, grinste aber kurz. Es wirkte, als ob es eine kleine Erkenntnis gegeben habe.

Mich interessierte, ob die Familienmitglieder ihre Sichtweise teilten und ob Veränderungswünsche existieren und benannt werden würden. Insofern konnte ich mir eine ähnliche Aufstellung auch mit der Familie vorstellen und schlug Gina vor, die Familie einzuladen und sie noch zu bitten, für jede Person ein zweites Paar Schuhe mitzubringen. Gina stimmte nach einigem Zögern zu.

Vierter Termin

Zu diesem Termin erschien Gina mit der Mutter, der Vater kam 10 Minuten später, und die Schwester konnte leider nicht mitkommen, da sie mit einem grippalen Infekt zu Hause im Bett lag. Die Mutter hatte ganz offensichtlich eine Tragetasche mit Schuhen für sich und den Vater dabei. Gina hatte pinke geblümte Gummistiefel mitgebracht (ähnlich denen, die sie in der letzten Stunde für ihre Schwester ausgewählt hatte) und stellte sie neben ihren Stuhl. Nach kurzem Gesprächsbeginn erschien auch der Vater und wirkte etwas gehetzt. Ich entschied mich gegen die Arbeit mit Schuhen und ließ alle drei Familienmitglieder den Ist-Zustand der Familie mit Klötzchen stellen. Dann erörterten wir mögliche Veränderungswünsche.

Das Familiensystem wirkte kontrolliert und extrem funktional. Es wurde deutlich, dass die Mutter Verantwortung dafür übernimmt, dass sich der Vater am Prozess beteiligt. Gina machte ihre Bedürftigkeit und die Wünsche, gesehen zu werden, deutlich, zeigte sich auch kindlicher. Mit Unterstützung gelang es der Familie, Wünsche aneinander zu formulieren, wobei diese häufig schnell durch angebliche Sachzwänge neutralisiert wurden. Gina ließ in diesem Zusammenhang ein beeinträchtigtes Selbstbewusstsein und ein unklares Selbstbild erkennen. Gegen Ende kam es sogar zu konkreten Vorschlägen und

Vereinbarungen, wobei Gina etwas misstrauisch wirkte und es viel um die Frage ging, wann sie »o. k.« sei.

An dieser Stelle entwickelte ich den Wunsch, die Muster der Eltern im Kontext ihrer eigenen Biografie und Familiengeschichte anzuschauen. Alternativ wäre eine Selbststärkung von Gina ein mögliches Thema. Da Gina sich explizit wieder einen Termin ohne die Eltern wünschte und die Eltern dies auch äußerten, wurde als Nächstes erneut ein Einzeltermin vereinbart.

Fünfter Termin

Gina erschien etwas verspätet und recht aufgewühlt. Sie erzählte, sie habe viel Stress und gedacht, schon wieder ohnmächtig zu werden, obwohl das nun schon seit einigen Wochen nicht mehr passiert sei. Aber heute in der letzten Stunde vor einer Matheklausur habe das »schwarze Tuch« schon kurz über ihr geschwebt. Gina machte sich offensichtlich selbst großen inneren Druck. Sie brachte das mit den Erwartungen der Mutter in Zusammenhang. Außerdem würde sie für das Wochenende eine große Jugendaktion vorbereiten und wolle das auch unbedingt tun.

Ich sprach an, dass unser Gespräch zu einem »problem talk« mit gewissem Dilemma-Potenzial wurde. Gina konnte dem folgen und wünschte einen Themenwechsel. Mit einem selbst zu erstellenden Tortendiagramm identifizierten wir daraufhin Quellen ihres Selbstbewusstseins, und Gina stellte fest, dass es fast ausschließlich leistungsorientierte und fremde Quellen wie Lehrer, Mitschüler oder Sportkameradinnen waren. Die Erörterung der Frage, welche Tortenstücke denn kleiner oder größer werden müssten und dürften und was an die Stelle von möglicherweise wegfallenden Tortenstücken treten solle, machte Gina sehr nachdenklich. Wir verabredeten, dass sie überlegte, welche »Mut-Experimente« vielleicht helfen könnten, im Alltag mit dem Thema Selbstbewusstsein etwas spielerischer umzugehen. Danach hatten wir noch kurz Gelegenheit, ein dreigenerationales Genogramm aufzumalen, wobei es Gina schwerfiel, atmosphärische Stichworte als Beschreibung für die Herkunftsfamilien der Eltern zu benennen.

Sechster Termin

Zum nächsten Termin erschien Gina mit Mutter und Vater. Die Schwester war wieder nicht mitgekommen, da sie bei der Geburtstagsfeier ihrer besten Freundin war, auf die sie nicht habe verzichten wollen. Nach langer Zeit hatte es wieder einmal einen Ohnmachtsanfall in der Schule unmittelbar vor der besagten Matheklausur gegeben. Die Familie reagierte darauf mit großer Enttäuschung. Anschließend begannen wir mit der Genogrammarbeit. Die Eltern berichteten mit deutlicher emotionaler Beteiligung, dass in ihrer beider Herkunftsfamilien das »Funktionieren« eine sehr große Bedeutung gehabt habe. Herr S. schilderte, er habe nach dem Tod seines Vaters als Jugendlicher schnell die Versorgerrolle einnehmen und sich um die Mutter und seinen jüngeren Bruder kümmern müssen. Die Mutter ihrerseits berichtete, sie habe als Älteste oft auf ihre zwei jüngeren Brüder aufpassen müssen, da ihre Eltern gemeinsam eine Gastwirtschaft geführt hätten. Beide Eltern reflektierten, was sie sich in ihrer Familie anders wünschten, und erkannten, wie schwer die Umsetzung für sie sein würde. Die Mutter weinte, als ich sie fragte, wie sie mit ihren Mehrfachbelastungen (Beruf und Familie) zurechtkomme, und sagte unter Tränen: »Ich muss es halt schaffen.« In dem Augenblick begann auch Gina zu weinen und sagte, wie toll sie es finde, was die Mutter leiste. Alle wirkten danach sichtlich entlastet. Gina schilderte mir noch kurz im Herausgehen ohne die Eltern ein Mut-Experiment, das sie sich überlegt habe und vor der nächsten Therapiestunde durchführen wolle.

Siebter Termin

Gina kicherte beim nächsten Termin schon an der Praxistür. Sie hatte gerade ihr Mut-Experiment durchgeführt, indem sie mit der S-Bahn zum Termin gefahren und durch die Einkaufsstraßen gelaufen war. Sie trug (bei trockenem sonnigen Wetter) zwei unterschiedliche Schuhe, und zwar interessanterweise einen Flip-Flop (den sie bei der Aufstellung für sich ausgewählt hatte) und einen Gummistiefel (den sie bei der ersten Aufstellung für die Schwester ausgewählt und dann beim Termin als Stellvertreter für sich selbst mitgebracht hatte). Bei der Auswertung wurde deutlich, dass es Gina zunächst viel Überwindung gekostet hatte, das selbst ersonnene Experiment auch wirklich durchzuführen. Dann aber hatte sie zunehmend Spaß daran gehabt und die verwunderten Reaktionen der anderen Leute beobachtet, die fast durchweg positiv (lachend) waren. Danach kamen wir in ein kurzes Gespräch über die Vor- und Nachteile von Rigidität und Kontrolle in ihrem Alltag.

Im zweiten Teil berichtete sie von Veränderungen zu Hause seit der letzten Stunde. »Das mit dem Stammbaum« sei gut gewesen. Irgendetwas sei jetzt anders. Sie erlebe die Mutter weicher und verspüre weniger Druck. Nach ihren Schilderungen gelang es ihr, mehr auszuprobieren und Unkontrolliertes zuzulassen. Außerdem sei es möglich geworden, die Beziehungen und Wünsche innerhalb des Familiensystems klarer zu formulieren und unterschiedlich darauf zu reagieren. Diese Veränderungen schienen noch sehr neu, Ginas Erleben nach vor allem auch für die anderen Mitglieder der Familie.

Achter Termin

Beim nächsten Mal kam Gina mit ihren Eltern und ihrer Schwester zum Familiengespräch. Das Familiensystem wirkte entspannter und relativ gelöst. Die Eltern berichteten, wie erfreut sie seien, dass seit etlichen Wochen keine Ohnmachtsanfälle mehr aufgetreten seien und dass sich der Kontakt innerhalb der Familie deutlich verbessert habe. Gina wirkte glücklich, als ihre Mutter benannte, dass ihr noch einmal sehr klar geworden sei, woher ihr eigenes Anspruchsdenken rühre, und dass sie sich wünsche, dass ihre Tochter diesbezüglich neue und andere Verhaltensmöglichkeiten entwickeln könne.

Auch die Schwester war diesmal offenbar gern mitgekommen und betonte, dass sich ihr Verhältnis zu Gina verbessert habe. Die Eltern hatten vor dem Hintergrund des gemeinsamen Blicks auf das Herkunftssystem ihre Kommunikation und Beziehungsgestaltung ebenso reflektiert wie die Frage, mit welchen Ansprüchen sie in der Familie in Beziehung treten wollen. Gina und anscheinend auch die Schwester schienen dadurch entlastet, und es hatten sich neue Möglichkeitsräume für eigene, autonomere Entscheidungen ergeben, die zu einer Minderung von negativ erlebtem Stress führten. Allein das vermochte offenbar schon einen Unterschied zu machen, sodass das Symptom nicht mehr als Regulativ im System nötig wurde.

Dennoch benannten alle Familienmitglieder die Sorge, dass sich diese positiven Entwicklungen wieder abschwächen und sie in alte Muster zurückfallen könnten. Daher gab es eine Ambivalenz hinsichtlich der eigentlich gewünschten Beendigung der Therapie. Wichtig erschien ein Sicherheitsanker. Wir verabredeten neben der Möglichkeit, dass sich die Familie jederzeit melden könne, noch einen festen Termin in ungefähr einem halben Jahr mit der Option, diesen bei nicht vorhandenem Bedarf absagen zu können.

3 Kritische Reflexion des Fallverlaufs

*Wie gestaltete sich der **Erstkontakt**? Worin bestand die Herausforderung, und wie haben Sie der zu begegnen versucht?*

Der Erstkontakt war insofern ungewöhnlich, als Gina allein kam und ich normalerweise gerade beim Kennenlernen besonderen Wert auf die Anwesenheit der ganzen Familie lege. Auch die Anmeldung über die mir bekannte Lehrerin stellte eine gewisse Herausforderung dar, zum einen hinsichtlich meiner neutralen und unvoreingenommenen Position und zum anderen aufgrund einer dadurch gegebenen gewissen Abhängigkeit zwischen ihr und der Klientin. Wichtig war mir daher herauszufinden, welchen eigenen Auftrag die Klientin mitbringt, und möglichst schnell die weitere Familie mit einzubeziehen, um meine neutrale Position nicht schon zu Beginn zu gefährden.

*Welche **Überlegungen** haben Sie bei der Gestaltung des weiteren Verlaufs geleitet?*

Es erschien mir notwendig, zu diesem doch außergewöhnlichen und sehr wirkmächtigen Symptom für mich und auch gemeinsam mit dem Familiensystem relativ rasch anschlussfähige und nützliche Hypothesen zu bilden und mit der Familie zu entwickeln. Das erforderte die Arbeit mit unterschiedlichen Subsystemen ebenso wie eine mehrgenerationale Betrachtung. Für die Indexklientin fand ich es bedeutsam, aus einer scheinbar ohnmächtigen Situation zurück in einen Bereich von eigener wahrgenommener Kontrolle zu gelangen.

*Welche **Vorgehensweisen** Ihrerseits haben den Verlauf wesentlich bestimmt?*

Bedeutsam fand ich die Externalisierung des Symptoms und die Betrachtung seiner interaktionellen Bedeutung im System. Dieses Verständnis mit dem gesamten Familiensystem zu entwickeln war wichtig, auch um die potenziellen Einflussmöglichkeiten spürbar werden zu lassen. Zudem hatte die Fokussierung der affektiven Kommunikation vor allem auf der Elternebene vor dem Hintergrund von Erfahrungen in den Herkunftsfamilien eine Bedeutung, um bewusst eine Unterschiedsbildung zu ermöglichen, also nicht einfach nur etwas zu tun, sondern es als bewusste Entscheidung zu verstehen.

*Was waren die **Schlüsselereignisse**/Kippsituationen für den Verlauf?*

Neben der Genogrammarbeit und der damit einhergehenden wechselseitigen emotionalen Perspektivübernahme (vor allem auch bei Gina) stellt für mich die Externalisierung des Symptoms als schwarzes Tuch ein Schlüsselereignis dar. Etwas abstrakter könnte man sagen, dass es gelungen ist, das Symptom nicht als etwas Gegenständliches in Gina, sondern als Teil des Systems mit interaktionellen Aus- und Wechselwirkungen zu betrachten. In Kombination mit Ideen zu möglichen Zusammenhängen, die wir dazu gemeinsam bildeten, gab es die Chance eines anderen Verständnisses, einer anderen Betrachtung und schließlich einer veränderten Kommunikation im System. Das halte ich für den wesentlichen Schlüssel zu den zu beobachtenden Veränderungen in diesem Fall.

Was waren für Sie die größten ***Herausforderungen*** *in diesem Therapieprozess?*

Eine Herausforderung war sicher die eigene Neutralität. Zu Beginn war ich sehr empathisch mit Gina, da ich ein sich überforderndes Mädchen sah, das um Hilfe bat, aus dieser Dynamik aussteigen zu können. Da die Eltern selbst so etwas vorlebten und zumindest in Ginas subjektivem Empfinden von ihr verlangten, was offensichtlich eine Überforderung zur Folge hatte, war es zu Beginn nicht leicht, auch den Eltern gleichermaßen empathisch zu begegnen. Das änderte sich (wie so oft) jedoch, als die Biografien der Eltern im Rahmen der Genogrammarbeit Thema wurden.

Was macht Sie im Rückblick ***zufrieden****? Was sehen Sie eher* ***kritisch****?*

Zufrieden macht mich, dass die Familie es geschafft hat, Muster zu verändern, Neues auszuprobieren und sich als wirksam zu erleben. Die Beziehungsgestaltung war angenehm und gelungen, und ich bin relativ sicher, dass sich die Familie bei weiterem Bedarf wieder an mich wenden würde. Weniger zufrieden bin ich mit der Einbeziehung der jüngeren Schwester. Hier vermute ich stärkere eigene Veränderungswünsche, als sie im Prozess artikuliert wurden. Kritisch sehe ich auch, dass es sich um ein relativ stabiles Muster handelte und ich mir vorstellen kann, dass dieses Muster schnell wieder genutzt werden könnte, wenn es zu Verunsicherungen oder neuen Anforderungen kommt.

Was hätten Sie im Rückblick gesehen ***anders machen*** *sollen bzw. würden Sie in ähnlichen Situationen zukünftig anders machen?*

Rückblickend würde ich weiterhin versuchen, das Erstgespräch möglichst nicht ohne die Familie bzw. die Eltern zu führen. Außerdem könnte ich mir in einem solchen Fall eine etwas engere Taktung der Sitzungen als sinnvoll vorstellen. Möglicherweise würde ich zukünftig die Kommunikation mit der Lehrerin etwas stärker nutzen. Gern hätte ich diese Familie auch in einem Multifamiliensetting erlebt, wozu jedoch die passende Gruppe fehlte.

Gab es einschränkende oder begünstigende ***formale Faktoren****?*

Etwas einschränkend fand ich, dass ich die Kontakt aufnehmende Lehrerin persönlich kannte und somit eine gewisse Schwierigkeit erlebte, auch hier neutral zu kommunizieren. Einschränkend und begünstigend zugleich könnte das Setting der Selbstzahlerpraxis sein: einschränkend im Hinblick auf die Anzahl und die Frequenz der Sitzungen – auf der anderen Seite möglicherweise begünstigend hinsichtlich der wahrgenommenen Wertigkeit der einzelnen Sitzungen und damit vielleicht auch der Veränderungsbereitschaft.

Haben Sie ***Supervision*** *eingeholt und in welcher Weise hat die Ihnen ggf. geholfen?*

Im Kreis einer interkollegialen Supervision habe ich den Fall besprochen. Das war ziemlich zu Beginn des Prozesses. Dort wurde vor allem die Betrachtung der mehrgenerationalen Dimension mithilfe von Genogrammarbeit angeregt.

Wie haben das Kind oder die/der Jugendliche und wie die Angehörigen das ***Ergebnis*** *beurteilt? Wie beurteilen Sie Verlauf und Ergebnis? Gab es* ***Rückmeldungen*** *von fremder Seite (z. B. der Schule)? Gab es noch Rückmeldungen einige Monate nach Abschluss der Therapie?*

Die Eltern und Gina haben das Ergebnis sehr positiv beurteilt, auch bei dem erwähnten Folgetermin nach sechs Monaten. Leider war dort die Schwester wieder nicht dabei, sodass ich hierzu keine Einschätzung habe. Auch seitens der Lehrerin gab es eine informelle positive Rückmeldung.

»Die Drogen haben mir Halt und Sicherheit gegeben«

Christoph Möller

Polytoxikomaner Drogenmissbrauch

Indexpatientin: Hanna (17 Jahre)

Familie: Mutter verstorben, Vater verstorben, Halbschwester (21 Jahre)

Diagnose: Polytoxikomaner Drogenmissbrauch

Therapiekontext: Therapiestation für drogenabhängige Jugendliche einer Kinder- und Jugendpsychiatrie

Therapiedauer: 12 Monate (mit einigen Unterbrechungen)

1 Gedanken zur Auswahl des Falles

Drogenabhängigkeit bei Kindern und Jugendlichen ist ein fortbestehendes Problem, besonders in den Ballungszentren mit ihrer Anonymität. Die drogenabhängigen Jugendlichen beschaffen sich das nötige Geld in der Regel durch Betteln, Prostitution oder Diebstahl. Ihre gemeinsamen Erfahrungen sind: Gewalt, schwere Traumatisierung, emotionale Verwahrlosung und Heimatlosigkeit. Einige der Jugendlichen erscheinen nur gelegentlich in der Drogenszene, um sich dort den notwendigen Stoff zu besorgen, und leben ansonsten in bürgerlichen Familien oder Einrichtungen der Jugendhilfe. Besonders problematisch ist, dass die Jugendlichen meist völlig unkritisch im Umgang mit Drogen und in der Beschaffung notwendiger Gelder sind. Sie bringen sich durch Überdosierung in lebensbedrohliche Situationen und können sich wenig vor Gewalt, Ausnutzung und körperlichen Schäden wie Hepatitis und Aids schützen. Die Jugendlichen der Drogenszene haben zum Teil bereits im Alter von 9 bis 11 Jahren mit ihrem Drogenkonsum begonnen. Sie sind seelisch schwer erkrankt und haben Entwicklungs- und Persönlichkeitsstörungen. Mithilfe der Drogenabhängigkeit versuchen sie, innere Spannungen und Leere zu kompensieren und ihre seelische Grunderkrankung selbst zu heilen. Die hier vorgestellte Therapie mit Hanna zeigt all diese Probleme exemplarisch auf.

2 Fallverlauf

Der Therapiekontext: die Therapiestation TEEN SPIRIT ISLAND (TSI)

TEEN SPIRIT ISLAND ist eine Therapiestation für drogenabhängige und internet- und computerspielsüchtige Kinder und Jugendliche. Sie ist Teil der Kinder- und Jugendpsychiatrie des Kinderkrankenhauses »Auf der Bult« in Hannover. Sie hat 18 Behandlungsplätze, 6 in der Aufnahmephase und 12 in der Behandlungsphase, die nochmals unterteilt ist. Behandelt werden Jugendliche im Alter von 14 bis 18 Jahren. Auf TSI wurde ein Konzept entwickelt mit maximaler Konstanz in den therapeutischen und betreuenden Beziehungen von der Aufnahmephase (Drogenentzug und Motivation) über die Behandlung der zugrunde liegenden seelischen Störung (Behandlungsphase) bis zur Nachsorge. In der Aufnahmephase (Dauer bis 8 Wochen) erfolgt die Entgiftung und Vorbereitung auf die Behandlungsphase. Die Behandlungsphase (Dauer bis 12 Monate) ist geprägt von Gruppen- und Einzelpsychotherapie, Traumatherapie sowie familientherapeutischer Arbeit. Im Mittelpunkt steht die Behandlung der zugrunde liegenden Störung.

Therapeutische Gestaltung der Station

Der Tagesablauf ist zeitlich und inhaltlich klar strukturiert. In den Alltags- und Therapiegruppen soll Verbindlichkeit im Umgang miteinander und mit den Erwachsenen erarbeitet werden. Das Reden über sich selbst ist im Jugendalter noch ungeübt, oft beängstigend und bedrohlich. Die traumatischen Erfahrungen werden häufig vom unmittelbaren Erleben abgespalten. Oft sind diese Erfahrungen nicht als Geschichte verfügbar und deshalb nicht erzählbar. Vor allem in der Anfangszeit auf der Station leiden die Jugendlichen unter ihrer Sprachlosigkeit in Bezug auf ihre Erlebniswelt und ihre Lebensgeschichte. Im Rahmen des stationären Settings wird häufig reinszeniert, was erfahren wurde, in Worten aber nicht auszudrücken ist. Ein Beispiel: Eine Jugendliche mit einer Missbrauchsgeschichte bringt sich wiederholt in gefahrvolle Situationen, in denen andere für sie und über sie entscheiden müssen, bis hin zu tätlichem Eingreifen, bevorzugt wenn männliches Personal im Dienst ist.

Auf der Station kann nach Bedingungen gesucht werden, die helfen, aus den Spannungszuständen herauszufinden, die eine gewisse

Sicherheit und Ruhe vermitteln und zur Stabilisierung beitragen. Ich-Fähigkeiten können entwickelt und trainiert werden, es kann nach Interessen gesucht und Ressourcen können aufgebaut werden. In den gruppen- und einzeltherapeutischen Sitzungen lassen sich die der Drogensucht zugrunde liegenden Konflikte (siehe nachfolgendes Fallbeispiel) aufdecken und bearbeiten. In kleinen Schritten können Worte oder künstlerische Ausdrucksformen (im Fallbeispiel das Schreiben von Gedichten) erarbeitet werden, die traumatische Reinszenierung als Ausdruckform tritt in den Hintergrund. Auf die Drogen, z. B. Opiate als auch seelische Schmerzen lindernde Substanz, kann längerfristig verzichtet werden, wenn die erlebten Traumata bearbeitet wurden und Kraftquellen erschlossen sind. Die Gruppe kann bei diesem Prozess als stabilisierend und Halt bringend erlebt werden (Fischer u. Möller 2018). Das zentrale Element der therapeutischen und pädagogischen Arbeit ist die intensive persönliche Beziehung (Möller 2020).

Vorgeschichte

Hanna stellte sich alleine mit der Symptomatik eines schweren polytoxikomanen Drogenmissbrauchs vor. Anamnestisch wurde deutlich, dass sie aus einer Familie stammt, in der mindestens in der dritten Generation Drogen und Alkohol konsumiert werden. Beide Eltern waren bei Aufnahme der Therapie bereits verstorben. Lediglich eine ältere Halbschwester stand für »Familiengespräche« und als Ressource zur Verfügung.

Um Lebensgeschichte und familiären Hintergrund anschaulicher zu machen, sind diese in einem Genogramm zusammengefasst. Das Genogramm ist nach Angaben der Patientin erstellt worden und erhebt keinen Anspruch auf Vollständigkeit (vgl. Abb. 1).

Bevor Hanna zu uns kam, hatte sie einen zweiwöchigen Entzug in einer Spezialklinik gemacht. Vor Antritt der nachfolgenden Therapie in einer Entwöhnungsklinik hatte sie ihren ersten Rückfall. Die Therapie hat sie dann nach drei Tagen abgebrochen. Vier Wochen später kam sie zu TSI.

Hanna ist mittelgroß, von eher kräftiger Körperstatur, hat blondes, zu einem Pferdeschwanz zusammengebundenes Haar. Meist lächelt sie verschmitzt und versteckt sich in den Gruppen gerne hinter ihrem großen Patchwork-Kissen. Beim Sport zeigt sie ungeahnte Schnelligkeit und Präzision in ihren Bewegungen. Ihre Gefühle kann sie in Gedichtform ausdrücken und ihren Mitmenschen zugänglich machen.

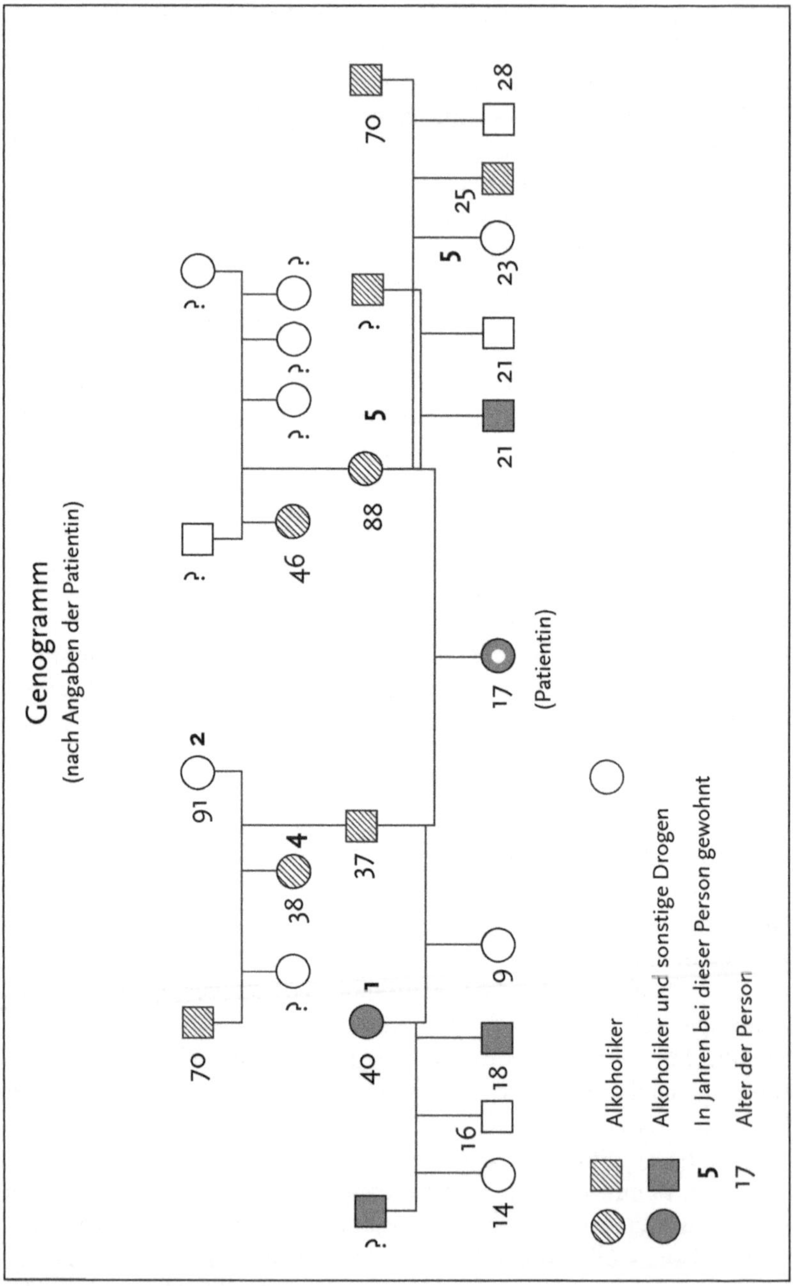

Abb. 1: Genogramm Hanna

Hanna wuchs in einer Atmosphäre psychischer und physischer Gewalt auf. Beide Eltern und viele der ihr bekannten Verwandten aus der Elterngeneration waren Alkoholiker. Der Vater war unberechenbar in seinen Wutausbrüchen. Hanna berichtete, er habe den Bruder über die Balkonbrüstung gehalten und gedroht, ihn loszulassen, wenn er nicht Ruhe gebe. Erinnerungen an die Mutter sind Bilder wie das folgende: eine einsame Frau mit Zigarette und einer Flasche, die ihre Kinder vor den Tätlichkeiten des Vaters nicht zu schützen vermag. Über ihre Umgebung der frühen Kindheitsjahre sagt Hanna, dass auch die anderen Mütter betrunken am Sandkasten gesessen hätten. Der Anblick von Polizei und Krankenwagen habe zum Alltag gehört. Im Alter von fünf Jahren verstarb die Mutter. Trotz einer lebensbedrohlichen Krankheit hatte die Mutter die Familie nicht verlassen wollen, um zum Arzt zu gehen, aus Angst, der Vater tue den Kindern etwas an.

Nach dem Tod der Mutter wurden die fünf Halbgeschwister von Hanna (von zwei vorangehenden Ehemännern der Mutter) auf verschiedene Jugendhilfeeinrichtungen verteilt. Hanna zog mit ihrem Vater zu dessen Eltern. Hier habe sie bei der Großmutter eine relativ unbeschwerte Zeit verbracht. Im Gegensatz zum Großvater war die Großmutter keine Alkoholikerin. Sie war Hanna eine liebevolle mütterliche Bezugsperson, die allerdings nach zwei Jahren altersbedingt verstarb. Hanna zog nun mit ihrem Vater zu dessen Schwester und ihrem Lebensgefährten (beides Alkoholiker) sowie deren drei Kindern. In der neuen Umgebung musste Hanna mit acht Jahren den Haushalt führen und auf ihre jüngeren Cousinen aufpassen. Vom Lebensgefährten der Tante wurde sie wiederholt geschlagen. Dank und Anerkennung für ihre Arbeit hat sie nicht erhalten. Nach vier weiteren Jahren gründete der Vater erneut eine Familie. Die neue Frau des Vaters (Alkohol und sonstige Drogen) brachte drei Kinder aus einer vorherigen Partnerschaft mit in die Beziehung. Hier wiederholte sich für Hanna, was sie bei ihrer Tante erlebt hatte.

Hanna berichtete erstmals nach acht Monaten Therapie im Anschluss an einen Therapieabbruch in intoxikiertem Zustand, dass sie von ihrem Vater von frühester Kindheit an sexuell missbraucht worden sei. Nach dem Tod der Mutter sei es teilweise täglich zum Geschlechtsverkehr gekommen. Innerlich wie äußerlich erstarrt habe sie es »über sich ergehen lassen«, nichts gespürt und wahrgenommen. Im Alter von acht Jahren sei ein weiterer mehrjähriger Missbrauch durch einen jungen Mann hinzugekommen, der im Kontakt mit dem Vater gestanden habe.

Mit 12 Jahren zog Hanna auf eigene Initiative zu ihrer älteren Halbschwester. Dort erlebte sie neben der Großmutter erstmals Zuwendung und Akzeptanz. Sie fühlte sich geborgen und aufgehoben, ohne die ständig präsente Angst vor Misshandlung und Missbrauch. Doch schon bald begann Hanna neben Nikotin und Alkohol Cannabis zu konsumieren. Es folgten Ecstasy und LSD, bis sie mit 15 Jahren Heroin nahm. Durch wiederholten Vertrauensmissbrauch und die innere Fixierung auf Drogenkonsum und Drogenbeschaffung zerstörte sie das haltende Angebot der Halbschwester.

Hanna versuchte, ihre Schmerzen und traumatischen Erlebnisse mit Drogen zu betäuben. Wenn sie Drogen nehme, denke und fühle sie nicht mehr mit dem Herzen. Die schmerzhaften Anteile ihrer Lebensgeschichte seien abgespalten. Unter Heroin fühle sie sich wie unter einer Schutzglocke. Das Leben gehe sie nichts mehr an. Sie nehme ihre Umwelt wie durch eine dicke Nebelwand wahr. Geborgenheit breite sich aus. Umso ernüchternder seien die Rückkehr in die Realität und der wachsende Suchtdruck.

Therapieverlauf

Hanna war ein Jahr stationär auf TSI. Die 12 Monate Therapie lassen sich grob unterteilen, wie es in Abb. 2 dargestellt ist. Die Phasen gehen dabei fließend ineinander über und überlappen sich.

Ankommen	*Erinnern*	*Perspektive*
Sicherheit	Trauern	Wiederanknüpfen
Vertrauen	Durcharbeiten	
3 Monate	6 Monate	3 Monate

Abb. 2: Die Phasen der Therapie

Ankommen, Sicherheit, Vertrauen

Schwierig und langwierig war der Prozess des Ankommens und des Vertrauensaufbaus. Auf TSI erlebte Hanna vonseiten der Mitarbeiter Akzeptanz, Angenommenwerden und die Bereitschaft, sie zu halten. Durch Weglaufen und Drogenkonsum wurde dieses Beziehungsangebot wiederholt infrage gestellt. Drogenkonsum, Gewalt, Verlassenwerden waren Hanna vertraut. Die Art und Weise, wie ihr auf TSI begegnet wurde, verunsicherte sie, machte ihr Angst. An die Mitarbeiter der Station wurde indirekt die Frage gerichtet: Wollt ihr mich wirklich halten? Könnt ihr aushalten, was ich erlebt habe?

Erinnern, Trauern, Durcharbeiten

In den Gruppen- und Einzeltherapien brauchte Hanna viel Zeit und Unterstützung, bis sie von sich erzählen konnte und das Vertrauen hatte, nicht wieder verletzt zu werden. Auf der Basis einer sich entwickelnden tragfähigen therapeutischen Beziehung wurde die Bearbeitung der Lebensgeschichte in den Gruppen- und Einzeltherapiestunden möglich. Trauer über ihre Lebensgeschichte, Bearbeitung des frühen Todes der Mutter, Abschiednehmen am Grabe der Mutter, Aufarbeitung des sexuellen Missbrauchs waren zentrale Themen der Therapie.

Da die Halbschwester eine Familie gründete, war eine Rückkehr zu ihr nicht möglich. In gemeinsamen Therapiegesprächen konnten die mit der Lösung von der Halbschwester verbundenen Verlustängste und Gefühle bewusst gemacht werden. Die übrige Familie ließ sich nicht in den Therapieprozess einbinden. Hanna suchte die Wohnorte ihrer Kindheit auf und konnte sich dadurch den emotionalen Seiten ihrer Geschichte zuwenden. So wurde auch Trauerarbeit über all das Erfahrene möglich. Die Arbeit mit dem Genogramm und die farbliche Kennzeichnung der alkohol- und drogenabhängigen Personen machten ihr deutlich, dass Alkohol und Drogen in der Familie als Verarbeitungsmodus für Konflikte dienen. Familienskulpturen mit Bauklötzen zeigten, dass emotionale Nähe in der Familie durch den Alkohol nicht entstehen konnte.

Perspektive, Wiederanknüpfen

Nach etwa neun Monaten Therapie war Hanna so weit, sagen zu können: »Ich kann mir ein Leben ohne Drogen vorstellen und ich will es auch.« Mit Freude und Elan entwickelte sie Ideen, wie ihre Wohnung aussehen könnte, und bemühte sich um einen Platz bei einer Ferienfreizeit im Süden. Sonne und Wärme waren ihr bisher verhasst, jetzt konnte sie sich darauf freuen. Nach 12 Monaten Aufarbeitung der Lebensgeschichte und ausreichender Stabilisierung wurde Hanna in eine angegliederte Jugendhilfeeinrichtung entlassen.

3 Kritische Reflexion des Fallverlaufs

Wie gestaltete sich der ***Erstkontakt****? Worin bestand die Herausforderung?*

Durch den Schutz der Drogen (Hanna war während der ambulanten Kontakte regelmäßig intoxikiert) wirkte Hanna relativ selbstbewusst und konnte ihren Wunsch nach einem sicheren, drogenfreien Leben formulieren. Anamnestisch waren familiäre Abgründe erahnbar, bei gleichzeitiger Abwesenheit von Halt und Schutz gebenden Bezugspersonen.

Welche ***Überlegungen*** *haben Sie bei der Gestaltung des weiteren Verlaufs geleitet?*

Wiederholte Beziehungsbrüche und die Unberechenbarkeit ihrer oft alkoholisierten Eltern haben Hanna nie eine tragfähige, stabile Beziehung erfahren lassen. Hanna erlebte sich wiederholt als ungeliebtes, ausgestoßenes Kind. Die Drogen setzte sie im Sinne einer Selbstmedikation zur Linderung seelischer Schmerzen und innerer Spannungen ein. In einem derart unsicheren und inkonstanten Familiengefüge dienen die Drogen bereits in der dritten Generation als Verarbeitungsmodus für intrafamiliäre Konflikte.

Welche ***Vorgehensweisen*** *Ihrerseits haben den Verlauf wesentlich bestimmt?*

Von den Mitarbeiterinnen und Therapeutinnen der Station wurde Hanna als Mensch mit ihrer Lebensgeschichte angenommen. Dies erlebte sie als Bedrohung, mit Ängsten besetzt. Sie reagierte mit wiederholtem Weglaufen, konnte den Beziehungsfaden jedoch jedes Mal schneller wieder aufgreifen und weitergestalten. Die Lebensgeschichte konnte auf der Basis einer tragfähigen therapeutischen Beziehung aufgearbeitet werden. Bei früh traumatisierten Patientinnen wie Hanna kann die therapeutische Beziehung als wesentliches Element im Genesungsprozess angesehen werden. Gegenüber dem ersten Therapieversuch ergab sich die Möglichkeit, ein konstantes Beziehungsangebot zu machen, von der Entgiftung über die Therapie bis zur Jugendhilfe. Der Übergang von stationärer Therapie zur Jugendhilfe war für Hanna mit vielen Befürchtungen verbunden. Durch die Fortführung der haltenden und stützenden therapeutischen Beziehung in ambulanter Form und die weitere Anbindung an Freizeitgruppen der Station wurde Hanna der Schritt in die Verselbstständigung ermöglicht.

Was waren die ***Schlüsselereignisse****/Kippsituationen für den Verlauf?*

Hinter der Maske der drogenabhängigen Hanna entpuppte sich eine liebenswerte, sympathische Person, sodass es allen am Therapieprozess Beteiligten leichtfiel, ihr mit Empathie und Offenheit zu begegnen. Zu erleben und zu akzeptieren, dass die bloße Annahme und Akzeptanz für Hanna zwischenzeitlich eine zu große Nähe und Bedrohung darstellten, die sie nur durch Therapie- und Beziehungsabbruch regulieren konnte, war schwer nachvollziehbar. Indem sich dies öfter wiederholte, kam es zu einem sprachlichen und nichtsprachlichen ausagierenden Dialog über Nähe und Distanz, und es gelang Hanna zum ersten Mal, sich auf korrigierende Bindungserfahrungen einzulassen.

Was war die größte ***Herausforderung*** *in diesem Prozess?*

Die Akzeptanz dessen, was ein junger Mensch an familiärem Leid erfahren kann. Die Entwicklung von Respekt vor dem Schicksal eines anderen Menschen, auch unter Einbezug leidvoller und herausfordernden Aspekte, war hierbei ein hilfreicher Prozess.

Was macht Sie im Rückblick ***zufrieden****? Was sehen Sie eher* ***kritisch****?*

Hanna über ein Jahr stationär und ein weiteres Jahr ambulant begleiten zu dürfen, war ein Prozess voller Höhen und Tiefen. Manch verborgene Schätze und Ressourcen sind sichtbar geworden, wie die Fähigkeit, ihre Gefühle und Gedanken in Gedichtform mitzuteilen. Dies und das sympathische Wesen von Hanna hatten beim therapeutischen Team und auch bei Hanna selbst zwischenzeitlich unrealistische Erwartungen an den Genesungsprozess entstehen lassen, die durch herbe Rückschläge gedämpft wurden.

Was hätten Sie im Rückblick gesehen ***anders machen*** *sollen bzw. würden Sie in ähnlichen Situationen zukünftig anders machen?*

Hanna hat bei den mit ihr arbeitenden therapeutischen Personen viel Sympathie und Engagement aktiviert. Zwischenzeitlich entstand im therapeutischen Team das Narrativ: Wenn wir nur genug investieren, wird Hanna einen guten Weg nehmen. Der Blick darauf, dass Hanna sich immer wieder aus der Beziehung verabschiedet hatte, ja sie als bedrohlich erlebte und nur durch Therapieabbruch regulieren konnte, war verstellt. Hanna stärker in die Eigenverantwortung zu nehmen, war ein wesentliches Lernmoment.

Gab es einschränkende oder begünstigende ***formale Faktoren****?*

Beide Eltern haben eine eigene Suchtgeschichte, und der Vater wird von der Patientin als Täter benannt. Da beide Eltern verstorben sind, war eine Aufarbeitung in einem klassischen familientherapeutischen Setting nicht möglich. Aus traumatherapeutischer Perspektive war Hanna bezüglich ihres Vaters in Sicherheit und musste nicht mit weiteren Übergriffen rechnen. Die Arbeit mit dem Genogramm, am Familienbrett und mit einem »leeren Stuhl« war für Hanna wichtig, um Zusammenhänge zu verstehen und für sich abschließen zu können. Trauerarbeit über den Tod der Mutter war bei einem Besuch am Grab möglich.

Wie hat Hanna den ***Therapieverlauf*** *beurteilt? Wie beurteilen Sie den Therapieverlauf? Wie ging es weiter?*

Hanna blickt stolz auf viele Monate harter therapeutischer Arbeit zurück und kann sich erstmals vorstellen, auch ohne die Hilfe von Drogen zu leben. Von TSI aus ist sie in eine therapeutische Wohngruppe gewechselt und hat den Schulbesuch wieder aufgenommen. Sie hat das Ziel, Floristin zu werden. Zu ihrer Halbschwester und ihrer kleinen Nichte hat sich eine gute, stabile Beziehung entwickelt. Hanna hat noch über ein Jahr an den Nachsorgegruppen und einzeltherapeutischen ambulanten Behandlungen teilgenommen. In dieser Zeit kam es zweimalig zu Rückfällen, einmal mit einem stationären Entzug. Beide Male konnte Hanna an die erarbeiteten Ressourcen anknüpfen und den eingeschlagenen Weg wieder aufnehmen. Hanna und ihrem Therapeuten ist bewusst, dass ihr bei der beschriebenen Vorgeschichte noch ein langer Weg bevorsteht. Ausgestattet mit den Lebenserfahrungen der stationären Therapie und den korrigierenden Bindungserfahrungen hat sie aber erstmals die Freiheit, sich für den einen oder anderen Weg zu entscheiden.

Sie veröffentlichen dieses Fallbeispiel in einem Buch über Systemische Kinder- und Jugendlichentherapie. Wie ***unterscheidet*** *sich Ihr Therapieansatz von denen anderer Verfahren?*

Der Therapieansatz auf TSI ist ein mulitmodaler, d.h. ein die unterschiedlichen Therapierichtungen integrierender Ansatz. Im Fall von Hanna lag die Bedeutung des Familiensystems bei der Genese der Symptomatik auf der Hand, bei gleichzeitiger Abwesenheit der Familie mit Ausnahme der Halbschwester. Wir standen vor der Herausforderung, wie wir die Familie trotz allem mit in den Therapieprozess einbeziehen konnten, damit Hanna sich längerfristig lösen und entwickeln kann.

Um ihr die transgenerationale Konfliktverarbeitung mittels Alkohol und Drogen anschaulich zu machen, bot sich die Arbeit mit dem Genogramm an. Hanna konnte hier erleben, dass sie mit ihrer Problematik nicht alleine war, im Falle einer Veränderung aber auch von der »Familientradition« abweichen würde.

Hanna hat sich von ihrer Mutter und Großmutter nicht verabschieden können, ein Trauerprozess hat nicht stattgefunden. Um diesen Prozess dennoch zu ermöglichen, entwickelte sich gemeinsam mit Hanna das Vorhaben, die Orte ihrer Kindheit und das Grab der Mutter und Großmutter aufzusuchen. Beim Besuch vor Ort ist Hanna auch innerlich noch einmal in ihre Kindheit eingetaucht, hat Trauer, Wut und Schmerz empfunden. Sie konnte ihrer Mutter und Großmutter am Grab mitteilen, wie sehr sie sich alleingelassen fühlt und wie stark sie beide vermisst. In den folgenden Therapiesitzungen konnte ein sich anschließender Trauerprozess begleitet werden. Hanna hat Zugang zu dem kleinen schutzlosen Kind in sich gefunden und eine Seite in sich entdeckt, die es vermag, gut für dieses zu sorgen.

Bei den Mitarbeiterinnen gab es wiederholt den Impuls, für Hanna die Verantwortung zu übernehmen und sie zu »bemuttern«. In Supervisionen und Fallbesprechungen war es möglich, die Ressourcen und Fähigkeiten von Hanna sichtbar und erlebbar zu machen und ihr dann einen Rahmen zur Verfügung zu stellen, in dem es ihr gelang, selbstwirksam zu werden, Perspektiven zu entwickeln und erste Schritte eigenverantwortlich zu gehen.

Literatur

Fischer, F. u. C. Möller (2018): Sucht, Trauma und Bindung bei Kindern und Jugendlichen. Kohlhammer (Stuttgart).

Möller, C. (2020): JUGEND SUCHT. Ein Präventionsbuch. Ehemals Abhängige berichten. Kohlhammer (Stuttgart), 5. Aufl.

Eine riskante Fortsetzungsgeschichte von Eltern, Kindern und Paaren

Corina Ahlers

Fluides Patchwork

Klienten: Alina und Johann sowie Ilse und Rüdiger

Kinder: Helene (18 Jahre) sowie Alice (14 Jahre), Markus (12 Jahre), Peter (6 Jahre) und Sybille (4 Jahre)

Therapiekontext: Zentrum »FamilieNeu«

Therapiedauer: Über mehrere Jahre in Abständen von 2 bis 6 Monaten

1 Gedanken zur Auswahl des Falles

Es lohnt sich, die Fortsetzungsfamilie[1] nach Trennung und Scheidung professionell unter die Lupe zu nehmen. Es stehen riskante Entwicklungen und häufige Wendungen bevor, die abhängig von den Projekten einzelner Akteure sind. Oft sind es nicht die Kinder, sondern die getrennten Eltern oder deren hinzukommende Partner, welche die Rahmenbedingungen für eine positive oder negative Zukunft des Patchworks stellen. Der öffentliche Defizitdiskurs (in der Schule, beim Jugendamt, bei Gericht) verstellt oft kreative Lösungen, während der Blick auf Ressourcen im Schneeballeffekt mit Kompromissen und Verhandlungsgeschick vieles verändert.

Während der Zeit der therapeutischen Begleitung der Protagonisten dieser Fallgeschichte hat sich die Kommunikation in einem sehr komplexen Patchworksystem oft so verändert, dass Symptome bei einigen Personen hätten auftreten können, bei anderen aufgetreten sind oder schon da waren. Bei einem Kind kommt es zu einer (leichten) Krise und die Selbsthilfekräfte im System werden spürbar, ebenso wie die defizitären Kräfte. Denn eine Erwachsene entwickelt eine Depression, die sich direkt auf das Patchwork auswirkt. Die elterliche

1 Als einer der vielen Termini für Familien nach Trennung der Erstfamilie vermittelt dieser Begriff das Temporäre, das Vorläufige der aktuellen Familiensituation, in der ein leiblicher Elternteil alleinerziehend, mit neuem Partner, mit oder ohne Stiefkinder leben kann.

Entfremdung in einem Teilsystem des Patchworks hat schon lange vorher stattgefunden und ist therapeutisch nicht zugänglich. Wir erkennen sofort, wie komplex Patchworks funktionieren. Wichtig ist es, den therapeutisch zugänglichen und realisierbaren Auftrag herauszuspüren. Je öfters Professionelle die Ressourcen im Kommunikationsspiel des Patchworks entdecken und für alle ins Rampenlicht stellen, desto mehr werden sie gesehen und wachsen.

2 Fallverlauf

Narrative des Abschieds und des Neuanfangs

Alina und Johann kommen als Paar mit einem Patchworkthema zu mir ins Zentrum FamilieNeu[2]. Sie sind seit zwei Jahren verheiratet. Johann lebt seit drei Jahren getrennt. Seine vier Kinder stammen aus der ersten Ehe: Alice (14), Markus (12), Peter (6) und Sybille (4). Seine Ex-Frau Ilse hat schon vor ihm wieder geheiratet. Ihr Mann Rüdiger hat die 18-jährige Tochter Helene aus seiner früheren Beziehung (s. Abb. 1). Während Rüdiger vor fünf Jahren mit seiner Ex-Frau eine äußerst schwierige Trennung hinter sich brachte, war Johanns und Ilses Scheidung friedfertig. Sie hatten eine Mediation, die ihnen half, den einvernehmlichen Scheidungsvertrag aufzustellen. Darin sind die seltenen Besuchszeiten der Kinder beim Vater und seine entsprechende Alimentation an die Mutter festgehalten. Ausgegangen wurde davon, dass Johann wenig Zeit für seine Kinder haben würde, denn er litt unter Medikamentenabusus. Beide Eltern fanden damals die Option, dass die Kinder hauptsächlich bei der Mutter lebten, adäquat.

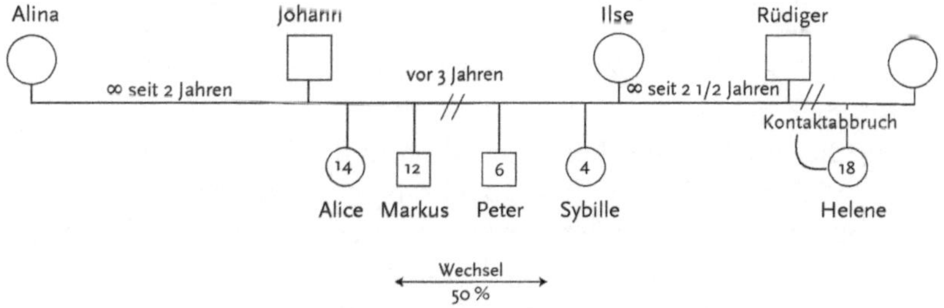

Abb. 1: Die Patchworkfamilie von Alina und Johann

2 Das Zentrum, derzeit 5 Mitarbeiter, wurde 2005 von Corina Ahlers gegründet, um Fortsetzungsfamilien bei ihrer Trennung und Neuzusammensetzung zu helfen. Unser Motto ist, dass eine Trennung keine Schäden hinterlassen muss, aber kann. Unser Credo ist Ressourcensuche statt Defizitorientierung.

Inzwischen hat Johann eine Wandlung durchgemacht. Alina motivierte ihn vor ihrer Trauung zu einem Entzug, den er bravourös gemeistert hat. Seit zwei Jahren ist er clean. Selbst noch kinderlos, wünscht sich Alina eines mit ihm. Sie ist 38 Jahre alt, Schauspielerin und findet eine Unterbrechung ihrer Karriere, um in Karenz zu gehen, äußerst reizvoll. Johann hat von ihr die Chance bekommen, sich beruflich zu verändern. Im Jahr nach dem Entzug konnte der handwerklich geschickte Johann Alinas geerbten Dachboden ihren gemeinsamen Wünschen entsprechend ausbauen, während sie den Umbau finanziert hat. Dort sollen auch seine Kinder ihren Platz haben. Es ist der Deal, mit dem Alina Johann die Sicherheit geben möchte, sich noch ein Kind mit ihr zuzutrauen. Erst sollen seine Kinder bei ihnen gut ankommen. Währenddessen hat er Zeit nachzudenken, in welche Berufssparte er wechseln will. Einen Teil seines früheren Suchtverhaltens erklärt Johann durch seinen Job im Versicherungswesen, wo er meistens unterfordert gewesen sei. Letztlich hat er ihn verloren, ist derzeit noch arbeitslos und wird von der Arbeitsmarktverwaltung gecoacht. Er bemüht sich um einen Beruf mit mehr Selbstständigkeit und Kontakt. Ein Job als Reiseführer steht in Aussicht. Er hat eine Umschulung gemacht und die Prüfungen mit gutem Erfolg bestanden. Der Dachbodenausbau ist fast fertig, es fehlen nur die Badezimmer. Da Johann seit mittlerweile zwei Jahren vollkommen suchtfrei ist, möchte er seine Kinder nun öfters bei sich haben.

Rüdiger hat sein Haus so umgebaut, dass hier jedes der vier Kinder aus Ilses Beziehung ein eigenes Zimmer hat, und zusätzlich noch ein weiteres für seine Tochter Helene, die es allerdings fast nicht in Anspruch nimmt. Es wurde die Entscheidung getroffen, dass das ursprüngliche Familienhaus von Johann und Ilse, mittlerweile nach der Scheidung Ilses Eigentum, verkauft wird und die Kinder mit Ilse zu Rüdiger ziehen.

In diesem Moment kommen Alina und Johann zu mir, um die nächsten Schritte für die Kinder zu besprechen. Ilse hat eingewilligt, dass Johann die Kinder öfters bei sich hat und weniger Alimente zahlt. Der Scheidungsvertrag wird durch mündliches Übereinkommen verändert. Die therapeutische Frage beider Paare an mich (über Alina und Johann an mich herangetragen) betrifft den Umgang mit den Kindern, denen man zumutet, aus der bekannten Heimat in zwei fremde Orte zu ziehen: Wie genau erklärt man es ihnen? Inwieweit sollen sie bei der Verteilung mitbestimmen? Sollen alle gemeinsam oder die Großen (Alice und Markus) und die Kleinen (Peter und Sybille) getrennt die

Orte der Eltern wechseln? Abgesehen davon habe Rüdiger ein Problem mit seiner Tochter Helene. Sie habe jetzt den Kontakt abgebrochen, obwohl der Vater ein Zimmer im Haus für sie bereithalte. Helenes Mutter sei dem Ex-Partner gegenüber feindselig eingestellt, und die Tochter übernehme das. An den wenigen Wochenenden, an denen Helene ins Haus komme, lehne sie den Kontakt mit den anderen Kindern ab. Das anwesende Paar kommt quasi im Auftrag beider Paare, um das Zentrum Familieneu auszuprobieren. In dieser Sitzung sind sie laut de Shazers Einteilung »Besucher« (de Shazer 1992), die vorsondieren, ob weitere Beratungen im Zentrum sinnvoll sind.

Alina gibt sich dem Zwei-Paar-Setting gegenüber zwar ambivalent, hat sich aber soweit mit Johann abgesprochen, dass sie dazu bereit ist. Die beiden sind quasi Kundschafter für den gemeinsam geplanten Prozess. Als Therapeutin lasse ich mich, ebenfalls ambivalent, auf das Setting ein, da der Auftrag explizit von Alina und Johann kommt und klar umrissen wird: Die Kinder auf beiden Seiten sollen Inhalt des gemeinsamen Gesprächs sein. Es geht um den Umzug der vier Kinder von Johann und Ilse und um Rüdigers erwachsene Tochter Helene, die im Moment keinen Kontakt zum Vater möchte.

Ich erkläre ihnen, dass ich Rüdiger mit seiner Tochter zu einer Kollegin am Zentrum vermitteln werde, damit ich nicht in alle Geschichten gleichzeitig verstrickt werde. Am Abend desselben Tages ruft Rüdiger mich an mit der Bitte, im Kompetenzzentrum FamilieNeu ein Therapiegespräch für ihn und seine Tochter zu organisieren. Das gebe ich an eine Kollegin weiter, um später zu erfahren, dass es nicht dazu kommt, weil die Jugendliche es ablehnt. Sie selbst kommt einmalig zu einer Sitzung, und es findet ein fast ebenso langes Telefonat der Kollegin mit dem Vater statt. Patchworksysteme haben die Tendenz, Professionelle in lange Telefonate, das Setting betreffend, zu verwickeln (Ahlers 2018). Die Jugendliche wird von der Kollegin als psychisch labil eingestuft. Sie ist schon seit Jahren unverhältnismäßig ablehnend dem Vater gegenüber und zu keinem Austausch bereit. Sie akzeptiert die neue Familie des Vaters nicht. Das »Parental Alienation Syndrom« (Gardner 2001), im DSM-5 unter V995.51 (Child Psychological Abuse) vermerkt (von Boch-Galhau 2018), also die elterliche Entfremdung zwischen Helene und ihrem Vater, ist derzeit mit der Jugendlichen nicht zu thematisieren. Über diesen Zustand von der Kollegin informiert, kann ich keinen weiteren therapeutischen Zugang für die Vater-Tochter-Beziehung in Aussicht stellen.

Zwei Wochen später kommen beide Paare zur Sitzung. Es findet ein durchaus erhitztes, aber joviales Gespräch über die möglichen Alternativen statt. Das Motto für alle: Man will sich nicht im Weg stehen und für die Kinder das Beste. Vereinbart wird, dass alle vier Kinder gemeinsam zwischen Rüdigers Haus und dem von Johann ausgebauten Dachboden hin- und herziehen. Fast die Hälfte der Zeit werden sie bei Alina und Johann verbringen. Hauptthema der Sitzung ist die Vorbereitung der Kinder auf den traurigen Abschied vom Haus ihrer Kindheit (dem ursprüngliche Familienhaus von Johann und Ilse). Dass es dabei auch um die Trauer von Ilse um das Leben geht, welches sie hinter sich lässt, wird thematisiert. Johann ist mit seinem frisch ausgebauten Dachboden schon viel weiter weg von dieser gemeinsamen Zeit. Ich fasse die Perspektive jeder Person im System so zusammen, dass ich dabei jeweils für das Verständnis der anderen ihr gegenüber werbe. Ich möchte die Akteure des Patchworks anregen, »polyvalent empathisch« (Ahlers 2017) füreinander zu sein. Mein Plädoyer: Es sei für Ilse schwer, sie ziehe ja schließlich jetzt erst um. Man müsse Rüdigers Tochter verstehen und sie in Ruhe lassen, sie sei ja nicht oft da. Verzeihendes Ignorieren sei ihr gegenüber angemessen. Die vier Kinder von Johann und Ilse weise ich als flexibel aus: Die Großen sind bald mehr mit der Peergruppe beschäftigt, die Kleinen ziehen einfach mit. Der Sinn der Sitzung besteht darin, dass man sich vor Zeugen höflich und zugewandt begegnet, Verständnis voreinander übt und die Meinung einer Expertin hört. Das Gespräch gelingt und bleibt einmalig.

Clash der Familienkulturen und dessen Bewältigung

Johann und Alina möchten von mir in der Phase des Übergangs, wo die Kinder in ihre Dachbodenabteilung einziehen, begleitet werden. Diese Phase verläuft ohne Zwischenfälle, außer dass Alina sich da und dort über Johanns Wohnkultur und die seiner Sippe beklagt: was und wie gekocht wird, wie das Badezimmer hinterlassen wird, die Ästhetik des Wohnens etc. Kurz gesagt: klassische Themen der Hinzukommenden beim Patchworksystem (Ahlers 2018). Für Alina ist die Situation, mit der großen Familie unter einem Dach zu leben, komplett neu. Johann ist zwar bemüht, auf seine Kinder einzuwirken, aber er selbst kann dem ordnungsbewussten Wohnstil[3] von Alina nicht

3 Man könnte ihren Stil als »zwänglich«, seinen mit den Kindern allerdings auch als »verwahrlosend« bezeichnen. Defizitäre Kategorien finden sich schnell.

folgen. Alles hat hier seinen festen Platz, es darf nichts herumliegen, den Einkauf plant man, für das Essen gibt es Rezepte. So funktioniert Johann nicht. Alina, die »Hinzukommende« (Ahlers 2018), versucht, wie so oft bei Patchworks, Abstriche zu machen, ohne viel Erfolg. Danach zieht sie sich zunehmend zurück, lebt autonomer und lässt ihn mit seinen Kindern alleine. Das tut beiden Seiten vorerst gut. Die Bewältigungsmechanismen beider funktionieren: Johann und Alina nehmen ihr Leben selbstständig in die Hand und teilen miteinander das, was dem Paar gehört. Die Kinder scheinen mit Alinas Rückzug gut umgehen zu können. Denn Alina bäckt bei jeweiligen Geburtstagen Torten und feiert mit. Sie ist auch für die Kinder da, wenn ihnen etwas am Herzen liegt. Sie unterstützt Johann differenziert dort und dann, wo und wann es notwendig ist. »If it works, don't fix it« (Wenn es funktioniert, dann lasse es in Ruhe), ein Klassiker Steve de Shazers (de Shazer 1992), zeigt, dass ich mich zurücklehnen kann. Wir vereinbaren Termine in viermonatigen Abständen.

Nächste Schritte

Alinas Kinderwunsch und seine Tücken

In der Zwischenzeit widmet sich Alina ihrem langersehnten Wunsch, noch ein Kind zu bekommen. Johann willigt angesichts dessen, was sie ihm ermöglicht hat, ein, ihren »Deal« vor Augen: Er konnte in die Arbeitslosigkeit gehen, den Dachboden für beide selbst ausbauen, und seine Kinder haben dort Platz. Sie möchte ein Kind mit ihm. Er äußert Befürchtungen, was passieren werde, wenn ihr Wunsch nicht in Erfüllung gehe. Beide ahnen, dass die Chancen nicht gut sind; denn sie hat es schon mit früheren Partnern erfolglos versucht. Die Tatsache, dass Johann vier Kinder hat, gibt ihrem Kinderwunsch neue Kraft.

In-vitro-Fertilisation steht bevor. Ausgemacht zwischen beiden ist ein einmaliger Versuch mit Johann. Nach den vielen vorangegangenen Versuchen möchte sie ihren Körper nicht mehr belasten. Diese Prozedur zieht sich über ein Jahr hin, der Misserfolg tritt ein und mit ihm eine Kehrtwendung, die wiederum auf das ganze Patchwork wirkt. Alina kann seine Kinder um sich herum nicht gut ertragen. So lieb sie mit ihnen bei besonderen Ereignissen (Feste, Feiern) umgeht, so wenig hält sie das Wochenprogramm im ausgebauten Dachboden mit ihnen aus. Am Wochenende ist er mit allen Vieren sowieso auf der Almhütte seiner Familie. Dennoch wird Alina zunehmend missmutiger und traurig, am meisten, wenn seine Kinder bei ihnen sind. Langfristig entwickelt sie eine Depression, beginnt eine medikamentöse Behandlung, und sie verwendet die Sitzungen bei mir, um ihn aufzufordern, das ursprüngliche Besuchsarrangement zu verändern. Vier Kinder sind ihr definitiv zu viel. Johann versteht Alinas Zustand nicht, er weicht dem Unveränderbaren, denn der Dachboden gehört ihr. Und nun müssen alle anderen Akteure mitspielen: die Kinder und das zweite Paar.

Konsequenzen für das gesamte Patchwork

Die Umgestaltung der Besuchszeiten mit Rüdiger und Ilse gestaltet sich unangenehm. Die beiden haben jetzt oft ein trautes Paarleben ohne Kinder genossen. Ärger über Alinas Verhalten, unverzeihbar, das ist ihre Reaktion. Alinas unerfüllter Kinderwunsch ist kein Thema von Rüdiger und Ilse. Meine Hermeneutik dazu: Insgeheim mag Ilse sich mehr oder weniger bewusst darüber freuen, dass ihre Nachfolgerin nicht alles bekommt. Dass diese Frau ihren Ex-Mann zum Entzug motivieren konnte, das grämt Ilse heute noch, vor allem, dass sie es selbst mit ihm nicht geschafft hat. Rüdiger hingegen ortet seit seiner schwierigen Scheidung bei allen Frauen außer seiner eigenen feindseliges Verhalten. Alina erinnert ihn sehr an das unrealistisch fordernde Verhalten seiner Ex. Statt Alinas psychische Krankheit zu berücksichtigen, bezeichnet er sie als zickig. Diese lehnt ihrerseits den Kontakt zu »denen« ab. Sie will mit Ilse und Rüdiger ausdrücklich nichts mehr zu tun haben. Johann ist in der Zwickmühle: zwischen Alina und seinen Kindern und zwischen seiner Frau, seiner Ex bzw. deren Mann. Die Kinder erleben plötzlich keine Höflichkeit und Vertrauen zwischen den Eltern und ihren neuen Partnern mehr, sondern Misstrauen, Beschimpfungen – alle klassischen Verhaltensweisen einer schlecht funktionierenden Patchworkfamilie.

Unter Druck willigt Johann zu einer Mediation bei dem Kollegen ein, bei dem er mit Ilse am Anfang ihrer Trennung war. Unvorhergesehen erscheint dort auch Rüdiger, der an der Sitzung teilnimmt, da er so emotional wird, dass ihn der Mediator schlecht vor der Tür lassen kann. Johann wird moralisch angeprangert, so wie auch die nicht anwesende Alina. Unter Zähneknirschen wird eine neue Vereinbarung beschlossen: die Großen im Dachboden bei Alina und Johann und die Kleinen im Haus bei Ilse und Rüdiger. Mit diesem Erlebnisbericht kommen Johann und Alina, deren solidarische Therapeutin ich inzwischen geworden bin, zu mir in die nächste Sitzung. Johann hat nach der Mediation keinen Bock auf Rüdiger. Alina findet beide unmöglich. Sie hat sich aus dem System rausgenommen, geht selbst in Einzeltherapie wegen ihrer Enttäuschungen, aber sie findet, dass Johann Hilfe braucht. Sie rät ihm, alleine weiter zu mir zu kommen.

Sie hat recht: Die Einzelsitzungen sind für ihn wichtig. Sein Sohn Peter schickt ihm jeden Abend vor dem Schlafengehen eine WhatsApp-Nachricht: »Gute Nacht, Papa.« Sybille telefoniert manchmal tagsüber mit ihm. Sogar die Großen freuen sich auf die kargen Wochenenden auf der Alm, wo sie alle mit Papa Spaghetti kochen, wandern und Schwammerl suchen. Dass seine Kinder auf ihn stehen, dieses angegriffene Gefühl des Vaterseins, welches ihm vor allem Rüdiger abgesprochen hat, das kann ich bei ihm festigen. Johann ist sich zunehmend sicherer, dass die Kinder ihn als ihren legitimen Vater sehen und trotzdem mit Rüdiger ein joviales Verhältnis pflegen können. Er erkennt an, dass er ein adäquater »psychosozialer Vater« (Sieder 2008) für seine Kinder ist. Trotzdem gesteht Johann sich zu, dass er Rüdiger nicht zum Freund haben möchte. Er lernt bei mir, dass diese Unterscheidung für ihn hilfreich ist, um mit der aktuellen Situation umzugehen. Er möchte Rüdiger nicht begegnen.

Peters berechtigte Krise

Alice, Markus und Sybille können mit der neuen Aufteilung auf die Elternhäuser umgehen. Schließlich fühlt sich vor allem Sybille bei der Mama sehr wohl und hat ihre beste Freundin im Nachbarhaus. Alice und Markus machen schon eigene Pläne und frequentieren den Skateboardplatz. Peter allerdings ist schwer enttäuscht. Der inzwischen Achtjährige interpretiert das Ausquartieren aus dem Dachboden bei Johann und Alina als Verlust des Vaters, auf den er gerade angefangen hatte, sich einzulassen. In den ersten Lebensjahren von Peter war der Vater für den Buben zu Hause unerreichbar: Abgefüllt mit Medikamenten, etwas Alkohol dazu, konnte Johann damals mit den Kindern nicht viel anfangen, mit den Kleinen noch weniger als mit den Großen. Jetzt ist er präsent und zu allen liebevoll und zugewandt, aber Peter hat den Alltag mit ihm wieder verloren. Denn Alice und Markus leben nach wie vor auf dem Dachboden, aber Peter und Sybille sind mittlerweile nur jede zweite Woche vier Tage beim Vater – die Konstellation, die Alina akzeptiert hatte. Die Großen brauchen weniger, sind selbstständiger und nehmen weniger »Paarzeit« in Anspruch. Alina braucht Johann und ihren eigenen Raum. Im loftartigen Dachboden hat Johann einen Teil des Kindertrakts als Zimmer abgetrennt, damit Alina sich dort alleine zurückziehen, ein Buch lesen und ihre Musik hören kann.

Peters Antwort auf das, was von ihm als »Rausschmiss« aus der soeben integrierten väterlichen Heimat erlebt wird, ist es, die Schule zu verweigern. Trotz aller Bemühungen kommt niemand gegen seine Sturheit an. Er bewegt sich morgens nicht aus dem Haus. Die Krise dauert zwei ganze Monate. Ilse hält Johann sein altes, aufgegebenes Versprechen vor. Rüdiger zitiert ihn zu einem Gespräch, in dem er ihm vorhält, seine Vaterrolle zu verspielen; er selbst sähe sich mittlerweile mehr als Vater dieser vier Kinder. Ratlos, ja schon fast verzweifelt merkt Johann, wie abhängig er von Alina ist. Alina bleibt bei ihrem Projekt: Zwei Kinder auf dem Dachboden sind für sie administrierbar, vier nicht.

Der nun folgende Vorschlag kommt von Markus, der sich bereit erklärt, seinen Platz beim Vater mit Peter zu tauschen: Er sei gerne bereit, ganz zur Mutter zu ziehen und lediglich noch auf Besuch zum Vater zu kommen. Er merkt, dass sein kleiner Bruder den Vater braucht, während er selbst zur Peergruppe tendiert, die er von beiden elterlichen Standorten aus treffen kann. Ausnahmsweise ist es ein Pubertierender, der dafür sorgt, dass es einen Lösungsvorschlag gibt, der alle bisher getroffenen Regeln auf den Kopf stellt: Die 16-jährige Alice bleibt mit dem 8-jährigen Peter auf dem Dachboden, während der 14-jährige Markus mit der 6-jährigen Sybille zur Mutter zieht. Alle vier sehen sich zu den Besuchszeiten entweder bei dem Vater auf der Alm oder bei der Mutter in Rüdigers Haus. Trotz anfänglicher Abwehr beider Eltern einigt man sich, weil die Kinder vehement für diese Lösung kämpfen. Während die Erwachsenen mit dem Mischen der Altersgruppen und der Geschlechter hadern, treffen die Kinder eine gute Entscheidung: Es gibt sie nicht mehr, die Großen und die Kleinen, die Mädchen und die Buben, sondern es gibt Peter und Alice beim Vater, Sybille und Markus bei der Mutter. Die Verflüssigung der Kategorien »Alter« und »Geschlecht« ist gut gelungen. Peter jedenfalls geht seit dem Zeitpunkt der neuen Vereinbarung sofort wieder in die Schule. Er scheint mit der Situation zufrieden zu sein.

Dieser Familie gegenüber zolle ich als Therapeutin Respekt. Sie haben meine professionellen Ratschläge überholt. Ich hätte mir diese

Wendung nicht erwartet und bin von den Selbsthilfemechanismen des Patchworks sehr positiv überrascht. Das teile ich Johann bei der Sitzung mit, wo ich über diese Entscheidungen informiert werde. Obwohl professionell davon abgeraten wird, Kinder nach der Trennung Entscheidungen treffen zu lassen, hat Markus in diesem Fall die bestmögliche Wahl getroffen.

In weiteren Sitzungen distanziere ich Johann von Rüdiger. Es tut ihm gut. Er weiß, dass seine Kinder von allen gut behandelt werden. Aber die vielen Vorwürfe des anderen Paares an ihn muss er erst verdauen, und dabei helfe ich ihm. Ich stärke ihn gegenüber Alina. Er hat keine elterlichen Ansprüche an sie, denn er kümmert sich selbst um die Kinder. Zunehmend traut er sich, von ihr zu fordern, dass sie ihm gegenüber zeigt, was im Familienleben gut funktioniert. Er möchte Bestätigung für das, was er leistet. Sie lernt durch ihn zu sehen, dass er ein guter Vater für seine Kinder ist und dass er auch viel für sie macht.

Peter geht inzwischen wieder zur Schule. Seine Leistungen sind in Ordnung. Er versucht sogar, soweit möglich empathisch mit Alina zu sein. Peter bemüht sich, im gemeinsamen Wohnbereich seine Sachen wegzuräumen, und er bietet an, abends beim Abräumen zu helfen. Alinas Herz ist erreicht. Sie hat unter Johanns Kindern ihren momentanen Liebling gefunden.

3 Kritische Reflexion des Fallverlaufs

Wie gestaltete sich der ***Erstkontakt****? Worin bestand die Herausforderung und wie haben Sie der zu begegnen versucht?*

Es kam ein neu gebildetes Paar, welches sich nach einer Trennung mit dem zweiten neu gebildeten Paar gut verstehen wollte: für das Wohl der Kinder. Man wolle alles versuchen. Ich sah zuerst ein Paar, dann beide Paare zusammen, später blieb ich Ansprechpartnerin für das erste Paar, am Schluss für den Mann des ersten Paares. Ich bin mir bis heute unsicher, ob ich das Setting anders hätte gestalten können oder sollen. Die Herausforderung besteht darin, Aufträge zu erspüren, ohne allen Akteuren begegnen zu können. Der Weg ist das Ziel.

Welche ***Überlegungen*** *haben Sie bei der Gestaltung des weiteren Verlaufs geleitet?*

Ich bin mit den Schwingungen des komplexen Systems mitgegangen und habe situativ an den erspürten und realisierbaren Aufträgen gefeilt. Die Mitglieder der Therapie haben sich je nach Auftrag geändert. Bis heute bleibt eine Person, die ich in halbjährlichen Abständen unterstütze.

*Welche **Vorgehensweisen** Ihrerseits haben den Verlauf wesentlich bestimmt?*

Die Unterstützung vorhandener Ressourcen, vor allem beim biologischen Vater der vier Kinder, am Schluss mein Klient, vor allem, indem ich seine Abgrenzung vom anderen System (Ex-Frau mit neuem Partner) bestätigte. Er wurde dadurch zuversichtlich, und das förderte die Beziehung zu seinen Kindern und seiner Partnerin.

*Was waren die **Schlüsselereignisse**/Kippsituationen für den Verlauf?*

Es gab viele Schlüsselereignisse bzw. Kippphänomene in einem Prozess, der mittlerweile seit 4 Jahren läuft. Das Leben verändert sich, vor allem im Patchwork, fortwährend mit den Entwicklungen der einzelnen Akteure. In diesem Fall: zuerst der Umzug der Kinder an zwei elterliche Orte, es klappt. Der nicht erfüllte Kinderwunsch bei Alina lässt sie erkranken und führt zu einer Neudefinition der Haushalte der Kinder. Ein Kind verkraftet aber die neue Situation nicht, der kreative Kindertausch löst den Konflikt des Kindes und distanziert die Elternpaare. In der Abgrenzung wird der biologische Vater gestärkt.

*Was waren für Sie die größten **Herausforderungen** in diesem Therapieprozess?*

Das Erspüren realisierbarer Aufträge im komplexen System und mein Mitgefühl für die Kinder im Zaum zu halten, die sich flexibel auf die Wünsche der Erwachsenen einstellen mussten. Die Erzählungen über sie haben mich wieder beruhigt. Es müssen großartige, resiliente Kinder gewesen sein.

*Was macht Sie im Rückblick **zufrieden**? Was sehen Sie eher **kritisch**?*

Zufrieden macht mich alles, was besser läuft. Anlässlich der Komplexität des Systems wage ich nicht, Vorhersagen weiterer Entwicklungen zu geben, als Therapeutin bin ich eine – wenngleich wichtige – Randfigur.

*Was hätten Sie im Rückblick gesehen **anders machen** sollen bzw. würden Sie in ähnlichen Situationen zukünftig anders machen?*

Wichtig ist die Betrachtung des Patchworks als Problemsystem im therapeutischen Hinterkopf, also die Erfassung aller, die als Akteure mitreden. Der freiwillige therapeutische Eintritt in das System ist meistens zufällig, insofern kann ich auf die Frage keine Antwort geben. Im Fall einer gerichtlichen Verordnung von Therapie ist die Lage des Problemsystems eine andere.

Gab es einschränkende oder begünstigende ***formale Faktoren****?*

Ich finde es trotz der Komplexität besser, als Therapeutin möglichst viel vom weitverzweigten Patchwork zu erfahren.

Haben Sie ***Supervision*** *eingeholt und in welcher Weise hat die Ihnen ggf. geholfen?*

Ich habe keine Supervision eingeholt, mich aber mit der Kollegin beraten, die mit mir bei diesen Fällen zusammenarbeitet.

Wie haben das Kind oder die/der Jugendliche und wie die Angehörigen das ***Ergebnis*** *beurteilt? Wie beurteilen Sie Verlauf und Ergebnis? Gab es* ***Rückmeldungen*** *von fremder Seite (z. B. der Schule)? Gab es noch Rückmeldungen einige Monate nach Abschluss der Therapie?*

Die Perspektiven der Akteure im Patchwork und die der Betrachterinnen des Patchworks sind unterschiedlich. Wie lässt sich damit optimiert leben? Dieser Fall illustriert klassische Patchworksituationen: Der aufgebaute Druck verstellt den Blick für die Wahl kreativer und ungewöhnlicher Alternativen. Es wird nach wie vor in den Kategorien des »Familienmythos« (Sieder 2008) gedacht: Geschwister bleiben zusammen, die Kinder sollen nicht mit entscheiden, Erwachsene müssen kooperieren. Die erweiterte Familie, oft auch Familienrichterinnen, Sozialarbeiter und Therapeutinnen tendieren dazu, Druck zu erhöhen, indem sie das kooperative konfliktfreie Gespräch aller Parteien miteinander voraussetzen und sonst Elternmediation oder Beratung fordern. Statt sie aufzulösen, verfestigen sich dadurch die ohnehin erstarrten Meinungen. Es ist in solchen Fällen angemessener, sich einen distanzierten Kontakt zu erlauben, der die Freiheit einzelner Elternteile erhöht. Die Distanz hilft, eine neutrale Haltung, Zutrauen und ein bisschen Vertrauen in den anderen wiederzugewinnen. So war es meine Aufgabe, Johann den Kontakt mit Ilse und Rüdiger auszureden: keine gemeinsamen Feiern oder sonstige Auftritte mehr, keine Telefonate, wenn diese nicht akut notwendig sind. Es ist alles bis zum Sommer festgelegt worden. Johann freut sich über Peters nächtliche Gute-Nacht-WhatsApp-Nachricht, wenn dieser bei der Mutter zu Besuch ist. Mehr braucht und will er nicht wissen.

Es bleibt dies ein vorläufiges Ende einer Fallgeschichte bei dem von mir ausgewählten Hauptstrang der Narration. Andere Perspektiven auf das Patchwork sind möglich, beispielsweise die von Rüdigers Tochter Helene und ihrer Mutter. Aus deren Sicht wäre der Fokus auf Rüdiger und Ilse gerichtet, Johann und Alina wären das Nebengleis. Das Hineinnehmen sämtlicher Perspektiven in dasselbe Therapiesystem würde allerdings den Rahmen möglicher Ziele sprengen. Der Auftrag an mich kam von Johann und Alina. Es war das Paar, welches seine konkrete Lage mit meiner Hilfe verbessern wollte. Es wurde das Ziel erreicht, welches nach Abwägen von Möglichkeiten eine bestmögliche Befriedigung von Interessen der einzelnen Akteure gestaltete bzw. jenen Zustand herstellte, der die Befriedung des Patchworks möglich machte. Komplexe Kommunikationsspiele bei Patchworks haben immer direkte oder indirekte Auswirkungen auf das System. In diesem Fall ist die Zukunft für eine stabile Entwicklung daran gekoppelt ob,

- Johann in seinem neuen Beruf Fuß fasst und glücklich wird,
- Alina ihre Depression bewältigt bzw. ihren unerfüllten Kinderwunsch in ihr Leben integriert und ihre autonomen Räume gut nutzt,
- Ilse sich daran gewöhnt, dass die Kinder, die bei ihr sind, nicht der Konstellation (die Großen/die Kleinen, die Mädchen/die Buben) entsprechen, die sie sich gewünscht hat, und dass sie Johann seine Vaterfunktion zutraut,
- Rüdiger seine Rolle als psychosozialer Vater absteckt und nicht in Konkurrenz mit dem biologischen Vater Johann tritt und ob er lernt, Ilses Fortsetzungsfamilie nicht mit der eigenen Vergangenheit zu vermischen.

Ob alles gelingt, wird intransparent bleiben. Die patchworktrainierte Therapeutin mag es durch die Perspektive derjenigen erfahren, die bei ihr in Therapie sind. Ihre Beratung sollte unter dem Einbeziehen so vieler Sichtweisen wie möglich die Machbarkeit von Zielen im Auge behalten und dabei defizitäre oder destruktive Konstruktionen durch solche ersetzen, die hilfreicher sind.

Literatur

Ahlers, C. (2017): Kommunikative Kompetenz. Rollenspiele in der Systemischen Ausbildung. Münster (Waxmann).

Ahlers, C. (2018): Patchworkfamilien beraten. Göttingen (Vandenhoeck & Ruprecht).

Boch-Galhau, W. von (2018): Parental Alienation (Syndrome) – Eine ernst zu nehmende Form von psychischer Kindesmisshandlung. *neuropsychiatrie* 32 (2): 133–148.

Gardner, R. A. (2001): Parental Alienation Syndrome (PAS): Sixteen Years later. In: *Academy Forum* 45 (1): 10–12.

de Shazer, S. (1992): Das Spiel mit Unterschieden. Wie therapeutische Lösungen lösen. Heidelberg (Carl-Auer), 7. Aufl. 2018.

Sieder, R. (2008): Patchworks. Das Familienleben getrennter Eltern und ihrer Kinder. Stuttgart (Klett-Cotta).

Über die Autorinnen und Autoren

Corina Ahlers, Dr.in der Psychologie; Univ.-Dozentin für Systemische Psychotherapie (ÖAS/SFU) und Systemische Familientherapeutin, Leiterin des Kompetenzzentrums »FamilieNeu« für getrennte und neu gebildete Familien in Wien.

www.familieneu.at; www.corina-ahlers.at

Mathias Berg, Prof. Dr., Diplom-Sozialpädagoge, Master of Arts; Systemischer Therapeut/Familientherapeut (DGSF, SG); Lehrender für Systemische Therapie und Beratung (DGSF), Katholische Hochschule Nordrhein-Westfalen, Abt. Aachen, Fachbereich Sozialwesen.

m.berg@katho-nrw.de

Michael Buscher, Dr. med.; Kinderarzt und Arzt für Kinder- und Jugendpsychiatrie und -psychotherapie; ehem. Chefarzt Abteilung 3 im Fachbereich Psychiatrie, Psychosomatik und Psychotherapie des Kindes- und Jugendalters der LVR-Klinik Viersen.

dr.michael.buscher@t-online.de

Wiltrud Brächter, Diplom-Pädagogin; Kinder- und Jugendlichenpsychotherapeutin, Systemische Therapeutin (SG), Supervisorin (PTK NRW), Köln; langjährige Tätigkeit in autonomen Frauenhäusern und in der ambulanten Kinder- und Jugendpsychiatrie; Veröffentlichungen, Lehr- und Supervisionstätigkeit zu systemischer Kindertherapie und narrativer/hypnosystemischer Sandspieltherapie.

www.geschichten-im-sand.de; braechter@posteo.de

Barbara Bräutigam, Prof. Dr., Psychologische Psychotherapeutin, Lehrtherapeutin für systemische Therapie (DGSF) und integrative Kinder- und Jugendlichentherapeutin (EAG), Professorin für Psychologie, Beratung und Psychotherapie; Fachbereich Soziale Arbeit, Bildung und Erziehung, Neubrandenburg.

braeutigam@hs-nb.de

Andrea Caby, Prof. Dr. med.; Kinder- und Jugendärztin, Psychotherapeutin, Systemische Beraterin, Coach und Supervisorin (SG); Professorin

für Sozialpädiatrie und Sozialmedizin an der MSH Medicalschool Hamburg; Leitung des SPZ am Marien Hospital Papenburg Aschendorf.
andrea_caby@yahoo.de

Filip Caby, Dr., Arzt für Kinder- und Jugendpsychiatrie und Psychotherapie; Chefarzt der Abteilung für KJPP am Marien Hospital Papenburg Aschendorf; 1. Vorsitzender der Deutschen Gesellschaft für Systemische Therapie, Beratung und Familientherapie (DGSF); Lehrender Systemische Therapie und Beratung (DGSF).
filip.caby@t-online.de

Björn Enno Hermans, Prof. Dr., Diplom-Psychologe; Kinder- und Jugendlichenpsychotherapeut, Vorstand des Caritasverbandes in Essen; Professur für Systemische Beratung an der MSH Medicalschool Hamburg, 1. Vorsitzender der DGSF von 2013 bis 2019; Lehrender für Systemische Therapie und Beratung, Kinder- und Jugendlichentherapie, Multifamilientherapie, Supervision und Coaching (DGSF).
info@praxis-hermans.de

Alexander Korittko, Diplom-Sozialarbeiter; Paar- und Familientherapeut (DGSF), Systemischer Lehrtherapeut und Lehrsupervisor; 37-jährige Tätigkeit in einer kommunalen Jugend-, Familien und Erziehungsberatungsstelle; Mitbegründer des Zentrums für Psychotraumatologie und Traumatherapie Niedersachsen/zptn).
alexander.korittko@t-online.de

Maren Krüger, Dr. med., Ärztin für Kinder- und Jugendpsychiatrie und -psychotherapie; ltd. Oberärztin Abteilung 3 im Fachbereich Psychiatrie, Psychosomatik und Psychotherapie des Kindes- und Jugendalters der LVR-Klinik Viersen, seit Juni 2020 tätig in Kinder- und Jugendpsychiatrie der LVR-Klinik Bedburg-Hau.
maren.krueger@lvr.de

Simone Lamerz, Diplom-Sozialarbeiterin; Systemische Therapeutin, Supervisorin und Coach (DGSF), Lehrende für Systemische Therapie (DGSF); seit 1999 beschäftigt im Fachbereich Psychiatrie, Psychosomatik und Psychotherapie des Kindes- und Jugendalters der LVR-Klinik Viersen, davon 12 Jahre Leitung einer Intensivwohngruppe.
simone.lamerz@lvr.de

Christoph Möller, Hon. Prof. Dr.; Chefarzt, Abteilung für Kinder- und Jugendpsychiatrie, Psychotherapie und Psychosomatik, Auf der Bult – Zentrum für Kinder und Jugendliche, Hannover.

moeller@hka.de

Bernd Reiners, Diplom-Psychologe; Paar- und Familientherapeut (DGSF); Lehrtherapeut für Systemische Therapie (DGSF); (Lehr-) Supervisor (DGSv, DGSF); Coach (DGSF); Leiten und Beraten von Gruppen (DAGG); Psychotherapeut (ECP), tätig in Erziehungsberatungsstelle und Kinderschutz-Zentrum Aachen.

info@kinderorientierte-familientherapie.de

Ingo Spitczok von Brisinski, Dr. med.; Ausbildungen in tiefenpsychologischer Psychotherapie, Struktureller Familientherapie und Systemischer Therapie; Chefarzt und Fachbereichsarzt der Psychiatrie, Psychosomatik und Psychotherapie des Kindes- und Jugendalters der LVR-Klinik Viersen.

ingo.spitczokvonbrisinski@lvr.de

Manfred Vogt, Dr. phil, Psychologischer Psychotherapeut, Kinder- und Jugendlichentherapeut; Systemischer Therapeut und Lehrtherapeut (SG/DGSF); Gründungsmitglied des Norddeutschen Instituts für Kurzzeittherapie (NIK); Gründungsmitglied und Board Member der European Brief Therapy Association (EBTA) und der International Alliance of Solution-focused Teaching Institutes (IASTI).

manfred.vogt@nik.de

Livia Voneschen, M. Sc., eidgenössisch anerkannte Psychotherapeutin, Therapeutin MST-CAN; MST Teams/Abt. Liaison und aufsuchende Dienste, Klinik für Kinder und Jugendliche, Universitäre Psychiatrische Kliniken Basel.

livia.voneschen@upk.ch

Claudia Wach, Dr. rer. nat., Diplom-Psychologin; Therapeutische Leitung der Tagesklinik für Kinder Viersen, Abteilung 3 im Fachbereich Psychiatrie, Psychosomatik und Psychotherapie des Kindes- und Jugendalters der LVR-Klinik Viersen.

claudia.wach@lvr.de

Anne Wichtmann, staatlich anerkannte Logopädin und Lehrlogopädin (dbl); langjährige Dozentin und Supervisorin an den Fachschulen für Logopädie in Köln und Bonn; Weiterbildung zur Systemischen Familientherapeutin und Supervisorin (DGSF); tätig in eigener Praxis für Logopädie und Systemische Beratung in Bonn, Schwerpunkt: Störungen des Spracherwerbs und der Kommunikation, kindlicher und juveniler Mutismus.

info@anne-wichtmann.de

Charlotte Wirl, Dr. med., Psychotherapeutin Fachspezifikum Hypnosetherapie; psychotherapeutische Praxis, Wien; Lehrtherapeutin und Supervisorin (MEGA, M.E.G.), Gründungsmitglied und Vorsitzende (bis 2009), Ehrenvorsitzende der Milton Erickson Gesellschaft für Hypnose und Kurzzeittherapie Austria (MEGA).

charlotte.wirl@gmx.at

Über den Herausgeber

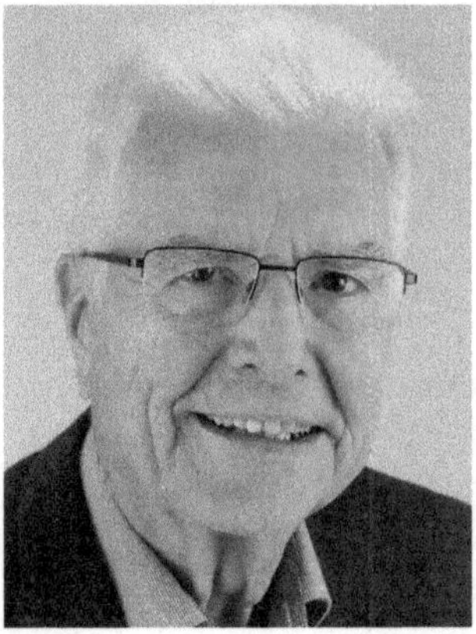

© Foto Heers, Bergheim

Wilhelm Rotthaus, Dr., 1981–2004 Fachbereichsarzt der Kliniken für Psychiatrie und Psychotherapie des Kindes- und Jugendalters der Rheinischen Kliniken Viersen. Systemischer Therapeut, Lehrtherapeut und Supervisor (DGSF); 1982–2002 Veranstalter der Viersener Therapietage; 1. Vorsitzender der Deutschen Gesellschaft für Systemische Therapie und Familientherapie (DGSF) von 2000 bis 2007; Ehrenmitglied des Berufsverbandes Kinder- und Jugendpsychiatrie (BKJPP), der DGSF und der SG.

wilhelm-rotthaus@t-online.de

Rüdiger Retzlaff

Einführung in die systemische Therapie mit Kindern und Jugendlichen

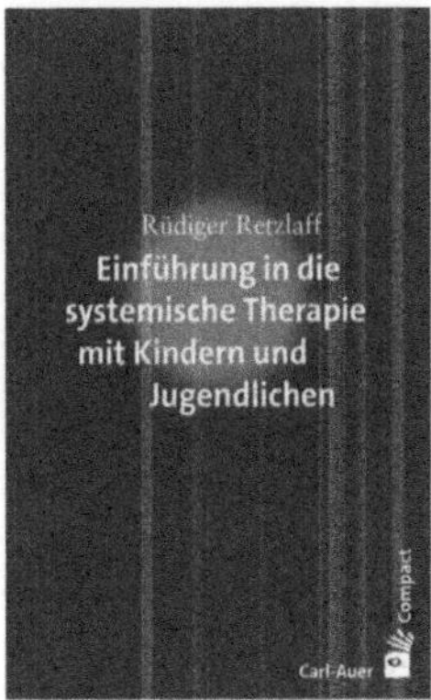

120 Seiten, Kt, 2013
ISBN 978-3-8497-0004-1

Die Entwicklung von Kindern und Jugendlichen wird maßgeblich vom familiären und sozialen Umfeld beeinflusst. Systemische Methoden zählen daher zu den meistgenutzten Ansätzen in der Kinder- und Jugendlichentherapie, aber auch in der Erziehungs- und Lebensberatung sowie in der ambulanten und stationären Jugendhilfe.

Rüdiger Retzlaff legt mit diesem Buch eine kompakte Einführung in die systemische Therapie mit Kindern und Jugendlichen vor. Neben systemischen Grundannahmen, theoretischen Konzepten und Störungsmodellen erläutert er entwicklungspsychologische Grundlagen, die für die Praxis von Bedeutung sind. Anhand von Fallbeispielen werden entscheidende Faktoren wie soziale Lebenswelt, die Geschichte der Familie oder Bedeutungsgebungsprozesse illustriert. Besonders in diesen Fallbeschreibungen wird deutlich, wie wichtig es für die erfolgreiche Arbeit mit Kindern ist, sich auf ihre Welt, ihre Sprache und ihre Ausdrucksformen einzulassen.

„Kompakt, präzise, handlich und pragmatisch – eine echte Bereicherung." *Eia Asen*

Carl-Auer Verlag • www.carl-auer.de